U0258402

扳机点疗法

基于按压与拉伸训练的身体疼痛解决方案

[英] 瓦莱丽·德洛纳（Valerie DeLaune）著 曹春梅 刘瑞东 刘建秀 译

人民邮电出版社

北京

图书在版编目（CIP）数据

扳机点疗法：基于按压与拉伸训练的身体疼痛解决
方案／（英）瓦莱丽·德洛纳（Valerie DeLaune）著；
曹春梅，刘瑞东，刘建秀译. —— 北京：人民邮电出版社，
2021.5
ISBN 978-7-115-54489-6

Ⅰ. ①扳… Ⅱ. ①瓦… ②曹… ③刘… ④刘… Ⅲ.
①疼痛—穴位疗法 Ⅳ. ①R441.1

中国版本图书馆CIP数据核字(2020)第212111号

免责声明

本书内容旨在为大众提供有用的信息。所有材料（包括文本、图形和图像）仅供参考，不能替代医疗诊断、建议、治疗或来自专业人士的意见。所有读者在需要医疗或其他专业协助时，均应向专业的医疗保健机构或医生进行咨询。作者和出版商都已尽可能确保本书技术上的准确性以及合理性，并特别声明，不会承担由于使用本出版物中的材料而遭受的任何损伤所直接或间接产生的与个人或团体相关的一切责任、损失或风险。

内 容 提 要

本书首先阐释了扳机点的概念、成因及其与慢性疼痛的关系，然后分析了各部位肌肉的常见扳机点的成因、位置和疼痛区域，并介绍了如何通过改变生活方式和动作习惯，以及针对已有的扳机点进行按压和拉伸训练以达到缓解疼痛和消除扳机点的目的。

不论是运动康复师、体能教练和其他体育专业人士，还是受困于慢性疼痛和功能障碍的普通人，都可从本书中受益。

◆ 著　　　［英］瓦莱丽·德洛纳（Valerie DeLaune）
　　译　　　曹春梅　刘瑞东　刘建秀
　　责任编辑　刘　蕊
　　责任印制　周昇亮

◆ 人民邮电出版社出版发行　　北京市丰台区成寿寺路 11 号
　　邮编　100164　　电子邮件　315@ptpress.com.cn
　　网址　https://www.ptpress.com.cn
　　廊坊市印艺阁数字科技有限公司印刷

◆ 开本：700×1000　1/16
　　印张：20　　　　　　　　　2021 年 5 月第 1 版
　　字数：448 千字　　　　　2025 年 5 月河北第 11 次印刷
　　著作权合同登记号　图字：01-2017-3637 号

定价：168.00 元

读者服务热线：(010)81055296　印装质量热线：(010)81055316
反盗版热线：(010)81055315

目录

致谢

如果没有珍妮特·特拉维尔（Janet Travell）博士和戴维·G. 西蒙斯（David G. Simons）博士一生的工作，这本书就不可能出版。他们在一生中持续不断地研究扳机点、记录转移模式和其他症状，并将这些信息带给医疗从业者和公众。同时，特拉维尔博士和西蒙斯博士为医生们撰写了两卷关于扳机点致因和治疗方法的全面的著作。本书是这两卷著作的集合，主要针对不需要有深入的知识就能执行扳机点注射的普通人士及相关从业者。

特拉维尔博士研究和开创了新的疼痛治疗方法，其中包括扳机点注射。在自己的私人诊所里，她为参议员约翰·F. 肯尼迪（John F. Kennedy）进行了治疗，当时肯尼迪因为背部疼痛拄着拐杖，几乎无法走下台阶。因为有了电视，总统候选人的身体健康显得非常重要，拄着拐杖可能会让肯尼迪失去竞选的机会。此后，特拉维尔博士成为第一位白宫女医生，在肯尼迪去世后，她留在那里继续为林登·贝恩斯·约翰逊（Lyndon Baines Johnson）进行治疗。一年半后，她辞职了，回归于自己的爱好：教授、宣讲和写作关于慢性肌筋膜疼痛的内容。她一直工作到90多岁，在1997年8月1日去世，享年95岁。

20世纪60年代，特拉维尔博士在得克萨斯州布鲁克斯空军基地（Brooks Air Force Base）的航空医学院（School of Aerospace Medicine）授课时，与西蒙斯博士相遇。不久之后，西蒙斯博士与特拉维尔博士合作，开始寻找和研究所有关于疼痛治疗的国际参考文献。还有一些人也发现了扳机点，但使用了不同的术语。西蒙斯博士分析并记录了实验室和临床环境中扳机点的生理学特点，并试图找到扳机点的科学解释。他持续研究着扳机点的生理学机制，更新了他与特拉维尔博士合著的关于扳机点的书稿，并总结了与扳机点相关的研究文章，直到2010年4月5日去世，享年88岁。

我要向我的神经肌肉疗法导师珍妮·阿兰德（Jeanne Aland）表示深深的感谢，她教会了我关于扳机点的基本知识，并向我推荐了特拉维尔博士和西蒙斯博士写的书。我听说珍妮几年前去世了。

这3个人值得我们怀念，那些熟悉扳机点的人非常感谢这些人的辛勤工作和奉献。成千上万个病人的病情因为他们的研究和他们对他人的培训而得到了缓解。

其他感谢

许多研究人员对扳机点的研究做出了贡献，很多医生和从业者花费时间了解扳机点，并将这些信息提供给他们的病人。我要感谢这些人在减轻病人的痛苦中发挥的作用，使一些重要的信息得以传播。我要特别感谢尤哈尼·帕尔塔宁（Juhani Partanen）博士，他用通俗的语言向我解释了"肌梭"假说，还花时间总结了"扳机点——概念和致因"，确保我将科学术语正确地翻译成更容易理解的语言。

最重要的是，我要感谢我的出版商Lotus出版公司的乔纳森·哈钦斯（Jonathan Hutchings）。他联系了我，让我写这本书，并让这不可思议的艺术品成为可能。如果没有他的帮助和支持，您现在手里就不会拿着这本书。史蒂夫·D. 布赖尔利（Steve D. Brierley）提供了非常出色的组织建议，发现了我的错误，并进行了各种修改以提高书稿质量。阿曼达·威廉姆斯（Amanda Williams）在解剖学图片和转移模式上做得非常出色，她不遗余力地回答了我提出的关于解剖学的问题。Sarahgraphics公司的萨拉·奥尔塞（Sarah Olsen）承担了平面设计的工作。温迪·克雷格（Wendy Craig）把所有的内容整合在一起，制作出一本非常吸引人和有用的书稿。这是一本值得我们骄傲的书。没有他们，我不可能做好这本书。

我要感谢写作过程中拜访过的朋友，他们是：来自阿拉斯加的琼·帕德斯（Joan Pardes）、道格·斯特姆（Doug Sturm）、伊娃（Eva）以及阿拉斯加犬的宝宝们，他们展现了阿拉斯加式的热情好客，让我在逗留期间用他们的电源插座给房车充电；同样来自阿拉斯加的阿特（Art）、赛西莉（Cecily），以及尼基·莫里斯（Nikki Morris）；来自华盛顿的朱迪·林根（Judy Lungren）和里克·诺尔（Rick Noll）；来自蒙大拿的斯科特·埃杰顿（Scott Edgerton）、珍妮特·克里瓦切克（Janet Krivacek）、兰迪·盖奇（Randy Gage）和贝利（Bailey）；来自怀俄明的马克·瑟德奎斯特（Marc Soderquist）；来自科罗拉多的丽萨·霍利克（Lisa Horlick）。再说一次，如果没有与我友情相伴的狼狗萨莎（Sasha），我的生活肯定会少了许多乐趣和美好。

引言

如果不了解扳机点，疼痛就不能得到有效治疗

如果不了解扳机点和牵涉性痛的基础知识，就不能很有效地治疗疼痛综合征。我曾经处理过上百个非常简单的病例，并且告诉病人，如果他们的接诊医生不知道扳机点，那么他们唯一的办法就是学会与疼痛相处。尽管由扳机点导致的肌筋膜疼痛综合征已经有了数十年的研究历史，但迄今仍是最常见的易漏诊的疾病之一。治疗疼痛最重要的事情就是要了解扳机点导致的牵涉性痛具有相当一致的发病模式，了解这些模式的相关基础知识可以帮助我们寻找实际引起疼痛的扳机点。

我经常接触这样一群人，他们非常肯定扳机点治疗能够缓解其疼痛问题，但令人沮丧的是，他们找不到精通扳机点治疗的医生。此时，按摩治疗师和物理治疗师是最有可能有治疗扳机点经验的专业人士。然而，即使他们知道扳机点，也有可能不了解导致扳机点长久存在的因素：那些引起并让扳机点持续激活，必须解决才能长期摆脱扳机点的因素。

这就是患者需要自己学习扳机点的基础知识以及做一些自助性练习的原因，这也是本书的关键点之一。掌握了本书的基础知识之后，你可能比自己的接诊医生更了解扳机点。如果找不到懂扳机点的人，可以在约见医生的时候把这本书带着，以对医生进行扳机点和转移模式的指导。

治疗疼痛不要等待

尽快治疗疼痛是极其重要的，这样可以尽可能避免其导致慢性疼痛问题。我经常听病人们说："我一直以为疼痛会自己消失。"当然，有时候症状会在几天后消失，并且永不复发。但更多时候，疼痛时等待治疗的时间越长，牵涉进来的肌肉就会越多，并逐渐造成慢性疼痛和功能紊乱。一块肌肉受伤并且形成了扳机点，那么这一区域的肌肉（感到疼痛或其他症状）也会开始收紧并形成扳机点，然后扳机点又会引起其他部位的疼痛，这样一直持续下去，不断引起新的部位的疼痛。有时疼痛感得到减轻，但扳机点只是处在一个不活跃的阶段，它能够再次变得活跃，并引起疼痛和其他的症状。

不要认为疼痛无法治疗

人们经常认为如果自己跟父母有相同类型的问题，那一定是遗传导致的，他们不得不去适应它。人们从父母那里学到很多东西——饮食习惯、运动习惯、怎样应对紧张的情况，甚至是姿势和手势，这些都会影响健康。

我认为即使是遗传性问题，也是可以得到改善的。如果有必要，我会把我的病人交给可以帮助他们的治疗师，比如脊椎治疗师、理疗师或外科医生。尽管医生已经对你说，你必须

适应这一健康问题，你依然要坚持不懈地尝试所有可能的治疗方法，以期疼痛得到改善。或许你已经患有一种长期的并且不能完全治愈的慢性病，但至少可以通过学习怎样管理症状来提高生活质量。

治疗需要花费多长时间

当病人在接受治疗时，经常会问我："这个治疗需要多长时间？"患病时间越久，其存在的问题就会越多，牵涉的肌肉问题也会越多，那么就更有可能导致中枢敏感化（这点将会在第1章进行讨论），并进一步导致所需的治疗更烦琐，时间也更长。如果身体完全健康，只有最近发生的一点小伤病，那么在很短的时间内就会痊愈。

以我的经验来看，那些在接受专业治疗师的治疗之后，还能够在家里进行自助治疗的病人，其恢复速度至少要比单纯接受专业治疗的病人快5倍。正如特拉维尔博士和西蒙斯博士所说："应该最小化地对病人进行治疗，尽量教会病人进行自助治疗……因为病人的自我练习可以加强对症状的控制，并且有利于身体和精神健康。"彻底康复取决于检查病症的准确度以及解决影响病症持续因素的程度，这将会在第2章至第4章进行讨论。

没有必要进行快速治疗，尽管这样做可以在短时间（例如15分钟左右）内减轻疼痛，但在简单的10个疗程后就治愈所有疼痛是不可能的，没有哪个技巧或者医师可以做到这一点。请认真阅读后面的章节，在肌肉里找到扳机点的位置，通过自助疗法治愈疼痛。

请务必在学习第2部分中的按压和拉伸技术之前阅读第1部分。使用荧光笔标记第2章至第4章中需要重点关注的持续因素。除非解决了引起和加重扳机点的问题，否则疼痛不会得到持久缓解。解决持续因素时，调整自己的节奏，不要急于求成。随着时间的推移，作用于扳机点的持续因素会逐步得到改善，不要要求其立刻产生变化。推荐阅读第5章"扳机点的定位和处理：一般准则"和第6章"扳机点位置指南"，以帮助你测定哪块肌肉包含扳机点。

> 如果我们在治疗肌筋膜疼痛综合征时没有纠正多种持续因素，病人注定要进入无休止的周期治疗和复发过程……通常，一个压力激活扳机点，其他因素会使其持续造成不适。这些持续因素非常关键，它们的消除可以缓解疼痛，无须任何局部处理。
>
> ——珍妮特·特拉维尔和戴维·G. 西蒙斯

我建议，如果可能，找一个接受过扳机点治疗训练的医生来确定自己的扳机点，例如一个神经肌肉按摩治疗师或物理治疗师，并且使用本书来辅助他们的工作。在没有专业人员帮助的情况下，可能需要很长的时间来找到扳机点，但在本书的指导下，自己找到扳机点的可能性是很高的。

本书里有几百条建议。计划投入一些时间来完成你的目标。解决疼痛就像侦探工作，是什么导致了疼痛，是什么解决了它，这将是一个独特的组合工作。

何时应该去看医生

如果使用本书中提供的自助疗法不能缓解疼痛，就需要去看医生，因为可能是扳机点以外的因素造成或导致了疼痛。X线片、磁共振成像和其他诊断测试可以帮助你确定是否是一些其他因素，如关节炎、应力性骨折和韧带或肌腱撕裂引起了疼痛。

由扳机点引起的相关症状可能类似于其他更严重的情况，也可能与它们同时发生，我们需要进行一些检查来确定导致问题的根本原因。本书中的大多数章节有一个"鉴别诊断"的部分。也许你不能理解"鉴别诊断"中的大部分内容，但不要太在意这一点。这部分内容是为了让你将本书带到医生那里并对这部分内容所述的情况进行评估，即便这样，你仍然应该阅读一下。

如果有下列症状，请立即就医以排除其他严重情况。

- 疼痛很严重并且会突然发作，或者是由于外伤造成的疼痛，尤其是外伤发生时听到了声音的情况。
- 疼痛持续了两个多星期，除非你已经排除了更严重的情况。
- 疼痛的强度随着时间的推移而增加或症状发生变化，变化可能表明伤情严重。
- 疼痛伴随着伤处发红、发热、严重肿胀或奇怪的感觉。
- 出现不能愈合的皮疹或溃疡。
- 血液循环不良，静脉曲张、疼痛，腿、脚、胳膊或手的温度很低。

希望医生能帮助你排除这些严重的情况。如果被诊断出患有结构性损伤或慢性病，你有机会通过自助治疗和消除持续因素的方法来缓解大部分或全部的疼痛。不管从医生那里得到的诊断是什么，我的总体治疗原则是相同的：尽可能识别和消除所有潜在的持续因素，并处理扳机点。

第 1 部分

扳机点——概念和致因

第1章 扳机点和慢性疼痛

肌肉解剖和生理学

肌肉由许多肌细胞（又称为肌纤维）组成，肌纤维通过结缔组织捆绑在一起。每个肌纤维包含无数个肌原纤维，大部分骨骼肌纤维包含1000~2000个肌原纤维。每个肌原纤维包含一系列首尾相连的肌小节——肌肉收缩是在肌小节中发生的。

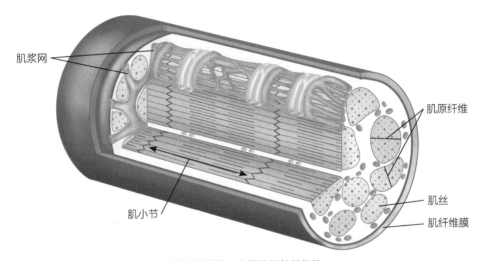

骨骼肌纤维是一个圆柱形的肌细胞

肌梭是肌腹内的感觉感受器。肌梭集中在神经进入肌肉的地方以及肌肉内部的神经周围。每个肌梭含有3~12条梭内肌纤维，能够探测肌肉的长度变化。当身体的位置发生变化时，信息通过感觉神经元传递到中枢神经系统，并在大脑中进行处理。需要时，运动终板（一种神经末梢）释放乙酰胆碱，这种神经递质传递信息给肌浆网（每个细胞的一部分），让其释放离子钙使梭外肌纤维收缩。当不再需要肌纤维收缩时，神经末梢停止释放乙酰胆碱，离子钙被泵回肌浆网。

扳机点的生理学：收缩和炎症

目前关于扳机点形成机制的理论之一是"综合扳机点假说"。如果创伤发生，或者运动终板释放乙酰胆碱的量大幅度增加，那么大量的离子钙就会被肌浆网释放出来。这会引起肌肉的最大挛缩，导致对能量的极大需求和对局部循环的损害。如果循环受到损害，钙泵不能获得将离子钙泵回肌浆网所需的燃料和氧气，肌纤维就会继续收缩，致敏物质被释放，引起疼痛和自主神经系统的刺激，这就产生了一个伴随着运动神经末梢过度释放乙酰胆碱的正反馈系统……肌小节持续保持收缩。

另一个关于扳机点形成机制的理论是"肌梭"假说，认为扳机点形成的主要原因是肌肉发炎（Partanen, Ojala and Arokoski, 2010）。疼痛感受器通过与肌肉主轴相连的脊髓反射通路，在肌肉持续超负荷时激活连接到肌梭的神经，从而激活骨骼肌梭运动单位。持续的疼痛和收缩，以及疲劳导致骨骼肌梭运动单位的衰竭，使梭外肌纤维僵直（无声痉挛），形成"紧带"，就是我们感觉到的扳机点。由于肌梭本身血液供应不良，释放出来的炎症代谢物会集中在纺锤体内，并导致持续的炎症。

在一项开创性的研究中，沙阿等人（Shah et al., 2008）测量了激活的扳机点内及其周围的11个升高的生化指标，包括炎症介质和细胞因子、神经肽、儿茶酚胺（主要致敏物质和免疫系统生化物质）。此外，与其他部位相比，样品的pH值呈强酸性。伊斯贝纳等人（Issbener et al., 1996）在研究中发现，局部酸性（pH值低）降低了感觉感受器（神经系统的一部分）的痛觉阈值敏感水平，即使此时肌肉没有急性损伤。这意味着在某一区域的酸性越强，你感受到的痛苦就越多。需要进一步研究以确定是否在pH值为酸性和易于拥有上述物质的人的身体上，更容易形成扳机点。

总之，需要更多的研究来确定扳机点形成的生理机制。

中枢敏感化、扳机点和慢性疼痛

自主神经系统控制着乙酰胆碱的释放，并控制着血管和腺体的非自主功能。焦虑和紧张会增加自主神经系统的活动，这使得扳机点及其相关的症状加重。

中枢神经系统包括大脑和脊髓，其功能是整合和协调身体的所有活动和反应。我们身体的急性应激反应的目的是通过告诉我们从灼热的火中逃出、逃离危险的环境或者由于疼痛而让受伤的身体部位暂时休息来保护我们。但当情绪或身体长期处于压力之下，即使只是几天也会产生一种不良反应：对中枢神经系统造成损伤，特别是交感神经系统和下丘脑-垂体-肾上腺（The hypothalamic–pituitary–adrenal exis, HPA）系统。这叫作中枢神经系统敏感化。

疼痛导致肌肉中某些类型的神经受体将信息传递给位于脊髓和脑干灰质部分的神经元。疼痛被神经元放大，然后传到其他肌肉，从而扩大疼痛区域，使其超出最初受影响区域。持续的疼痛导致这些神经元长期或永久的改变，这些神经元通过神经递质影响邻近的神经元。

各种物质被释放出来：组织胺（一种化合物，会引起血管扩张、通透性增加）、5-羟色胺（一种收缩血管的神经递质）、血管舒缓激肽（一种激素，能引起外周血管扩张和增加小血管的通透性）和P物质（一种化合物，参与疼痛阈值的调节）。这些物质刺激神经系统在局部释放更多的乙酰胆碱，增强扳机点的持续性。

中枢敏感化可能导致一部分神经系统因长期抵制疼痛而发生故障，无法完成本职工作。结果使得疼痛更容易被低水平的身体刺激和情绪压力触发，而且更强烈、持续时间更长。中枢神经系统过敏引起的长期疼痛，会导致情绪和身体上的压力。反过来，长时间的情绪和身体压力又会导致中枢神经系统过敏，继而引起疼痛。仅仅是中枢神经系统的不良变化就可以导致疼痛一直持续，甚至在没有任何缘由或不存在额外的压力源的情况下，也可能产生一个疼痛的恶性循环并且形成扳机点。

由于中枢敏感化的作用，一旦中枢神经系统参与，即使导致扳机点的原始持续因素被消除，扳机点也可能继续形成并被重新激活。因此，疼痛处理的时间越长，参与的神经元数量越多，受影响的肌肉越多，导致出现新的疼痛区域，进而导致更多的神经元卷入其中，问题就越严重，疼痛就越容易成为慢性病。这个问题变得更复杂，更令人痛苦、虚弱、沮丧，治疗更费时，治疗费用更昂贵。等待的时间越长，得到完全缓解的可能性就越小，扳机点就越有可能长期地、周期性地被重新激活。疼痛越早得到治疗，包括处理压力和持续因素，就越不可能导致广泛的肌肉受牵连和中枢神经系统的改变等永久性问题。

如何知道自己是否有扳机点

人们会注意到，扳机点最重要的两个特征是肌肉有"结"或紧绷，还会产生牵涉性痛。你也可能会出现虚弱、活动范围受限或其他通常不会与肌肉问题相联系的症状。

压痛、硬结和肌肉紧绷感

当按压扳机点时，通常会产生疼痛。这是由于肌原纤维的持续收缩导致敏感化神经递质通过级联效应释放：持续收缩使代谢产物增加，如钾离子和乳酸，从而导致炎症物质（如血管舒缓激肽和组织胺）水平的升高，激活疼痛神经纤维，从而导致疼痛递质的分泌，如P物质。

疼痛强度随肌肉压力而发生变化。疼痛的强度也会因第2章至第4章中讨论的任何一种持续因素的突然变化以及中枢神经系统的敏感化而有所不同。无论是在骨骼上还是肌肉附着的肌腱上，肌纤维末端的区域都会变得脆弱。

健康的肌肉通常不含结节或不紧绷，对施加的压力也不敏感。不运动时，肌肉应该是柔软和柔顺的，而不是像慢性疼痛病人的肌肉那样坚硬而致密。人们经常告诉我，他们的肌肉因为锻炼和做强化练习而变得坚硬和致密，但事实上，即使经过锻炼，健康的肌肉在不使用的时候也是柔软和柔顺的。有扳机点的肌肉也可以是放松的，不要想当然地认为肌肉不坚硬、不紧绷，肌肉就没有扳机点。

牵涉性痛

扳机点可能导致扳机点所在区域或身体其他部位产生疼痛。这些都是所谓的转移模式。超过55%的常见扳机点不在病人提到的疼痛范围内。本书的第2部分利用图片全面而详细地介绍了最常见的转移模式。

除非知道在哪里能找到扳机点，否则仅仅对感到疼痛的区域进行按压，疼痛可能不会得到缓解。例如，髂腰肌的扳机点（在腹部深处）可以导致腰部疼痛。如果不检查髂腰肌的扳机点而仅仅按压腰部的腰方肌，疼痛是不会得到缓解的。第2部分内容将告诉你在哪里寻找扳机点，以及如何对待每一块肌肉。

肌肉虚弱和疲劳

扳机点可以造成肌肉虚弱、不协调及无法使用。许多人把这作为一个需要加强肌肉力量的信号，但事实上，你无法加强有扳机点的肌肉，因为这些肌肉正处于收缩状态，肌纤维是无法使用的。如果不先让扳机点失活，锻炼很可能只会激活扳机点周围的肌肉而使其产生运动，而不是有扳机点的肌肉，因而会进一步使得包含扳机点的肌肉变虚弱和失衡。

停止使用肌肉时，含有扳机点的肌肉更容易疲劳，并且不会很快恢复到放松状态。扳机点可能会在感觉疼痛的地方，导致其他肌肉收紧并成为虚弱区域和疲劳区域，它们也会导致对疼痛有反应的区域总体收紧。

其他症状

有些扳机点引起的症状，大部分人通常不会将其与肌肉问题相联系。例如，腹部肌肉的扳机点会导致尿频、膀胱痉挛、尿床、慢性腹泻、频繁嗳气、恶心、食欲不振、胃灼热、食物不耐受、痛经、喷射性呕吐和睾丸疼痛，疼痛感好像只存在在一个器官内，还会导致腹部、后背和腰椎区域的牵涉性痛。

扳机点也可能导致关节僵硬、全身无力或疲劳、抽搐、颤抖、麻木或其他奇怪的感觉。患者（或医生）可能不会想到这些症状是由肌肉中的一个扳机点引起的。

身体对侧敏感化

任何长期疼痛，最终都会影响到身体的两侧，这是很常见的。例如，如果右侧腰部疼痛，左侧腰部可能有扳机点。通常情况下，扳机点对侧的肌肉更容易受到压力的影响，这是因为任何影响一侧的因素都可能影响到另一，如违反人体力学的姿势、不好的鞋子、过度损伤、慢性退化或发炎的状况、慢性病或中枢敏感化。因为这个原因，我几乎总是同时治疗病人的两侧肌肉，建议他们进行两侧肌肉的自助治疗。你会发现你的扳机点只在任何给定的肌肉的一侧，但在做假设之前请检查你的两侧肌肉。

活跃扳机点与潜在扳机点

如果扳机点是活跃的，就会产生疼痛或其他感觉，并且会限制运动范围。如果扳机点是潜在的，它可能会导致运动范围受限和虚弱，而不是疼痛。疼痛越频繁、越激烈，扳机点可能就越多。

一开始就对肌肉产生影响（比如受伤）的扳机点最初通常是活跃的。不良姿势或违反人体力学的姿势、反复使用肌肉、神经根刺激或任何其他第2章至第4章里强调的持续因素都可以造成扳机点的活跃。潜在的扳机点可以在不活跃的情况下逐渐发展，你甚至不知道它们的存在。对大多数人来说，有一些潜在的扳机点很容易转换为活跃的扳机点。

活跃的扳机点可能在某个时候停止所谓的疼痛，变成潜在的扳机点。然而，这些潜在的扳机点很容易再次变得活跃，这可能会导致病人感觉身体出现了一个新的问题，事实上可能是一个已经被遗忘的旧问题正在加重。在第2章至第4章中讨论的任何一种持续因素都能激活先前潜在的扳机点，使其更易于形成对肌肉产生影响的新扳机点。

什么原因导致持续性的扳机点

扳机点可能是在突然受伤时或受伤后形成的，也有可能是逐渐形成的。常见的始动因素和持续因素包括机械应力、损伤、营养问题、情感因素、睡眠问题、急性或慢性感染、器官功能障碍和疾病以及其他医疗情况，这些因素将在接下来的第2章至第4章展开讨论。

你可能会比其他人更能控制一些持续因素。消除相关的持续因素很重要，它甚至可以让人不进行任何额外的治疗，就能使疼痛得到实质性改善或完全缓解。如果无法彻底消除持续因素，就可能无法从自助治疗或医生的治疗中得到暂时的缓解。即使选择不去解决这些问题，我也希望你能学到足够的关于持续因素的知识。你需要做出一个明智的选择：疼痛的缓解对你来说是否比继续做让你的情况变得更糟的事情更重要。

虽然一次性把第2章至第4章中讨论的所有变化都列出来是不现实的，但至少可以列出可能的、与自己有关的持续因素。优先考虑并努力解决那些你认为最重要的问题。

第2章 持续因素：工效学、人体力学和服饰

设计不当或不合适的设备、身体使用不当、不合身的衣服等造成的持续扳机点，几乎都是可以纠正的。购置精心设计的设备、改变某些身体活动姿态、穿着合适的衣服，将大大加快康复速度，并长期缓解疼痛。

工效学

设备设计不当或不合适，会引起慢性机械压力问题并导致扳机点的形成和疼痛的自行延续。为了解决疼痛，调整设备是最重要的事情之一。

办公室设备

不合适的设备是肌肉疼痛的主要原因，特别是在办公室或其他工作场所。可以应用很多办法尽量减少对肌肉的压力，即使日常工作不是案头工作，回家后也可能会在计算机或办公桌上花相当多的时间。

有些公司会专门调整办公室布置，为员工提供适合其身体的设备。雇主可能会不惜成本，因为如果他们不改变不合适的设备，他们最终将为损失掉的工作时间和员工的赔偿要求买单。如果雇主不付钱，员工应该考虑自己付钱，想一想，免于痛苦对自己来说到底有多大价值。

解决方案

计算机的位置

计算机屏幕应该位于面前45~60厘米远的位置，屏幕中部略低于眼睛的高度。常用材料应该附在屏幕的一侧，这样头就不需要向上、向下倾斜，或者转向一边太远。对工作地点进行评估，确保屏幕没有眩光，有充足的照明，计算机屏幕没有影响到眼睛。

如果有一个键盘，它的高度应该是可调节的。打字时前臂应该平行于地板，手腕应该是直的，可以选择使用腕托。贴近桌子，让自己可以靠在椅背上，肘部和前臂支撑在扶手或桌子上。我看到过很多有"鼠标损伤"的手臂和肩膀。"鼠标损伤"是指没有适当的手臂支撑而长时间使用计算机鼠标而导致的疼痛。不打字时要移动和放松手臂。要经常休息，最好交替进行计算机任务与非计算机任务。

椅子

　　肘部和前臂应该平稳地放在适当高度的扶手上。扶手必须足够高，为肘部提供充分的支撑，使你无须向一边倾斜，也不至于需要抬高肩膀。可调节的扶手是最理想的，如果扶手太低，可以用毛巾或海绵垫一下。膝盖应该放在桌子下面，椅子要靠得足够近，以便让身体靠在椅背上。设计合理的椅子既能支撑腰部，又能支撑背部。椅子的支撑要牢固，避免使用带轮子的椅子。座椅不能太高，其高度应使脚能平放在地板上，而不需要将大腿压在座位的前部，但也不能太低，避免将所有的压力集中在臀部区域，并且稍微留出一些空间，让臀部更加适应。

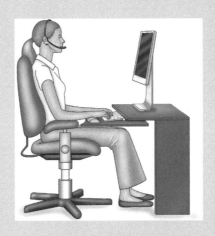

其他办公用具

　　如果必须弯腰阅读材料或计划，倾斜的工作桌面会减轻背部和颈部肌肉的压力，但一定要经常休息。

耳机

　　手机耳机对于缓解背部、颈部和头部疼痛非常重要。如果用一只手拿着手机，肩部不能得到充分的休息。有时你需要用头和肩膀夹着手机，这种姿势会使脖子和斜方肌很不舒服。建议为所有的工作、家庭用手机配备耳机。

腰部支撑

　　腰部支撑有助于矫正肩膀的姿势。大多数按摩院都有不同厚度的腰部支撑，建议买一个腰部支撑放在车上，你最喜欢的座位或者家里的沙发也需要一个。甚至可以在电影院里、飞机和出租汽车上使用腰部支撑。

　　尽量避免坐在没有靠背的座位上，这会使得肩膀和上背部前倾。参加体育活动、野餐或其他户外活动时，可以考虑带上轻便的折叠椅，或用其他物品支撑背部。

睡眠用具

　　人每天睡在床上的时间占总时间的三分之一，所以确保枕头和床的舒适，对人来说是非常重要的，一定要避免在沙发上睡觉。

解决方案

枕头

　　如果枕头里填充了泡沫橡胶或其他弹性材料，致使睡觉时会让你不时扭动脖子，立即摆脱它！这种枕头的振动会加剧扳机点的形成。记忆泡沫枕头很好，尤其是中间有一个凹陷的那种，这样脖子就可以得到支撑。枕头应该有一定的支撑高度，使脊柱保持一条直线，当身体侧躺时感觉应该是舒服的，枕头高度不应该太高或太低。旅行时带上自己的枕头。尝试使用不同的枕头，直到找到合适的枕头为止。

床

　　床太软会引起很多肌肉问题，而躺在床上的人可能不知道床太软了。人们通常坚持说他们的床垫足够硬实，但是当进一步询问时，他们承认当疼痛特别严重时，睡在地板的垫子上会让疼痛得到一定程度的缓解。试着把垫子放在地板上，睡上一个星期。如果感觉好一些，那么床垫就不够硬，不管花了多少钱或者它对别人来说有多好。不同的人需要不同的床垫。全棉的床垫非常硬实，对一些人可能是最好的。可以在弹簧和床垫之间放一层夹板，这样床就更硬实了。床垫只能用5~7年，时间一到就应该更换。

　　如果伴侣比较胖，那么你可能需要调整身体，以免撞到他身上。某些类型的床垫可以适应不同需求的夫妇。

人体力学

　　懒散地坐在办公桌前或家里的沙发上，或者躺在床上看书，都会让肌肉遭受痛苦。违反人体力学的姿势（如不当的站立姿势）、长时间不动（如坐在桌子旁）、重复的动作（如使用计算机）、使身体长时间保持在一个尴尬的位置（如牙医和技工工作时）和过快的动作（如运动）都会引起和延续扳机点。

解决方案
- 注意身体姿态。
- 一定要坐着穿下身衣服。交谈时转身面对对方，而不是只把头转向对方。在坐着的地方使用腰部支撑，不要在床上看书。坐着的时候不要把钱包放在裤子后面的口袋里，因为它会使脊柱倾斜。做园艺的时候要经常站起来，定期拉伸。一定要坐在汽车座椅的中央。一些斗式座椅的边缘会向上翘起，如果不坐在中间，骨盆就会倾斜。

经常休息

　　任何必须长期坐着或弯腰做的工作都需要经常休息。在房间另一边放置一个计时器，这样可以强迫自己定期起身关掉它。

正确的起身

通过弯曲膝盖而不是后背站起，搬运物品时要将物品靠近身体。

紧张时应注意放松

处于压力状态时要特别注意，检查肩膀是否抬起或某些部位肌肉是否收紧，如臀部、手臂或腹部的肌肉。花一分钟的时间从心理上评估身体状态，注意身体哪个部位保持紧张。每当处于紧张状态时，深呼吸并有意识地放松紧张区域。每天做几次这样的检查，打破保持某个区域紧张的习惯。

逐渐扩大运动范围

如果你有对肌肉固定以防止疼痛再次发生的习惯，那么恢复时请开始逐渐地扩大运动范围，使扳机点失活。不要通过持续加压来确定肌肉是否仍然处于受伤状态，不要向医生展示自己是活动到什么幅度才导致肌肉受伤的。如果持续不断地重复这一动作，将使得扳机点重新被激活。

运动

如果骑自行车，可通过调节把手或用更高的把手代替，尽可能让身体坐直。如果骑的是固定自行车，试着坐直身体。如果需要举起重物，避免一次举起过多的重量，保持头部挺直，肩膀向后伸展。避免头部绕环练习、仰卧起坐和下蹲动作。游泳是很好的有氧运动，但需要经常改变运动方式，不要过度使用斜方肌。关于扳机点和变更运动方式的更多建议，将在第2部分进行详细介绍。

不要躺着看书

躺在床上看书不是一个好习惯，但是如果不愿意放弃这一做法，那就做到头和身体面对同一个方向，而不是把头转向另一侧。床旁边放一把舒适的椅子会更好。确保阅读灯的位置合适，这样就不需要转动或倾斜头部了。

睡姿与起床

睡觉时，尽量保持头部和身体朝向同一方向，而不是把头转向另一侧。晚上在床上翻身的时候，把头枕在枕头上转动，而不需要把头抬起。当从一个躺着的姿态起身时，不要用头发力，先翻到侧面或前面，然后用手臂向下推以支撑身体。

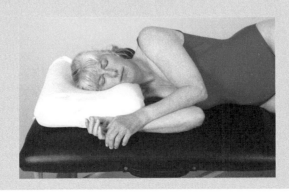

服装

穿什么和怎样穿的问题是很容易纠正的，正确穿衣可以在不进行任何其他干预的情况下使疼痛得到很大程度的缓解。

解决方案

太紧了吗

紧身的衣服会导致肌肉出现问题。我的经验是，如果衣服在皮肤上留下弹性标记或压痕，那就证明衣服太紧了，影响了正常的血液循环。检查胸罩、袜子、领带和皮带是否太紧。运动内衣特别适合胸部中等大小或者较小的女士。让售货员帮忙找一件合适的内衣，他们大都了解他们店内的产品。

挎包和日常背包

如果需要带一个挎包，选一款有长带子的，让带子跨过头部，这样就可以将其斜挂在身上，而不是挂在肩膀上，这样更轻便。如果使用日常背包，把背带背在双肩。很多人都没有意识到这一点，无论挎包或背包多么轻，都要抬高肩部以保持背带不滑落。如果背着背包，试着把大部分的重量放在髋部。

鞋类

不要穿高跟鞋、牛仔靴或木屐，因为这类鞋需要你经常性地收紧脚趾。最好穿皮鞋、系带的鞋子。避免穿尖头和脚趾顶部空间很小的鞋子。随着年龄的增长，脚会变宽，之前合脚的鞋子现在可能太窄了。任何不适合或底部磨损不均匀的鞋都应丢弃。尽量购买宽底鞋，如运动鞋。

如果足外翻（更多的重量转移到脚的外侧），你会发现鞋底的外侧边缘有过度磨损的情况，如果足内翻（更多的重量转移到脚的内侧），就会在鞋底的内侧边缘发现过度磨损的情况。虽然对一些人来说矫正足外翻和足内翻是必须做的，但我仍然认为，几乎所有人都能从合理使用足部支撑中获益，因为足部支撑会影响全身的肌肉，而鞋子很难提供足够的足弓支撑。设计合理的矫形器会让重心转移到脚掌上。这样人的头就能正常立于肩膀上，恢复正常的颈椎和腰椎曲线，使双肩向后伸展，打开胸部。一旦你发现自己需要足底矫形器，那么你需要先去看足病医生。

足部肌肉不平衡以及关节方向偏离可能导致膝关节、髋关节、骨盆和脊柱出现问题。因此，治疗足部的扳机点和解决相关的持续因素对于解决身体其他部位的问题至关重要。更多相关信息，请参见第71章和第72章。

眼镜

在工作中，视觉应激在扳机点的形成中起着重要作用，与姿势应激结合时，这种作用更大。如果戴眼镜，要确保眼镜度数是最近测试的，确保通过眼镜可以看得足够远。不要借助低头通过眼镜视物。如果眼镜反射的光线使你倾斜头部，试着改变光线的位置。

助听器

如果需要助听器，就戴上它。如果日常不能清晰地听到声音，就会不断地把头转向一侧，从而给斜方肌和颈部肌肉施加压力。

解决机械学持续因素的实例研究

我有个病人，她的背部、膝盖、左脚都会疼痛。她的症状在夏季更加严重，因为她除了正常工作外，每周还有4个晚上要到餐馆做服务员。第1次见面诊疗时，我建议她不要穿木屐，把矫形器放入不同的鞋子里，系牢或者扎紧鞋带。

在她第3次到我这里就诊时，她告诉我她发现了一双价值278美元的被称为"反常规鞋"的鞋子，并买了它。我因为那个价格下巴都惊掉了！她说，刚开始的几天里，当她的鞋子调整肌肉时，她的小腿有点疼痛，但到她来就诊时，她简直不敢相信自己的感觉会这么好。她整晚站着都不会再感觉疼痛了。尽管鞋子很贵，但它比重复治疗的费用要便宜得多。她最初的问题已经得到了解决，我在接下来的一个月里给她进行了几次其他不相关的治疗。

她不停地感谢我解决了她的痛苦，但我不断提醒她，她真正需要感谢的是她自己，因为她真正用心听取了我的建议。她说："我为什么把诊金全付给了你而不接受你的建议呢？"好问题！但不幸的是，很多病人希望我在办公室里就能帮助他们"修复"，而不想继续跟进，也不愿尝试采纳我的建议以解决持续因素，当症状没有持续减轻时他们就心烦意乱。只有解决了持续因素才能使疼痛得到持久的缓解！

第3章 持续因素：营养、食物和饮料

你的饮食偏好，有可能导致并延续扳机点。如果饮食是一个因素，改善营养状况、喝足够的水、避免食用某些食物和饮料可能会大大减小扳机点症状的强度和频率。

改变饮食习惯可能会花费一些时间，但从补充多种维生素、矿物质和足够的饮用水开始还是很容易的。当确定需要避免食用某些食物时，试着用富含维生素和矿物质的食物替代它们，并确保获取足够的蛋白质。

营养不良

通过摄入营养来减轻疼痛症状是非常容易做到，且是相对便宜的。特拉维尔和西蒙斯发现，近半数的患者需要治疗维生素缺乏症或营养不足*，才能从扳机点的疼痛和功能障碍中获得持续的缓解，并认为这是解决持续因素最重要的途径之一。越缺乏营养，就越容易出现各种症状，扳机点和神经系统就会更加易于过度应激。即使血液检测显示维生素和矿物质的含量处于正常范围的较低水平，人体仍可能需要更多的营养素，因为在血液中营养物质水平下降前，身体会从组织中吸收营养物质来补给给血液，使维生素B$_{12}$、维生素D和铁达到充足水平可能需要几个月的时间。服用维生素和矿物质补充剂后几周内你可能会感觉好些，但如果没有立即看到效果也不要气馁。

导致营养缺乏或营养不足的因素有多种，包括营养素摄入不足、营养吸收障碍、养分利用不足、身体需要量增加、营养素离开身体过快、营养物质在体内被破坏得太快。

该吃什么和什么时候吃

即使你有相当健康的饮食习惯，仍可能需要服用补充剂。许多农业地区在同一地点反复种植同一作物，而不是轮流种植不同的作物，从而导致土壤养分被耗尽并致使种植的作物缺乏一定的营养成分。使用化肥和杀虫剂也会对作物和土壤产生不利影响。远距离运输或长时间储存使作物采摘和食用的时间间隔太长，也会使食物损失营养价值。大多数人需要服用某种维生素及多种矿物质以补充营养，特别是下面提到的高危人群。

除非由医生或其他有资质的营养师确定所需剂量，否则不要服用过量的补充剂，因为服用过多的维生素A、维生素D、维生素E和叶酸会引起类似于缺乏营养的症状。一些人不能够吸

---

* 营养不足，意味着营养水平在正常范围的25%以下，这可能导致临床症状和体征。大多数医疗保健人员会把低水平的维生素或矿物质视为不相关的因素，因为其结果在"正常"范围内。然而，这种不足可以导致和延续慢性疼痛。

收某种营养素，需要通过注射或大剂量服用来加强吸收。例如，有些人不能吸收维生素B_{12}，需要通过肌肉注射来获取必要的维生素。

需要把维生素和食物一起服用，因为有些维生素需要与食物中的物质结合才能被人体吸收。

自助疗法

服用营养补充剂。由于一些维生素需要与其他维生素同时存在，一个良好的多种成分的补充剂有助于确保提供所需的组合养分。因为可能需要同时摄取多种矿物质，一定要检查营养补充剂的成分标签，确定其含有足够的矿物质。有可能需要额外摄入一些维生素和矿物质。特拉维尔和西蒙斯发现，治疗扳机点的最重要的补充剂是水溶性维生素B_1、维生素B_6、维生素B_{12}、叶酸和维生素C，以及矿物质钙、镁、铁、钾。其他研究人员目前还将维生素D添加到该清单中。

受损的消化功能和营养吸收障碍

如果消化系统功能不好，就没有足够的酶或盐酸来分解食物。长期服用消化酶或盐酸并不是一个好办法，因为它们会取代身体的自然机能。只有修复身体的自然机能，才能使身体正常地完成自己的工作。医生可以根据患者个人的健康问题和体质，为其提供饮食建议。

禁食对消化系统很不利。人们普遍认为食用生食和全麦食品是最健康的饮食方式。实际上稍微加以烹调的食物会更好（但不能过度烹调），如蒸食蔬菜，可以提前启动化学分解过程，这样消化系统就不必那么辛苦了。

如果患有慢性腹泻，人体就不能在肠道里将食物保留足够长的时间来吸收营养。需要识别和消除腹泻的根源。

高危人群

如果你是老年人、孕妇、处于哺乳期的母亲、酗酒者，或处于严重疾病中，那么你就是营养不足的高危人群。如果你倾向于通过不吃重要的食物来节食或有进食障碍，那么你将会耗尽自己所需的营养。很多人没有营养均衡的饮食习惯。过度加工的食品不像新鲜食品那样含有那么多的营养。

素食与营养

大多数人不适合做一个严格的素食主义者。我经常听到这样的说法："我已经是一个20年的素食主义者，_____问题10年前才开始！"（填写空白）。我认为，缺乏高质量的蛋白质会使问题进一步恶化，可能需要几年的时间症状才显示出来。

植物营养源中主要含有吡哆醛形式的维生素B_6，但动物营养源包含吡哆醛和吡哆胺形式的维生素B_6，不易因烹煮或保留时间过长而造成维生素丢失。维生素B_{12}只存在于动物蛋白和乳制品中。啤酒酵母不含维生素 B_{12}，除非啤酒酵母生长在一个特殊的含维生素 B_{12} 的基底物上。

自助疗法

提高蛋白质摄入量。至少应该吃鸡蛋，为身体提供优质的蛋白质。大多数素食者对食物的搭配都不是很在行。食物搭配得好，大多数人在饮食中添加优质动物蛋白后几个月内，虽然仅仅是每周吃几个鸡蛋或一条鱼，也会觉得疼痛感减轻了不少。

维生素

摄入足够的维生素 C 和维生素 B 对解决扳机点是很重要的。B 族维生素和叶酸需要放在一起作为一个整体进行讨论，因为它们需要彼此吸收以被身体利用。近期关于维生素 D 的研究已经表明，它对于治疗肌筋膜疼痛综合征至关重要。这是本书强调维生素的唯一目的，但詹姆斯（James）等人的 *Prescription for Nutritional Healing*（2000）中有一个全面的维生素、矿物质、氨基酸、抗氧化剂和酶，以及相关食物来源的列表；还有一些关于常见疾病的章节，列出了治疗每种疾病所需的补充剂，以及一些有用的建议。

维生素C

维生素 C（抗坏血酸）可以减少运动后的疼痛和纠正很容易导致擦伤的毛细血管脆性（提示：如果不记得自己是怎么擦伤的，那说明你很容易擦伤）。这种维生素对胶原蛋白的形成（结缔组织）和骨骼的形成是必不可少的。合成神经递质去甲肾上腺素和 5-羟色胺需要维生素 C，它是机体应激反应所必需的，也是免疫系统功能的重要组成部分，能够降低感染引起的扳机点的兴奋性。维生素 C 有助于防止食物过敏引起的腹泻，但摄入过多会导致水样腹泻或非特异性尿道炎。目前已知，维生素 C 每日剂量超过 400 毫克则不被人体吸收，每日剂量达到 1000 毫克则会增加肾结石形成的风险，因此大量使用维生素 C 是不必要的，也不推荐这种做法。

维生素 C 缺乏症的最初症状包括虚弱、嗜睡、易怒、关节和肌肉隐隐作痛、容易受伤，甚至可能导致体重减轻。严重的维生素 C 缺乏症（坏血病）在发达国家较为罕见，其症状包括牙龈红肿、出血，甚至牙齿脱落。

吸烟者、酗酒者、老年人（组织中维生素 C 的存在随年龄增长而减少）、主食为牛奶的婴儿（通常在 6~12 个月）、慢性腹泻患者、精神病患者和狂热减肥者等可能出现维生素 C 缺乏症的症状。

自助疗法

维生素 C 的食物来源包括柑橘类水果和新鲜果汁，生的西蓝花、羽衣甘蓝、生的布鲁塞尔芽菜、青萝卜、番石榴、生的甜辣椒、白菜、土豆。不要同时服用维生素 C 与抗酸剂。由于维生素 C 是抗坏血酸，使用抗酸剂的目的是中和酸，所以抗酸剂能中和维生素 C，使其无效。

B族维生素

维生素 B_1（硫胺素）是正常的神经功能和肌细胞内能量产生所必需的物质。无原因性疼痛、温度敏感以及无法感受振动，都表明维生素 B_1 含量较低。维生素 B_1 不足也可能导致夜间小腿抽筋、轻微出汗、便秘和疲劳等症状。正常甲状腺激素水平需要靠维生素 B_1 维持，见"器官功能障碍和疾病"一节。滥用酒精会减少维生素 B_1 的吸收，如果患有肝脏疾病，这种吸收障碍会更加严重。红茶中的单宁、服用抗酸剂以及镁缺乏也会阻止维生素 B_1 的吸收。在加工食物的过程中温度达到212华氏度（100摄氏度）以上时，维生素 B_1 就会被破坏。服用利尿剂或饮用过多的水，会使维生素 B_1 排泄过快。

自助疗法

维生素 B_1 的食物来源是瘦肉、肾脏、肝脏、牛肉、鸡蛋、鱼、豆类和坚果，还包括一些存在谷壳和胚芽的全谷类作物。

维生素 B_6（吡哆醇）对神经功能、能量代谢、氨基酸代谢、合成神经递质去甲肾上腺素和5–羟色胺非常重要，它强烈地影响人对疼痛的感知。维生素 B_6 缺乏会导致贫血、降低维生素 B_{12} 的吸收和储存、增加维生素C的排泄量、阻断维生素 B_3（烟酸）的合成，并导致荷尔蒙失调。维生素 B_6 缺乏还会表现出与其他B族维生素缺乏类似的症状，因为维生素 B_6 是所有其他维生素得以发挥作用的必需物质。维生素 B_6 的需求随着年龄的增长和蛋白质消耗的增加而增加，热带口炎性腹泻和酒精使用会影响维生素 B_6 的吸收。如果不补充维生素 B_6 可能会导致抑郁症，特别是已经有抑郁症病史的人。糖皮质激素的使用、过量饮酒、妊娠及哺乳期、抗结核药物、尿毒症和甲状腺功能亢进症也会增加维生素 B_6 的需要。

自助疗法

维生素 B_6 的食物来源包括肝、肾、鸡（白肉）、左口鱼、金枪鱼、核桃、大豆粉、菜豆、香蕉、鳄梨。也有一些维生素 B_6 存在于酵母、瘦牛肉、蛋黄和全麦食品中。

维生素 B_{12}（钴胺素）和叶酸在一起才能形成红细胞并加速细胞分裂，就像在胃肠道里看到的那样，以及用于形成某些神经纤维和合成脂肪酸。维生素 B_{12} 对脂肪和碳水化合物的新陈代谢都是必需的。维生素 B_{12} 缺乏可导致恶性贫血（巨幼红细胞性贫血），这将减少到达扳机点位置的氧气，增加循环失调和疼痛。维生素 B_{12} 缺乏也可能导致诸如非特异性抑郁、疲劳、对噪声或触摸的过度惊吓反应以及扳机点敏感性增加等症状。维生素 B_{12} 缺乏在老年人和慢性扳机点的人群中很常见。有几种药物可能会不利于维生素 B_{12} 的吸收，长期服用维生素C也会影响维生素 B_{12} 的吸收。

自助疗法

维生素B$_{12}$只能在动物性食品或维生素补充剂中获得。

叶酸

叶酸，也被称为维生素B的合成形式，是B族维生素的另一个成员。叶酸缺乏会使人容易疲劳、睡眠不好、情绪低落和沮丧，还会导致"不宁腿"、肌肉疼痛、腹泻或四肢失去知觉。叶酸缺乏可能导致经常感到寒冷，而且体温比正常的98.6华氏度（37摄氏度）稍低一些，会导致巨幼红细胞性贫血（一种红细胞水平比正常水平高的情况）。

在全世界范围内，许多人的叶酸摄入量低于饮食建议。原因之一是食物中50%~95%的叶酸在食品加工和制备过程中被破坏，所以即使吃了富含叶酸的食物，叶酸也可能并没有被很好地吸收。叶酸在消化系统中被转化为其活性形式，但这种转换易受豆类和酸性食物抑制。因此要从叶酸源食物中摄取叶酸，不要将叶酸作为维生素B补充剂的同时又将其作为解酸剂。

如果上了年纪、有肠道疾病、处于怀孕或哺乳期，或者经常使用药物和酒精，那么缺乏叶酸的风险更大。当然一些药物也会消耗叶酸，如抗炎药（如阿司匹林）、利尿剂、雌激素（如口服避孕药）、抗惊厥药。还必须有足够的维生素B$_{12}$摄入量以促进叶酸吸收，仅服用维生素B$_{12}$或叶酸可能导致其他维生素的严重缺乏。

自助疗法

叶酸最好的食物来源是绿叶蔬菜、啤酒酵母、内脏、水果以及轻熟的西蓝花和芦笋。

维生素D

维生素D是钙、磷吸收和利用的必要物质，也是人体生长和甲状腺功能所必需的，能防止肌肉无力，并有助于调节心跳。同时维生素D对于预防癌症、骨关节炎、骨质疏松症和缺钙也很重要。轻度维生素D缺乏可能表现为食欲不振、口腔和喉咙灼痛、腹泻、失眠、视力问题和体重减轻。据估计，近90%的慢性肌肉骨骼疼痛患者可能患有维生素D缺乏症。

自助疗法

维生素D的食物来源包括鲑鱼、左口鱼、沙丁鱼、金枪鱼和鸡蛋。其他来源包括乳制品、蒲公英嫩叶、肝脏、燕麦粥和红薯。如果服用补充剂，可选择维生素D$_3$或鱼油胶囊。

维生素D$_3$是由皮肤暴露在阳光下合成的。很遗憾，许多人没有得到足够的阳光照射，特别是那些生活在某一纬度地区或在冬季很少有太阳的气候区的人群。让脸和手臂在阳光下暴露15分钟，每周3次，将确保身体合成足够的维生素D$_3$。当然光照需要量因人而异，也取决于地理位置，还需要做一些针对个人情况的研究，也可咨询皮肤科医生来确定合适的光照量。

矿物质

钙、镁、钾和铁是维持肌肉正常功能所必需的。钙是神经末梢释放乙酰胆碱的必要物质，肌纤维收缩机能的实现需要钙和镁。要使肌纤维快速地进行下一个收缩就需要钾。钾的不足可能会导致在运动或其他体力活动中肌肉酸痛，铁是向肌纤维输送氧气所必需的。缺乏这些矿物质中的任何一种都会增强扳机点的兴奋性。钙、镁和钾应该结合在一起补充，因为其中一种矿物质的剂量过大可能会消耗其他矿物质。除此之外，锌、碘、铜、锰、铬、硒、钼虽然对于肌肉没有那么重要，但是对于健康却是必需的。

钙

不要用抗胃酸咀嚼钙片（Tums）或其他抗酸剂作为获取钙的来源。钙的吸收需要胃酸，抗酸剂会中和胃酸，所以即使有钙存在，也不能使用。如果必须服用抗酸剂，需与钙/镁补充剂间隔几小时服用，这样就可以最大化吸收矿物质。尤其是女性在绝经前几年，服用钙片有助于预防骨质疏松症。维生素D_3对钙吸收来说是必需的（见上文）。

用于治疗高血压的钙通道阻滞剂会抑制钙进入血管的平滑肌和心肌的肌浆网。由于骨骼肌也可能存在类似机制，钙通道阻滞剂也会使扳机点更严重，更难治疗。询问医生是否可以换一种不同的药物，或考虑通过改变饮食、运动或任何适合特定情况的治疗方法来治疗高血压。

> **自助疗法**
> 钙的食物来源包括鲑鱼、沙丁鱼、海鲜、绿叶蔬菜、杏仁、芦笋、糖蜜、啤酒酵母、西蓝花、卷心菜、豆角、羽衣甘蓝、蒲公英、无花果、榛子、甘蓝、海带、芥菜、燕麦、香菜、李子、芝麻、豆腐、青萝卜。

镁

镁缺乏更多地源于个体的非健康饮食，而非营养吸收、营养不良、肾脏疾病或液体和电解质丢失，剧烈运动后镁会耗尽。高强度运动后，摄入适量的镁可以提高细胞新陈代谢的效率，改善心肺的呼吸机能。饮酒、使用利尿剂、慢性腹泻、消耗氟化物，以及大量摄入锌和维生素D会增加人体对镁的需求。

> **自助疗法**
> 镁的食物来源包括大部分食物，尤其是肉类、鱼类和其他海产品、苹果、杏、鳄梨、香蕉、糖蜜、啤酒酵母、糙米、无花果、大蒜、海带、棉豆、小米、核桃、桃子、黑眼豆、芝麻、豆腐、绿叶蔬菜、小麦、全谷物。

钾

饮食中富含高脂肪、精制糖、盐易引起钾缺乏，使用泻药和利尿剂同样易引起钾缺乏。腹泻会消耗钾。如果有尿频，尤其是尿变得清澈而不是浅黄色，试着增加钾的摄入量。尿频会导致钾缺乏，钾缺乏可引起尿频，随之而来的就是一个恶性循环。

自助疗法

钾的食物来源包括水果（尤其是香蕉和柑橘类水果）、土豆、绿叶蔬菜、小麦胚芽、豆类、扁豆、坚果、枣、李子。

铁

铁缺乏会导致贫血，通常是由月经过多、痔疮、肠出血、献血过量或溃疡导致的失血过多引起的。铁缺乏症也可以由长期的疾病引起，长时间使用抗酸剂、消化不良、过多饮用咖啡或红茶、长期使用非甾体抗炎药（如布洛芬等非甾体抗炎药）也会引起铁缺乏。牛奶和奶酪，或作为补充剂中的钙，会影响铁的吸收，因此应该单独服用钙补充剂。如果有感染或癌症，不要服用铁补充剂。人体储存铁是为了防止细菌，在患有癌症的情况下，它可能会抑制某些细胞的抗癌作用。铁缺乏的早期症状包括疲劳、耐力下降，以及暴露在中度寒冷环境中时不能保持体温。整个世界范围内，大约有15%的女性经期铁缺乏，发达国家的比例略低。

自助疗法

铁的食物来源包括鸡蛋、鱼、肝、肉、绿叶蔬菜、谷类、杏仁、鳄梨、甜菜、糖蜜、啤酒酵母、红枣、蛋黄、海带、肾、棉豆、扁豆、小米、芹菜、桃、梨、李子干、南瓜、葡萄干、大米、小麦麸、芝麻、大豆。一般来说，食物来源对于保证大多数人的铁需求量是足够的，除非医生建议额外补充。铁补充剂最好与维生素C一起使用。

盐

不要完全排除饮食中的盐分，特别是经常出汗的人。饮食中确实需要一些盐（除非医生因为特定的医护情况有其他指示）。盐、钙、镁或钾不足会导致肌肉抽筋，但也不应过度补充。

水

喝足量的水是很重要的，因为水是身体的润滑液。脱水会引起多种症状，包括疼痛。脱水在服用利尿剂或饮用大量咖啡或其他利尿剂类饮料的人群中很常见。

常温的水比冰水好。如果喝了凉的东西，胃就不得不非常努力地将其加热，这大大增加了消化系统的负担。不要喝蒸馏水，因为人需要通过非蒸馏水补充一些矿物质。如果喝瓶装水，确保知道它的来源，而且它不是蒸馏的。喝水前需要对瓶装水公司做一些了解。

自助疗法

喝足量的水——每天大约2升，如果体重较重或大量出汗则需要更多的水。对于体重超过100磅（约45千克）的人来说，一般的经验是喝体重的一半的盎司（1盎司=29.57毫升）数的水。例如，140磅（约63.5千克）体重的人意味着需喝70盎司（约2升）的水。如果外面天气很热，每天至少多喝1升水，然后在工作结束后立即补充水分。但要注意，喝太多的水会消耗维生素B_1（硫胺素）。

饮食不当

摄入可激活扳机点的食物是一个常见且重要的持续因素。改变日常饮食，包括避免过敏原，可以极大地缓解疼痛。将在第4章讨论食物过敏问题。

在接受治疗和/或服用处方药和其他补充剂的同时，要计划至少两个月停止食用某些食物，以便确定避免食用这些特定（过敏）食物是有益的。很多人仅仅停止食用这些食物或其他物质很短的时间，或许只有一个星期，就决定了它们没有什么不同而继续食用。大概这些食物、饮料或其他物质对他们来说太重要了吧，以至于他们可以忍受疼痛和医疗症状，而不放弃它们。只经过很短的时间就匆忙得出结论，成了判断可以继续食用某种物质的一种（不好的）方式。

应避免食用的食品和饮料

人们可能不愿意放弃自己最喜欢的食物或饮料。不过，我建议你仔细阅读本节，并考虑到列出的项目至少可能是引起疼痛的部分原因，然后就可以做出一个明智的决定，确定采用何种策略来摆脱痛苦。

咖啡

咖啡因会导致持续的肌纤维挛缩或"咖啡因僵硬"，并加重肌肉紧张和扳机点应激反应，进而导致疼痛的增加。它使肌浆网过量释放钙，干扰结合钙离子通过肌浆网。特拉维尔和西蒙斯发现，每天摄入超过150毫克的咖啡因，也就是超过两杯（每杯约240毫升）的普通咖啡，会导致"咖啡因僵硬"。我猜测对有些人来说这个量可能会更少。在计算每日摄入量时，一定要加入服用的药物中的咖啡因含量。记住，意大利浓咖啡和类似的饮料含有更多的咖啡因。

酒精和烟草

酒精可通过降低血清和组织叶酸水平加速扳机点的激活。它增加了人体对维生素C的需求，同时降低了人体吸收维生素C的能力。烟草会增加人体对维生素C的需求量。

第4章　持续因素：医疗情况

还有一些其他的持续因素，在引发全身扳机点中起着非常重要的作用。及时处理新的伤病有助于防止扳机点的形成，骨骼系统中的旧伤和脊柱错位等问题的处理可以帮助阻止扳机点的持续。

睡眠问题、情绪因素（如焦虑和抑郁）、急性和慢性感染、过敏、荷尔蒙失衡、器官功能障碍和疾病都可以导致和延续扳机点。其中一些情况需要通过实验室测试来诊断，如果认为这些检查会对健康有所帮助，询问医生是否需要进行相关检查。

损伤

一般情况下，损伤是扳机点最常见的触发原因之一。一块健康的肌肉在不使用的时候是柔韧的，在被要求运动时，它会变得很结实。如果在休息时感觉肌肉很紧，即使锻炼了，它也会以一种不健康的方式紧绷。我喜欢用橡皮筋或棍子来进行比喻。想象一下，突然的、意想不到的力量被施加在"棍子"或绷紧的肌肉上，如在摔倒的时候。就像棍子会破损或折断一样，肌肉会受到损伤。如果一个突然的力量施加到"橡皮筋"或柔软的肌肉上，它会随着力量而伸展，受伤的可能性要小得多。由于潜在的扳机点在一定程度上限制了运动范围，而且几乎每个人都有一些潜在的扳机点，一块肌肉可能会紧张和受到限制，如果没有意识到它的存在，突然施加的力量很容易导致受伤。

解决方案

医治新伤

如果受伤了就要尽快开始治疗。可以把药放在备用药箱里，因为受伤后很难立即去商店购买。可以到有治疗急性损伤丰富经验的医生或按摩师那里进行治疗，也可以去看一下脊椎治疗师或骨科医师。

治疗疤痕组织

受伤和手术都可能留下一些疤痕组织，这会延续扳机点。通过强有力的交叉摩擦，可以在一定程度上破坏疤痕组织，但大多数人会因为疤痕引起的疼痛而无法得到彻底的修复。

脊柱和骨骼因素

如果椎骨长期不协调，或者骨骼不对称，由紧绷、不平衡和疼痛所造成的对肌肉的压力就会形成扳机点。腰椎间盘突出、骨刺、椎管狭窄（中心脊髓管的缩小或者脊椎两侧神经伸出的孔洞的狭窄）引起的慢性疼痛也可能导致扳机点的形成。如果接受扳机点治疗后疼痛没有缓解，或者症状依旧很严重，请让医生通过X线片或MRI（Magnetic Resonance Imaging，磁共振成像）检查来确定其原因。

脊柱关节错位

导致脊柱关节错位的原因很多，一般被脊椎治疗师称为半脱位[*]。不良姿势、托举不当、事故、肌肉长期紧绷，甚至自然生产时婴儿通过产道都可导致脊柱错位，更进一步地压迫肌肉，使扳机点存在并自行延续循环。

解决方案

治疗脊柱错位和侧凸

通常情况下，肌肉的僵硬会导致脊柱错位或脊柱侧凸，因此，结合扳机点自助疗法和骨骼动员（也可能是按摩），是持久缓解疼痛的必要手段。有些脊柱侧凸，可以利用第2部分提到的扳机点按压自助疗法中的方法进行矫正。脊椎关节错位可以求助脊椎治疗师或骨科医师进行治疗。他们可能会在最初的检查中拍X线片来评估脊柱状况。如果已经拍了X线片，带给医生看看，就可以避免不必要的重复检查。

矫形器（鞋垫）有时也是永久性纠正肌肉失衡的必要手段之一，见"鞋类"部分。

椎间盘突出、骨刺和椎管狭窄

椎间盘突出、骨刺和椎管狭窄也可引起慢性疼痛并形成扳机点，需要通过MRI加以证实。但在随机抽样的人群中，会发现许多人有骨刺和椎间隙狭窄但没有疼痛感，也会发现许多疼痛患者没有出现骨刺或椎间隙狭窄，所以即使医生做出了这样的假设，也不要认为就是这些方面导致了疼痛问题。

如果因为这些问题做过手术，但疼痛仍在持续，扳机点可能是罪魁祸首，需要继续治疗才能持久缓解。如果仍然没有得到缓解，疼痛有可能是由于手术疤痕组织压迫神经根部导致的，所以需要与医生进行沟通，并加以确认。

---

[*] 在此，我使用的是世界卫生组织对半脱位的定义，即"关节或运动节段的损伤或功能障碍，其中关节面、运动完整性和/或生理功能发生改变，尽管关节表层之间的接触保持不变。它本质上是一个完整的功能实体，影响着生物力学和神经的完整性。"

解决方案

治疗椎间盘突出

如果症状不能通过手术以外的方式很快得到缓解，可以考虑动手术，因为脊柱外科技术相对成熟。

治疗椎管狭窄

可以通过手术治疗椎管狭窄，但任何手术都有一定的风险，所以一定要和手术医生认真讨论这个问题，并确保了解手术过程。如果还不确定，可以听听另一位外科医生的意见。

骨骼不对称

骨骼不对称意味着身体一侧的一个或多个骨头比另一侧的骨头小。如果一根骨头的解剖尺寸比另一侧小，那么在同一侧的其他骨头可能也较小。受伤也可能导致两侧骨骼出现差异。骨骼不对称会给肌肉造成很多不均匀的压力，导致和延续扳机点。

解决方案

利用补偿垫和增高垫

咨询专家进行评估，并正确安装纠偏装置，如矫形器、增高垫和补偿垫。解剖学上短一点儿的腿*和一侧小点儿的骨盆（左侧或右侧骨盆）可以通过在其中一只鞋子里或者座椅的一侧放上补偿垫进行校正。踇趾短于第二趾易导致过度内翻，可用鞋矫形器进行矫正。短臂可以通过符合工效学的设备进行校正。设备和矫形器的更多信息参见第2章。

如果两腿长度不相等，即使差别只有1/8英寸（约3毫米），也可能导致在站立时用一只脚向前支撑，体重放在短腿上，或者骨盆偏向较短的一侧，可能会导致行走和站立时感到疼痛。如果腿长不相等的问题不加以纠正，会导致髋关节和腰椎骨关节炎。由两腿长度不等引起的不良后果一般直到发生急性创伤时才可能出现，如车祸。如果使用纠正腿长度不等的增高垫，开始时可用薄一点的，逐步加厚，直到达到合适的厚度。在这一过程中通过锻炼胸腰椎椎旁肌（第18章）来对背部肌肉进行调节。如果使用的是补偿性的增高垫，必须一直使用并在所有的鞋里使用，不要赤脚走路。各种身体不对称情况的评价方法可以参阅*Myofascial Pain and Dysfunction: The Trigger Point Manual, Vol, The Lower Extremities*（Travell and Simons 1992，pp. 41-63）。

---

* 在这本书中，"短腿"指的是在解剖学上腿骨长度不等，实际上是一侧腿较短，而不是许多脊椎治疗师用来表示由脊椎错位引起的不对称的术语。当面对面检查病人时，可能会发现病人受影响的腿看起来比正常腿短，所以诊疗医生要在释放阔筋膜张肌和确定一条腿骨真的比另一条腿骨短后，再开始使用增高垫，这点很重要。

睡眠问题

　　疼痛会影响睡眠，睡眠受到干扰会延续扳机点。在疼痛开始之前，确定睡眠是酣畅还是受到干扰这一点非常重要。如果睡眠在疼痛开始之前就很糟糕，那么还有另外一个潜在的因素需要关注，以帮助解决这个问题。

解决方案

按压扳机点

　　如果夜间受到疼痛的困扰，把自助治疗球放在枕边，这样你在因疼痛醒来后就可以按压扳机点，幸运的话可以在疼痛减轻后再次入睡。注意不要在自助治疗球上睡着，因为它会阻碍血液循环，使扳机点变得更糟。考虑自己是否需要一个新的床或枕头。

房间温度

　　确认睡眠不好的原因是否是太热或太冷了。如有需要，请调节室温或盖上被子。

营养/水

　　如果有失眠的问题，试着先改善营养状况和饮水量，睡前补充钙/镁。更多信息见第3章。

浅睡眠或睡眠障碍

　　如果睡觉时容易被噪声吵醒，试试软硅耳塞，或者试着深呼吸，直到再次入睡。如果大脑处于快速运转状态，那么你会睡得很浅，经常醒，醒得早并且不易再次入睡，有潮热或是令人不安的梦。晚上不要使用计算机：它会刺激大脑，使人很难安然入睡。

　　咖啡因和酒精会干扰睡眠，或使睡眠更浅。即使只在早上喝含咖啡因的饮料，它仍然会干扰夜间的睡眠。如果选择放弃咖啡因饮料，大约需要两周时间才能让能量再次达到均衡，才能改掉早上必须喝咖啡的习惯。

　　考虑是否是肾上腺分泌了过多的肾上腺素。如果一直处于压力状态，或者过于努力督促自己，而缺乏休息或小憩，就会导致肾上腺分泌过多的肾上腺素，使你晚上更难以入睡。

　　确认没有在晚上接触过敏原。在枕头和床垫上套上一个便宜的软塑料套，因为许多人对床上的螨虫过敏。如果使用羽绒被或羽绒枕头，即使没有表现出典型的过敏症状，如打喷嚏和眼睛发痒，你也可能是对羽毛过敏。

情感因素

　　情感因素可以导致和延续扳机点，因此将其与物理因素一起考虑是非常重要的。很不幸的是，人们常常被医生们诊断为"处于压力之下"，而在离开医生办公室时，却没有对身体症状进行评估或处理，特别是当出现疼痛和抑郁症状时。

如果长期处于疼痛中，毫无疑问人会开始感到疲劳和沮丧。如果长期处于抑郁状态，疼痛可能会更加严重。任何问题维持足够长的时间后，都会逐渐变成两个问题，参见"中枢敏感化"部分的讨论。可以在医生的指导下使用抗抑郁药，这有助于改善急性症状，但一些药物的副作用可能会增加导致这些症状的潜在因素，并形成恶性循环。

焦虑

如果处于极度焦虑状态，有一些身体部位会处于紧张状态，并形成扳机点。例如，咬紧牙关，或者把舌头压在牙齿、上颚或嘴上；缩脖子，收紧前臂或腹部，或者收紧臀大肌。女性比男性更容易收紧臀部肌肉。

抑郁

如果你感觉自己有一种不寻常的独处欲望，对自己最喜爱的活动失去兴趣，或忽视自己的外表和卫生，就有可能患上抑郁症了。抑郁症的临床症状是失眠、食欲不振、体重减轻、阳痿或性欲降低、视力模糊、情绪悲伤、有消极的想法、注意力难以集中、记忆力差、优柔寡断、说话含糊、对建议有负面反应。只有这些症状中的一个不能确诊为抑郁症，因为其中有些症状还有其他致因。这些症状综合在一起则能确诊为抑郁症。抑郁会降低疼痛阈值，增加疼痛感，并对扳机点治疗的反应产生负面影响。

解决方案

情感因素帮助

通常患有严重抑郁、焦虑、慢性疲劳或极度疼痛的人缺乏参与自助治疗的精力，这些人可能很难正常进食，甚至不能下床，也不能完成中等强度的运动，如散步等能让人感觉好一些的活动，也可能难以完成。

如果认为自己可能患有焦虑或抑郁，尽自己所能做一些事情，以期达到能够让自己更好地开始的状态。这可能意味着服用抗抑郁药、接受心理辅导、服用止痛药或使用本书提供的自助技巧。

参见"器官功能障碍和疾病"中的甲状腺部分，因为甲状腺问题可能是无法确诊的抑郁原因。如果患有抑郁症，一定要坚持在开始服用抗抑郁药之前检查甲状腺水平。我不止一个病人（尤其是男性），在被发现患有甲状腺功能减退症之前，他们已经服用了一段时间的抗抑郁药。

进行足量的体育锻炼

散步和深呼吸是治疗紧张和抑郁的良药。即使每天只步行10分钟也是非常有益的，这种益处在户外尤为显著。仅仅做这些事情中的一件，就能帮助你朝着正确的方向前进，提升精力和改善外观。

急/慢性病毒、细菌或寄生虫感染

感染是一种非常普遍的、持续的、往往被忽视的扳机点致因。消除或处理感染以减轻疼痛是非常重要的。

急性感染

在病兆首次显现时控制病症，以避免扳机点的延续是非常重要的。如果患有纤维肌痛、鼻窦炎、哮喘或复发性感染，做到这一点更显得至关重要，因为扳机点会被疾病激活，生病会使扳机点的治疗进程延长好几个月。

解决方案

病兆首次显现时控制病症

开始生病时，首先咨询医生，治疗伤风、流感或鼻窦炎。一旦度过了疾病的初始阶段，如果症状进一步发展，则需要专业人士进一步的帮助，以便选取合适的治疗方案。

慢性感染

慢性感染，如鼻窦感染*、脓肿、阻生牙、尿路感染、单纯性疱疹（唇疱疹、生殖器疱疹、带状疱疹）都会延续扳机点，如果这些问题频繁复发，则需要设法进行治疗。

解决方案

解决鼻窦感染

任何引起鼻窦感染的因素都需要处理，以便使症状得到持久缓解。如果堵塞严重则需要手术治疗。许多人分享了使用洗鼻壶冲洗窦腔的成功经验。

治疗尿路感染（Urinary Tract Infections, UTIs）

尿路感染需要及时处理，并咨询医生。尿路感染可以很快变成危及生命的肾感染。

治疗复发性疱疹

如果你正处在疱疹反复发作的过程中，需要弄清楚是什么影响了免疫系统，如过敏、糖、酒精或情绪压力。有时疱疹的复发是第一个信号，表明你的身体正在与急性疾病进行战斗。

看牙医

如果怀疑自己有牙齿感染或牙齿破裂的问题，则需要看牙医以进行评估。

---

* 患者经常会告诉我，他们有"窦性头痛"的症状。如果疼痛只存在于前额、脸颊和鼻子之间，这很可能是源于胸锁乳突肌的疼痛（第10章），而不是鼻窦感染。不要以为只要了解了疼痛的部位和严重程度，就能知道疼痛的根本原因。医生也会犯类似的错误。扳机点可能是疼痛的主要原因，也可能存在其他需要诊断或处理的更严重的潜在问题。

寄生虫感染

鱼绦虫、贾第鞭毛虫、变形虫往往是最有可能造成扳机点延续的寄生虫。鱼绦虫和贾第鞭毛虫会在肠壁留下疤痕，损害消化系统吸收营养的能力，而且还会消耗维生素B_{12}。变形虫能产生毒素，这些毒素会从肠道进入人体。鱼绦虫可以经由食用生鱼进入人体，而贾第鞭毛虫通常与饮用未经处理的溪流水有关。贾第鞭毛虫也可能是由于在排便后不洗手而进入人体，特别是在准备食物或触摸其他会与手、嘴接触的物质时。

解决方案

消灭寄生虫

只要出现慢性腹泻的症状，就需要进行寄生虫测试。如果大便中有血，应该立即去看医生，以排除其他严重情况。

过敏

吸入和摄入过敏原都会延续扳机点，并且由于随后的组织胺释放而使它们难以治疗。一些有疼痛感的人如果能最大限度地减少过敏反应，可能会使疼痛得到显著缓解。必须尽可能控制环境过敏，可以让专门的皮肤测试专家来识别过敏原，他们会根据测试结果给出具体的建议。

解决方案

高效空气过滤器

一个好的高效空气过滤器会对过敏有实质性的帮助，每个房间都需要放一台。确保选择的型号能够与既定空间的大小相适应。不是所有的空气过滤器都是一样的，所以一定要先充分了解之后再做出选择。

臭氧发生器

臭氧能杀死霉菌，但即使有些臭氧发生器专门为了这个目的而设计，我也不建议在有人和宠物在房间时运转此设备。当人和宠物不在的时候，打开臭氧发生器，它能释放出足够的臭氧来"轰炸"房间。关上门，一次对一个房间进行杀菌，这样房间内的臭氧浓度就会很高。几个小时后，屏住呼吸，打开窗户通风，人在房间正常地活动前让房间通风几分钟。开始会闻到臭氧的味道，但空气在几分钟后就可以恢复正常，所以不必担心。

过敏试验

有几种检测食物过敏原的方法。最好的方法之一是"轮换消除饮食法"，先把所有可能导致过敏的食物都剔除，然后一次只吃其中一种，并轮流试验这些食物。在詹姆斯等人（James et al. 2000）合著的*Prescription for Nutritional Healing*一书中可以找到关于"过敏"的说明。"轮换消除饮食法"需要严格控制饮食并仔细记录一个月的饮食日记，因此大多数人都不愿意这样做。

作为替代，该书提供了一种"快速测试"的方法。静坐和放松几分钟后，记录一分钟的脉搏，然后吃待测试食物。保持静止15~20分钟，然后再测量脉搏。如果每分钟脉搏频率增加超过10次，就把这种食物从饮食清单中剔除一个月，然后重新测试。

让专业的卫生保健人员进行环境过敏原的鉴定测试。

激素失衡

女性比男性更容易形成扳机点，尤其是更年期妇女。青春期的青少年似乎也有形成扳机点的倾向。这些观察结果使我相信，生命周期荷尔蒙的变化和扳机点的潜在原因之间存在着某种联系。显而易见，人不能阻止自身荷尔蒙的变化，但要确保自己尽可能健康，解决所有其他持续因素可以使生命周期的变化尽可能顺利，并减少由扳机点所造成的痛苦。

器官功能障碍和疾病

器官功能障碍和疾病，如甲状腺功能减退、代谢减退、低血糖和痛风，都是形成和延续扳机点的原因，是更难控制或消除的持续因素。

甲状腺

甲状腺不足（也被称为低代谢或亚临床甲状腺功能减退症）和甲状腺功能减退都会形成和延续扳机点。我也注意到，即使病人服用了甲状腺补充剂，他们仍然容易出现扳机点。

一些研究报告指出，甲状腺不足的患病率在女性中高达17%，男性为7%。甲状腺功能低下的人可能出现晨僵、肩带疼痛和无力的症状。甲状腺不足和甲状腺功能减退都可能导致感冒（有时甚至是发热）、手脚冰冷、肌肉疼痛（特别是在寒冷、多雨的天气）、便秘、月经问题、体重增加、皮肤干燥、疲劳和嗜睡、肌肉摸起来会很硬。有时，代谢减退的人可能出现消瘦、神经紧张和过度活跃的症状，医生可能考虑不到其存在甲状腺不足的问题。

吸烟会损害甲状腺激素的作用，使相关症状恶化。一些药物也会影响甲状腺激素水平。

解决方案

测试甲状腺功能

一个简单的检查甲状腺功能的家庭测试方法是，起床之前/醒来后10分钟，在腋窝处放一个体温计。男性和绝经后的妇女正常腋下温度是98华氏度（约36.7摄氏度）。绝经前妇女排卵前腋下温度为97.5华氏度（约36.4摄氏度），排卵后腋下温度为98.5华氏度（约36.9摄氏度）。如果体温低于这个数值，需要咨询医生。通常医生最初会检测促甲状腺激素（Throid Stimulating Hormone, TSH）的水平，如果只是代谢减弱而不是甲状腺功能减退症，检测结果可能是正常的。使用放射免疫测定T_3和T_4水平，并提供甲状腺功能的更完整的图片，有助于获得准确结果。

尝试补充维生素B_1

甲状腺功能低下的人体内维生素B_1（硫胺素）含量可能较低。

调整钾的摄入量

甲状腺功能减退患者体内钾含量低，甲状腺功能亢进患者体内钾含量高，所以可能还需要调整钾的摄入量。

低血糖

低血糖是指血液中葡萄糖含量异常低，通常与糖尿病有关，但有几种致因。延迟进食引起的低血糖反应，称为空腹低血糖，通常表明肝脏、肾上腺或垂体有问题。错过或推迟一餐不会导致健康个体出现低血糖。餐后低血糖（也称为反应性低血糖）通常发生在富含碳水化合物的餐后2~3小时，最有可能发生在压力很大的时候。如果可能，需要识别和处理相关原因。

如果被诊断患有低血糖，你可能已经知道其原因以及它是否是餐后或空腹低血糖了。就本书的关注点来说，重要的是要知道这两种类型的低血糖都会导致和延续扳机点，并使扳机点更难处理。两者的症状都是出汗、颤抖、心跳加速、焦虑。由低血糖反应激活的胸锁乳突肌扳机点，可能导致头晕和头痛。如果任其发展，可能会进一步地导致其他症状，包括视觉障碍、烦躁不安、语言和思维障碍。

解决方案

少吃多餐

低血糖症状可以通过少吃多餐、少摄入碳水化合物、多摄入蛋白质和一些脂肪来缓解。即使没有低血糖，如果夜间醒来时感觉头痛、身体疼痛或睡眠困难，那么睡前吃点零食或喝点果汁通常会有帮助。低血糖是头痛的常见诱因，血糖降低，头痛会更严重，所以少吃多餐可能会有帮助。

规避事宜

避免所有的咖啡因、酒精和烟草，甚至二手烟。

痛风

痛风是一种以血液中尿酸含量高为特征的疾病。它可能是由饮食、遗传或尿酸排泄不足（尿酸盐）等因素引起的。尿酸钠（Monosodium Urate, MSU）晶体形成和沉积在关节、肌腱与周围组织，引发炎症反应进而引起肿胀和剧烈的疼痛。踇趾底部的关节最容易出现痛风。痛风常伴有肥胖、糖尿病、高血压、胰岛素抵抗或血脂异常。

痛风会加重扳机点，使其治疗更加困难。虽然特拉维尔和西蒙斯没有在他们的书中推测为什么痛风是一个扳机点的持续因素，但除了由中枢敏感化引起的持续循环疼痛，其他扳机点基本是高酸成分的延续。参见本书对组织的酸度、生化和疼痛的讨论内容。

解决方案

治疗痛风

　　按照医生的指导控制痛风。服用维生素C，避免食用酒精、糖、果糖、肉类和海鲜。如果遵循这些建议，扳机点的后续治疗将更有效。

第2部分

扳机点按压和拉伸技术

　　本书第2部分采用彩色编码的方式对肌肉部位进行了划分，涵盖了大部分会产生牵涉性痛的主要区域，但请注意，在许多情况下，牵涉性痛跨越了身体的几个部位。使用时需要参考第6章扳机点位置指南，以确保已经考虑到了扳机点位置的所有可能性。这些部分如下所示。

- 头颈部疼痛（第53页）
- 躯干疼痛（第97页）
- 肩部、上臂和肘部疼痛（第167页）
- 前臂、手腕和手的疼痛（第215页）
- 腿、膝盖和足部的疼痛（第243页）

　　每一章的开头部分都是主要影响身体该部位的常见疼痛情况，如偏头痛或网球肘（除臀部和骨盆区域疼痛之外）。如果觉得自己正经历该区域的疼痛，请你至少简要阅读整章，同时不要忘记查阅第6章中提到的扳机点位置指南。

　　请注意，在一个特定的肌肉或肌肉组后面的括号中的数字表示的是相关的章，在那里可以获得更多信息。

第5章 扳机点的定位和处理：一般准则

除了解决导致扳机点激活的持续因素外（第1部分），扳机点的自助疗法还包括施加压力、拉伸和全面地照顾好自己的肌肉。本章介绍了第2部分各章每一块肌肉的具体治疗方法的一般准则。

当为每一块肌肉进行治疗时，翻到这一章回顾一下一般准则，以确保能够正确地实施自助技巧。如果你正在看医生，让他们检查自己的技术是否正确，若做得不对会增加你的疼痛。如果症状越来越严重，则停止实施自助技巧，重新阅读本章，并向医生请教。

何处开始

第6章的内容为扳机点位置指南，这些将有助于弄清楚第2部分中的哪些肌肉可能含有扳机点并可能会导致疼痛症状。首先找出每一个有疼痛或其他症状的区域，然后参考所列出的章节。

在每一个有关肌肉的章节，有图片显示每个扳机点最常见的疼痛区域。深红色的区域表示几乎始终存在转移的主要区域；较浅的红色区域显示有可能存在转移的次要区域，这个区域可能会出现转移也有可能不会。请记住，本书中的转移模式只是最常见的转移模式，有些转移模式可能不大相同，甚至完全不同，也可能存在由多块肌肉的扳机点引起的叠加转移模式。这些区域可能比由个别肌肉导致的转移模式更为广泛，疼痛也可能更剧烈。因此，随着时间的推移，一定要在所有疼痛部位的多块肌肉中寻找扳机点。

每一个有关肌肉的章节包含一块肌肉或几块不同肌肉的解剖图，蓝色圆点用于显示一些最常见区域的扳机点。因为可能有额外的扳机点，或者它们可能处于不同的部位，所以要对整个肌肉进行查找。记住，一些肌肉中黑色的点可能只是一个扳机点的位置和其相关的转移模式的一个例子，但它们可能在任何层次发生，如胸腰椎椎旁肌扳机点。

可能导致或延续扳机点的常见症状和因素都列在每个肌肉章节中。同样，这些只是最常见的，也可能会存在不同的症状，其原因和持续因素也可能不同。如果认为自己的肌肉可能存在扳机点，但却没有看到任何适用于该扳机点的持续因素，试着回想一下生活中是否有与清单上列出的某些内容类似的情况，这可能是导致肌肉同一类型压力的原因。

一旦确定哪几块肌肉最符合自己的疼痛的转移模式和症状，就可以开始做自助按压和拉伸，并消除相应的持续因素。在接下来的几周里，在其他肌肉中寻找扳机点，并根据需要将其添加到治疗方案中。当开始感觉好一些的时候，就会在脑海中形成一个较为清晰的画面，认识到哪些是造成痛苦的扳机点以及哪些持续因素激活了扳机点。

需要考虑的其他事项

虽然向扳机点施加压力时，通常会再现牵涉性痛或其他症状；然而，若不能通过施加压力来再现牵涉性痛或其他症状是无法排除有其他特定扳机点的参与的。试着去处理可能引起问题的扳机点，如果症状有所缓解，即使是暂时的，也证明其是扳机点问题的一部分。不要在同一时间解决所有可能的扳机点，因为这样就不会知道到底哪一个扳机点让疼痛得到真正缓解。

需要重点注意的是，一个主要的或关键的扳机点可以导致其他肌肉产生附带的或次要的扳机点。附带扳机点的形成主要有3个原因：它位于主扳机点的转移区域、该肌肉可以代替或者对抗含有主要扳机点的肌肉。使用自助疗法时，注意如果扳机点是所谓的"附带扳机点"，那么在主要扳机点被治疗之前此扳机点不会得到持久的缓解。这就是为什么诊断转移模式的工作很重要（见下面的"具体方法"）。

另外还需要注意到，中枢敏感化会导致转移模式偏离每个肌肉章节中最常见的模式。它也可能引起一个区域内几块肌肉的扳机点，并将疼痛引入同一区域，从而使扳机点位置的确定变得更加困难。这意味着，只考虑常见的转移模式，无法完全排除潜在的扳机点，因为其他因素可能会导致一个罕见的转移模式。早期疼痛越强烈，与之相关的情绪感受越强烈，疼痛持续时间越长，中枢敏感化的可能性就越大，越易导致罕见的转移模式。

在复杂的情况下，少部分人在病情好转之前会变得更糟。疼痛可能会转移，或者会感觉到疼痛的转移，这是因为最疼的区域已经得到改善，关注点已转移到下一个最疼的区域。只有在少数几种情况下我无法帮助病人：他们在接受了一个又一个专业人员的帮助后感到非常沮丧，即使他们已经好转，他们也只允许我在放弃之前治疗几次。如果在好转前症状变得更糟，人们可能会在治疗的初期就放弃了。所以，无论尝试什么治疗方法，我都建议即使病情开始恶化，也至少要进行5次治疗，然后再判定方法是否有效。给医生一些时间来了解你的身体状况，观察应该如何管理。当然，如果医生似乎不关心病人或没有在病人身上花时间，那么一定要找一个真正关心病人的医生。

应用自助疗法的一般准则

注意事项

■ 不适用于静脉曲张、伤口、感染、椎间盘突出/腰椎间盘突出、静脉炎或血栓性静脉炎的区域，或者是存在凝块或可能存在凝块的部位。如果怀孕了，不要在腿上施加压力。

■ 最重要的是——不要过度使用自助疗法！许多人认为，如果使用一些自助疗法感觉很棒，那么多使用一些效果会更好。但实际上，你会因为不遵循准则而使疼痛加剧。尽管在最初的几个星期疼痛可能会有很大的缓解，但应该期待的是疼痛逐渐有所改善。

具体方法

■ 如果针对特定的肌肉，可以使用一个网球、壁球、高尔夫球、狗的玩具球、棒球或者自己的肘部或手。用身体的重量向球加压。被按压的肌肉应该尽可能地被动。每次在背上用一个球，而不是两侧各一个。

■ 压力施加时间至少8秒，最多一分钟。不到8秒的压力可能会激活扳机点，超过一分钟则会使切断循环的时间太长，使之更糟。要确定自己以正确的速度计算时间。

■ 按压应该会有点不舒服，或会感到疼痛，但它不应该是痛苦到使身体紧张或需要屏住呼吸。如果太疼，用小一点的或软一些的球，或移动到较软的支撑面（如床或在下面垫上枕头或毯子）。如果一点也感觉不到疼痛，继续寻找扳机点，或者试着移到更硬的支撑面上。如果感觉太软，试着把球放在一个长袜子里并靠在墙上。如果不能"躺"在球上，我只建议靠在墙上，因为这样可以使用到你想要锻炼的肌肉。视不同区域的柔软情况，自助疗法可能需要使用不同支撑面的组合。随着时间的推移，肌肉灵敏度降低，可能需要改变球的尺寸或硬度，或需要移动到更硬的支撑面。

■ 搜索整个肌肉的扳机点，特别是最大的扳机点。使用指导图片确定治疗了整块肌肉，而不仅仅是最糟糕的部位。很多时候肌腱附着点也会损伤，因为紧绷的肌肉在拉扯它。但是如果不治疗肌肉的主体部分，它会一直拉扯肌腱的附着点。

■ 一定要对称性地对身体两侧的肌肉进行治疗和放松，但要在需要治疗的区域花更多的时间。除了新的单侧损伤外，即使另一侧的肌肉还未出现症状，它也总会对所施加的压力敏感。如果只放松一侧而不放松另一侧，可能会导致更多的问题。有时候，实际上正是对侧肌肉的问题引起了症状，所以两侧都需要按压。

■ 诊疗转移方向。例如，如果臀部肌肉的疼痛是从腰部的腰方肌扳机点转移而来的，应先治疗腰部，再治疗臀部。

■ 如果时间有限，那么要彻底地治疗一个区域，而不是匆匆忙忙地简略治疗许多区域。如果匆忙治疗，可能会加剧扳机点，而不是使其失活。

■ 扳机点治疗后要拉伸。如果只有时间做一项，那就跳过拉伸运动做球的按压。

■ 对大多数人来说，开始的时候应该每天对肌肉治疗一次，在治疗师提供治疗的当天不要进行自助治疗。如果因为治疗师的治疗或自助治疗而感到疼痛，休息一天。如果疼痛的时间超过一天或者症状开始恶化，很可能是施加的压力太大，或者按压的时间太久。如果是这种情况，回顾一下这些一般准则。如果治疗时感到疼痛，要告诉治疗师。这并不是说"如果有些东西很棒，那么就越多越好"，选择一个自己能够记住的便于做自助治疗的时间，如起床时、看电视时或者睡觉前，球就放在床边（但不要在球上睡着！）。几个星期后，只要没感到疼痛，就可以将自助治疗增加到每天两次。如果某个活动干扰了自助治疗的时间，请在活动前或活动后进行自助治疗。如果开始时感到疼痛或症状恶化，减少自助治疗的次数。只要扳机点是敏感的，即使激活症状消失了，也要继续治疗。因为扳机点仍然敏感，它们处于潜伏状态，并且很容易被重新激活。随着症状的消失，你很可能开始忘记治疗；然而，此时需要谨记的是，如果症状复发了该怎么办。

■ 如果出现问题或者症状恶化，再或者有一天以上的疼痛经历，停止自助疗法，向治疗师咨询相关问题。他们应该能够帮助你找出存在的问题。

■ 旅行时带着球，因为旅行过程中经常会增加扳机点。甚至可以在工作场所放一些球。

拉伸和锻炼的一般准则

理解拉伸运动和提高身体素质的锻炼之间的区别是非常重要的。拉伸意味着轻轻地拉长肌纤维，锻炼意味着加强肌肉。特拉维尔和西蒙斯发现，拉伸对治疗扳机点有益，但锻炼通常会加重扳机点。一旦扳机点不再活跃，就证明拉伸是有益的。确保物理治疗师熟悉扳机点，以拉伸运动开始扳机点的治疗。

在进行身体素质锻炼前，通常用两个星期进行扳机点自助治疗就足够了，但如果扳机点仍然是应激性的，则需要等到症状改善后才能进行身体素质锻炼。同时，学习本书中的拉伸技巧。如果不确定某一活动是拉伸运动还是一般性锻炼，可以咨询医生。由于物理治疗师会有针对性地开处方，在此就不过深地涉及训练指导方针了。

注意事项

■ 不要在拉伸时弹跳，在肌肉疲劳或寒冷时避免拉伸。

■ 不要仅仅因为它对别人起作用就进行某项锻炼。特拉维尔和西蒙斯说，"体育锻炼应该被作为一个处方，就像一个规定的药物治疗，一种药物应该有适当的种类、剂量和使用时间"。通常你的朋友会推荐一项适合他们自己的运动，但你与他们不同，有不同的症状，不应该贸然做他们推荐的练习，不应该使用他们的处方。一定要告诉自己的治疗师你正在参加的所有活动和运动，因为其中某个活动或运动可能导致扳机点被激活。

■ 不要坚持某种可能会加重相关症状的锻炼或拉伸。向治疗师咨询一下，看看它为什么困扰你，并找出继续下去的方法。

具体方法

■ 慢慢拉伸，只需轻轻拉伸一下——不要用力。如果被拉伸的肌肉太硬或拉伸得太快，可能会加剧扳机点。

■ 每个拉伸动作保持30~60秒。虽然超过30秒后不会有什么益处，但是更长一点时间的拉伸也不会有什么伤害。可以在放松和呼吸后重复拉伸动作。

■ 对于任何类型的重复运动，在每一个循环周期之间加入呼吸和休息。

■ 如果因运动或拉伸造成的疼痛持续不止一天，减少重复次数，在疼痛消失后再试一次。如果在运动或拉伸后两天仍感到疼痛，则需要改变运动或拉伸的内容。

肌肉保护的一般准则

这里给出的是保护肌肉的一般性建议，每个有关肌肉的章节都有具体的建议。

注意事项

- 不要把最大负荷放在肌肉上——这样很容易使肌肉劳损。
- 不要举起太重的东西——请求帮助。
- 不要让肌肉保持持续收缩的状态，也不要让肌肉保持紧张或持续使用的状态。为了增加血液流动，给肌肉带来氧气和营养物质，肌肉需要交替收缩和放松。
- 不要在一个位置上坐得太久。
- 不要让肌肉暴露于寒冷的空气中。

具体方法

- 治疗后，轻柔正常地使用肌肉，使它全范围运动。刚开始时，避免剧烈活动，直到扳机点不再那么容易恶化。
- 改变活动内容，这样就不会做一件事太久，在活动中间穿插休息和暂停。
- 举起重物时膝盖弯曲、背部挺直、重物贴近胸部。
- 注意你的紧张区域，并练习放松这些区域。
- 游泳是一项很好的运动，骑自行车比跑步更容易，但在这两种情况下，要注意避免拉紧斜方肌和颈部肌肉。俯卧式、固定式或其他能让躯干坐直的自行车骑行都是可取的。
- 当开始一个锻炼计划时，先以最低标准估计一下自己能做什么。逐步增加持续时间、频率和难度，这样你不会感到疼痛，也不会激活扳机点。
- 体育活动前要充分热身。

　　如果有专业医生进行治疗，他们应该能够根据优先级决定需要做哪些事情。如果医生一次安排的事情太多，一定要告诉他们自己已经不堪重负，需要设定优先级。对医生来说，给一个病人安排太多的任务，实在是太容易了，尤其是在他们刚从学校毕业、满脑子都是有用的想法和建议的时候。

　　一定要经常翻回这一章，回顾这些准则，以确保自己在正确地治疗肌肉，特别是如果某些方法对自己不起作用或者扳机点加剧而不是失活的时候。你可能忘记遵循这些准则了。

打破疼痛循环：其他疗法

　　有些部位开始疼了，所以你紧张起来。然后它会更痛，肌肉会更加收紧，使疼痛循环持续和升级。任何有助于治疗扳机点和消除持续因素的干预都可以打破这个循环：扳机点自我治疗、拉伸、热敷或冰敷、按摩脊椎或整骨疗法、超声波、生物反馈、咨询甚至止痛药。

　　人们常常惊讶于我有时会支持使用止痛药。尽早打破疼痛循环有助于防止症状恶化或新的扳机点的形成。如果疼痛非常严重，止痛药有助于你忍受最初的治疗阶段。但是请注意，仅仅是因为服用止痛药而使得疼痛程度降低了，并不意味着扳机点消失了。你仍然需要尽快自己治疗扳机点或让医生治疗。虽然止痛药可以消除疼痛，除非你打算把它作为一个长期的解决方案，否则你需要应对问题的根源。

肌肉松弛剂对扳机点疼痛的人的作用有限，因为肌肉痉挛不是疼痛的原因。此外，这些药物会首先释放肌肉收缩的张力，以补偿或保护由扳机点造成的能力弱化的肌肉。移除这种保护性的夹板会增加包含扳机点的肌肉的负荷，并导致额外的疼痛。

准备，开始，去做

本书所讲授的技巧是处理扳机点的一种方法，它适用于那些容易获得的自助策略。你可能会发现一种技巧或不同技巧的结合对自己最有效。不管采取哪种处理方法，你仍然需要处理第2章至第4章中的持续因素，以便症状获得持久的缓解。

一定要设定可实现的目标。除非有理由需要几块肌肉一起治疗，否则一次只关注个别肌肉。设定不切实际的目标会使你气馁并导致你最终放弃。最好挑几件事把它们做好，而不是仓促地试用太多的自助技巧或建议，却导致哪一项都没有做好。你可能无法对5种不同的肌肉进行按压和拉伸，但可以采用矫正法并更换不合适的鞋子、改变饮食习惯，并从第一周开始每天都走路。自我调整，让治疗成为一个令人愉快的过程，并随着时间的推移而努力消除持续因素。

第6章 扳机点位置指南

任何肌肉都可能产生扳机点，可能引起牵涉性痛和其他症状。记住，人体内有几百块肌肉，但某些肌肉可能只存在于某些人身上。肌纤维和肌腱的排列也存在个体差异，所以扳机点的位置可能会因人而异。

要确定哪些肌肉需要首先进行治疗，请查看扳机点位置指南，并参考每个章节列出的内容。检查每一章的转移模式图片，试着找出那些最接近你的疼痛模式的扳机点，并阅读每一块肌肉的症状列表。参阅第5章，获得关于从何处开始以及应用按压、拉伸和一般性肌肉护理的一般准则。

空白人体图

复制第47页的空白人体图，并用彩色记号笔在其中一张上画出自己的症状模式。然后把自己的模式和第8到第72章的疼痛模式进行比较。在每个疼痛区域的旁边，记下疼痛强度（从1到10），以及在那个区域感觉到疼痛的百分比，如6.5/80%。

我建议每周填写几次身体图，并标记好时间，这样记录就可以有一定的顺序。这种按时间顺序的记录在以下多个方面都会派上用场。

- 让你更容易识别哪种模式与你的疼痛模式更相符。
- 通过与症状相匹配的水平和频率的波动，帮你识别导致和延续症状的因素。
- 帮助你跟踪自己的进度（或缺乏进度），并提供所有受伤的历史记录。

随着病情的改善，你可能会忘记自己最初的症状有多严重，可能会认为自己没有好转。即使偶尔遇到挫折，也应该看到自己正在进步。然而，有一点需要注意，并不是每个人都能准确地绘制疼痛部位图，部分原因是对解剖学不熟悉，考虑到这种可能性，可以检查与疼痛区域相邻的肌肉的转移模式，以防绘图不准确。

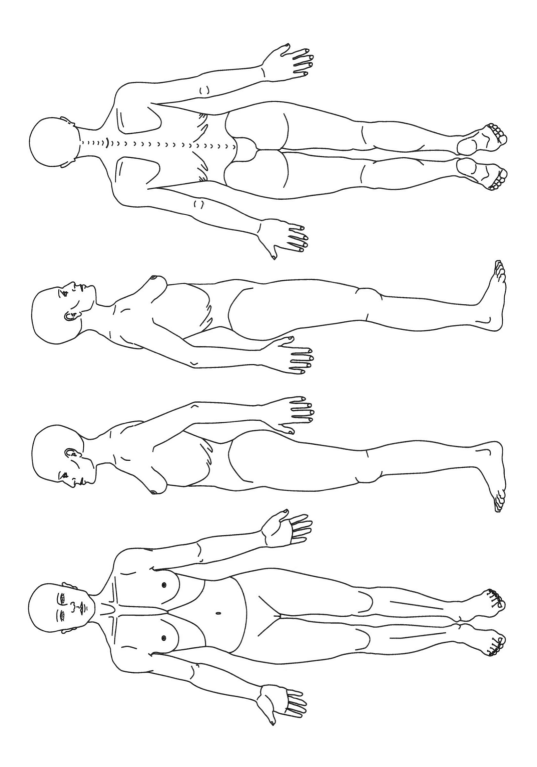

头颈部疼痛

肌肉名称后面是章序号

1. 胸锁乳突肌（10）
　　头夹肌（9）

2. 斜方肌（8）
　　胸锁乳突肌（10）
　　颈后肌（9）
　　枕肌（12）
　　二腹肌（16）
　　颞肌（11）

3. 斜方肌（8）
　　胸锁乳突肌（10）
　　颞肌（11）
　　颈后肌（9）

4. 胸锁乳突肌（10）
　　头半棘肌（9）
　　面部和头皮组织（12）

5. 胸锁乳突肌（10）
　　颞肌（11）
　　颈后肌（9）
　　咬肌（13）
　　面部和头皮组织（12）
　　斜方肌（8）

6. 翼外肌（15）
　　咬肌（13）
　　胸锁乳突肌（10）
　　翼内侧（14）

7. 胸锁乳突肌（10）
　　咬肌（13）
　　翼外肌（15）
　　斜方肌（8）
　　二腹肌（16）
　　翼内肌（14）
　　面部和头皮组织（12）

8. 颞肌（11）
　　咬肌（13）
　　二腹肌（16）

9. 斜方肌（8）
　　颈多裂肌（9）
　　颈夹肌（9）
　　肩胛提肌（19）
　　冈下肌（35）

10. 胸锁乳突肌（10）
　　二腹肌（16）
　　翼内肌（14）

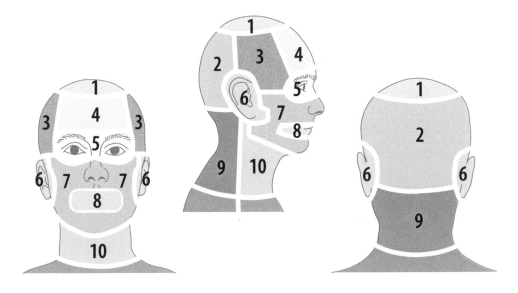

上部躯干和上臂疼痛

肌肉名称后面是章序号

11. 斜角肌（42）
　　肩胛提肌（19）
　　冈上肌（34）
　　斜方肌（8）
　　多裂肌（18）
　　菱形肌（20）
　　颈夹肌（9）
　　肱三头肌（41）
　　肱二头肌（46）

12. 斜角肌（42）
　　背阔肌（38）
　　肩胛提肌（19）
　　胸腰椎椎旁肌（18）
　　菱形肌（20）
　　上后锯肌（36）
　　冈下肌（35）
　　斜方肌（8）
　　前锯肌（26）
　　胸大肌（23）

13. 胸腰椎椎旁肌（18）
　　下后锯肌（21）
　　腹直肌（25）
　　肋间肌/膈肌（27）
　　背阔肌（38）
　　髂腰肌（22）

14. 前锯肌（26）
　　肋间肌和膈肌（27）
　　背阔肌（38）

15. 三角肌（44）
　　肩胛提肌（19）
　　斜角肌（42）
　　冈上肌（34）
　　大圆肌（40）
　　小圆肌（39）
　　肩胛下肌（37）
　　上后锯肌（36）
　　背阔肌（38）
　　肱三头肌（41）
　　斜方肌（8）
　　胸髂肋肌（18）

16. 斜角肌（42）
　　肱三头肌（41）
　　三角肌（44）
　　肩胛下肌（37）
　　冈上肌（34）
　　大圆肌（40）
　　小圆肌（39）
　　背阔肌（38）
　　上后锯肌（36）
　　喙肱肌（45）

17. 冈下肌（35）
　　三角肌（44）
　　斜角肌（42）
　　冈上肌（34）
　　胸大肌和锁骨下肌（23）
　　胸小肌（43）
　　肱二头肌（46）
　　喙肱肌（45）
　　胸骨肌（24）
　　背阔肌（38）

18. 斜角肌（42）
　　冈下肌（35）
　　肱二头肌（46）
　　肱肌（52）
　　肱三头肌（41）
　　冈上肌（34）
　　三角肌（44）
　　胸骨肌（24）
　　锁骨下肌（23）

19. 胸大肌和锁骨下肌（23）
　　胸小肌（43）
　　斜角肌（42）
　　胸锁乳突肌（10）
　　胸骨肌（24）
　　肋间肌和膈肌（27）
　　颈髂肋肌（18）
　　腹外斜肌（25）

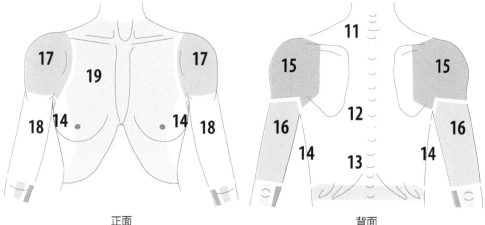

正面　　　　　　　　　　背面

躯干下部和大腿下部疼痛

肌肉名称后面是章序号

20. 胸腰椎椎旁肌（18）
  髂腰肌（22）
  腹直肌（25）
  臀中肌（31）
  髂腰韧带（28）
21. 盆底肌（32）
  臀中肌（31）
  腰方肌（28）
  臀大肌（30）
  多裂肌（18）
  腹直肌（25）
  比目鱼肌（59）
22. 臀中肌（31）
  腰方肌（28）
  臀大肌（30）
  椎旁肌（18）
  半腱肌和半膜肌（56）
  髂腰韧带（28）
  梨状肌（29）
  臀小肌（62）
  腹直肌（25）
  比目鱼肌（59）
  盆底肌（32）

23. 臀小肌（62）
  腘绳肌（56）
  梨状肌（29）
  闭孔内肌（29）
24. 臀小肌（62）
  股四头肌（65）
  梨状肌（29）
  腰方肌（28）
  阔筋膜张肌（63）
  臀大肌（30）
25. 耻骨肌（68）
  股内侧肌（65）
  髋关节内收肌（67）
  缝匠肌（66）

26. 腹肌（25）
  胸腰椎椎旁肌（18）
  腰方肌（28）
27. 腹肌（25）
  胸腰椎椎旁肌（18）
  腰方肌（28）
28. 盆底肌（32）
  大收肌（67）
  梨状肌（29）
  腹肌（25）
29. 髋关节内收肌（67）
  髂腰肌（22）
  股四头肌（65）
  耻骨肌（68）
  缝匠肌（66）
  腰方肌（28）
  阔筋膜张肌（63）

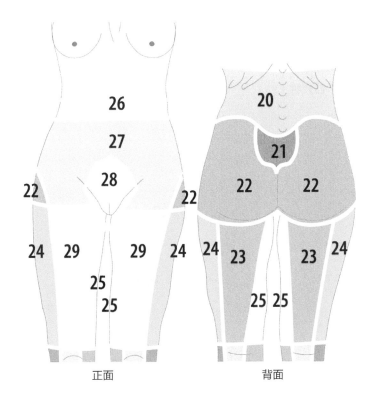

正面　　　　　　背面

肘部、前臂和手部疼痛

肌肉名称后面是章序号，下文同

30. 肱三头肌（41）
上后锯肌（36）

31. 旋后肌（49）
腕伸肌和指伸肌（48）
肱三头肌/肘肌（41）
冈上肌（34）

32. 肱三头肌（41）
胸大肌（23）
胸小肌（43）
前锯肌（26）
上后锯肌（36）

33. 肱三头肌（41）
大圆肌（40）
腕伸肌和指伸肌（48）
喙肱肌（45）
斜角肌（42）
斜方肌（8）

34. 冈下肌（35）
斜角肌（42）
肱桡肌（48）
冈上肌（34）
锁骨下肌（23）

35. 背阔肌（38）
胸大肌（23）
胸小肌（43）
上后锯肌（36）

36. 腕伸肌和指伸肌（48）
肩胛下肌（37）
喙肱肌（45）
斜角肌（42）
背阔肌（38）
上后锯肌（36）
第一骨间背侧肌（54）
斜方肌（8）

37. 旋后肌（49）
斜角肌（42）
肱肌（52）
腕伸肌和指伸肌（48）
拇收肌和拇指对掌肌（53）
锁骨下肌（23）
第一骨间背侧肌（54）
拇长屈肌（51）

38. 腕伸肌和指伸指（48）
手骨间肌（54）
斜角肌（42）
胸大肌（23）
胸小肌（43）
背阔肌（38）
锁骨下肌（23）

39. 肱肌（52）
肱二头肌（46）

40. 掌长肌（50）
旋前圆肌（51）
前锯肌（26）
肱三头肌（41）

41. 腕屈肌和指屈肌（51）
拇指对掌肌（53）
胸大肌（23）
胸小肌（43）
背阔肌（38）
掌长肌（50）
前锯肌（26）

42. 指浅屈肌和指深屈肌（51）
手骨间肌（54）
背阔肌（38）
前锯肌（26）
锁骨下肌（23）

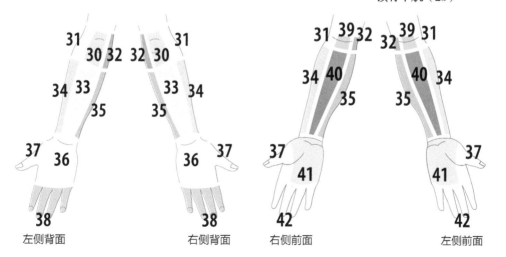

左侧背面　　　右侧背面　　　右侧前面　　　左侧前面

膝盖、小腿、脚踝和足部疼痛

肌肉名称后面是章序号

43. 股四头肌（65）
　　长收肌和短收肌（67）

44. 股外侧肌（65）

45. 腓肠肌（58）
　　腘绳肌（56）
　　腘肌（57）
　　比目鱼肌（59）

46. 股四头肌（65）
　　髋关节内收肌（67）
　　缝匠肌（66）

47. 胫骨前肌（69）
　　长收肌和短收肌（67）

48. 腓肠肌（58）
　　臀小肌（62）
　　腓骨长肌和腓骨短肌（64）
　　股外侧肌（65）

49. 比目鱼肌（59）
　　腓肠肌（58）
　　臀小肌（62）
　　半膜肌和半腱肌（56）
　　趾长屈肌（61）
　　胫骨前肌（60）

50. 胫骨后肌（69）
　　第三腓骨肌（64）
　　趾长伸肌（70）

51. 第三腓骨肌（64）

52. 比目鱼肌（59）
　　胫骨后肌（60）

53. 蹋展肌（71）
　　趾长屈肌（61）

54. 趾短伸肌、蹋短伸肌（71）
　　趾长伸肌（70）
　　足部深层肌肉（72）
　　胫骨前肌（69）

55. 胫骨前肌（69）
　　蹋长伸肌（70）
　　蹋短屈肌（72）

56. 足骨间肌（72）
　　趾长伸肌（70）

57. 比目鱼肌（59）
　　跖方肌（72）
　　蹋展肌（71）
　　胫骨后肌（60）

58. 腓肠肌（58）
　　趾长屈肌（61）
　　足部深层肌肉（72）
　　比目鱼肌（59）
　　蹋展肌（71）
　　胫骨后肌（60）

59. 足部深层肌肉（72）
　　足部浅层肌肉（71）
　　趾长屈肌（61）
　　胫骨后肌（60）

60. 蹋长屈肌（61）
　　蹋短屈肌（72）
　　胫骨后肌（60）

61. 趾长屈肌（61）
　　胫骨后肌（60）

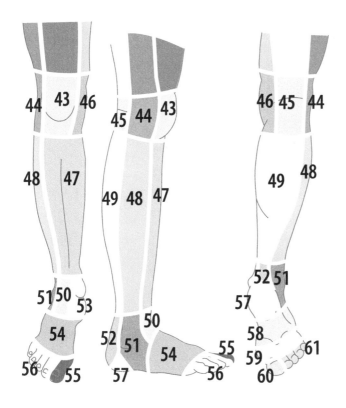

第7章 头颈部疼痛

有几个一般性的自助技巧，可以帮助治疗头部和颈部的扳机点。训练自己正确地保持头部位置和正确地进行呼吸，这对颈部和躯干的几块肌肉很有益处。也有一些技巧可以帮助解决颞下颌关节功能紊乱、头痛和偏头痛，包括检查头部和颈部的所有肌肉确定扳机点。

呼吸不正常与扳机点

学习正确的呼吸法对于解决一些肌肉的扳机点是非常重要的，包括颈后肌（9）、胸锁乳突肌（10）、胸腰椎椎旁肌（18）、下后锯肌（21）、腹肌（25）、前锯肌（26）、肋间肌和膈肌（27）以及胸小肌（43）。

解决方案

把一只手放在胸部，另一只手放在肚子上。吸气时，两只手都会上升。呼气时，两只手都会下降。如果注意到自己的呼吸只能到达胸部，则需要进行训练，以确保呼吸能够到达腹部。

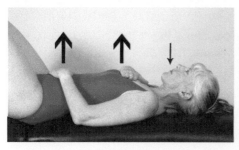
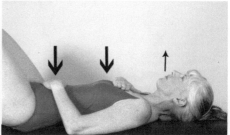

头部前倾的姿势和扳机点

头部前倾的姿势会导致和延续扳机点。让别人看看自己的侧面轮廓，看看自己的头部是否比躯干向前。头部前倾得越远，就越有可能产生更多的扳机点。坐在车里、办公桌前或计算机前、吃饭或看电视时，头部前倾的姿势可能会更明显。

解决方案

使用腰部支撑和矫形器

一般的日常活动，如坐在车里或看电视，都会引起和加重头部向前倾的姿势。坐着时使用合适的腰部支撑有助于纠正不良的坐姿，而矫形器的使用有助于改善站姿。见第2章的"工效学"和"人体力学"。

自我训练

姿势锻炼有助于矫正头部前倾的姿势。要学会正确的姿势以纠正头部前倾的姿势。可以双脚分开大约10厘米，双臂放在身体两侧，拇指指向前方。收紧臀部以稳定下背部，然后吸气，将拇指向后旋转，带动手臂和肩膀向外向后伸展，然后使后背把肩胛骨挤在一起。保持这个姿势，同时放下肩膀，呼气。头部向后移动，使耳朵正对着肩膀，保持这个姿势大约6秒钟，同时保持呼吸正常。

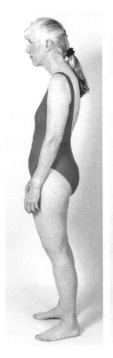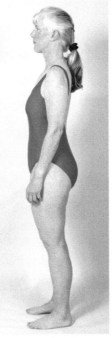

移动头部时，不要上下移动鼻子，也不要张嘴。放松，但要注意，一旦放松了，也要试着保持良好的姿势。如果保持这种姿势感觉不舒服或感觉"僵硬"，试着把重心从脚跟转移到脚掌上，这会导致头部向后移动到肩膀上方。这个练习应该在白天经常重复，至少每一到两个小时做一次，以便让头重回到正确的姿势。每天做一组6次的重复比连续做6次效果更好。

颞下颌关节功能紊乱与扳机点

颞下颌关节（Temporomandibular joint，TMJ）功能紊乱可能是由关节本身的问题引起的，这些问题包括对齐问题、炎症和口腔周围肌肉的扳机点未得到治疗。扳机点最终会导致关节的变化或咬合不正，这意味着上颌和下颌的牙齿不能很好地结合在一起。

下颌不受限的人可以在上下门牙之间垂直地移动至少两个关节。如果做不到这一点，就没有达到正常的运动范围。如果张开嘴时，你的下巴偏向一边，它偏向的那一侧极有可能存在一个扳机点。如果在关节和耳朵内侧用力按压时感到非常疼痛，关节本身可能是发炎的。移位的颌盘可能会产生压力，为了减轻压力而向下咬合，从而使问题的严重性增加。

扳机点可能是由咬紧牙齿或磨牙、把舌头压在牙齿或口腔顶部、头部和颈部的异常姿势或者脸部的直接损伤造成的。如果你移动下巴时出现刺耳的声音，你可能有椎间盘劳损、骨刺或关节炎。这可能是由于长期扳机点没有得到缓解，所以在造成永久性损伤之前使扳机点失活是非常重要的。潜在的扳机点可能导致疼痛以外的症状，所以即使没有经历过扳机点引发的疼痛，治疗潜在的扳机点也是很明智的。

解决方案

卷舌

卷舌有助于放松口腔肌肉。首先，进行3次深呼吸，并在整个练习过程中持续用鼻子深呼吸。保持嘴唇紧闭，把舌头放在牙齿外面嘴唇里面，卷成大圆圈。让舌头朝各个方向滚动10次。如果起初做不到这一点，在舒适的前提下尽可能多做。

补充物

钙、镁和叶酸缺乏可导致磨牙，称为磨牙症。更多信息见第3章。

看牙医做评估

在牙科手术过程中，如补牙的时候，一定要使用咬块。

由于牙齿的变化可能是扳机点的原因或结果，所以在进行任何永久性的牙齿矫正之前，首先确定并解除扳机点是明智的。因为对肌肉进行治疗可以改变牙齿的咬合状态，至少应完成4个星期的自助治疗，然后再使用合适的牙科器具。治疗所有颈部和头部的扳机点，包括按压胸锁乳突肌（第8章至第16章）。之后你很可能就不再需要为咬合防护罩或咬合夹板花钱了，因为咬合状况已经得到改善，甚至已经调整好了。

有时，你可能需要配备一个改善牙齿状况的夜间护具或咬合夹板以改变咬合平面。而且护牙器和夹板不会阻碍牙齿咬合，它们有助于保护牙齿和减轻肌肉疲劳。药店柜台售卖的软塑料咬合板太软，不利于改善颞下颌关节功能紊乱。需要让牙医帮助你安装一个坚硬的丙烯酸咬合防护罩。如果你的牙齿咬合面存在缝隙，牙医可能会建议你使用咬合夹板。牙医可能对每种特殊情况都有其相应的解决方案。只有在上述方案都不起作用的情况下，才可能需要牙医动手术调整咬合状况，因为这一方案是不可逆转的，所以不到万不得已不推荐使用。一定要选择一个有治疗扳机点和颞下颌关节功能紊乱丰富经验的牙医，并且要花时间确定矫正装置是否合适。矫正装置安装不当会使扳机点更糟，并可能导致额外的颌关节问题。如果情况严重则需要咨询颞下颌关节评估专家。

关于扳机点和颞下颌关节功能紊乱的更多信息，见 *Trigger Point Therapy for Headaches & Migraines: Your Self-Treatment Workbook for Pain Relief*（Delaune，2008）。

头痛、偏头痛和扳机点

头痛是指头部或颈部的一个或多个区域的疼痛。不同区域的疼痛频率和程度都有很大差别。大约90%的头痛属于以下3类：紧张性头痛、偏头痛和丛集性头痛。

头痛患者的姿势异常（如前倾姿态）和颈部后侧扳机点，尤其是枕下肌（9）的发生率大约是正常人的两倍。活跃的扳机点数量越多，头痛越是频繁和严重。

即使偏头痛患者只有单侧头痛，其姿势异常的发生率和扳机点的数量、位置也与紧张性头痛患者一样。单侧头痛时，更多的活跃扳机点位于头痛位置的同一侧。同时患有偏头痛和紧张性头痛的人更可能比那些只有一种头痛的人有着更多活跃的扳机点，这意味着在大多数头痛案例中，由扳机点引起部分或全部问题的可能性很高。

解决方案

扳机点自助疗法

如果患有头痛，它们可能是由颈部和咀嚼肌的扳机点疼痛引起的，一定要检查本书中"头颈部疼痛"这部分列出的所有肌肉，以消除所有提及的疼痛的来源。扳机点在头痛时会变得非常脆弱，并且可能在头痛之前和之后那一刻更为脆弱。

扳机点、头痛和偏头痛的更多信息，见 *Trigger Point Therapy for Headaches & Migraines: Your Self-Treatment Workbook for Pain Relief*（DeLaune，2008）。

第2部分中的每一个关于肌肉的章节将包含这些情况的更多解决方案和影响身体这一部分的其他解决方案。

第8章 斜方肌

正如在肌肉拉伸部分中看到的，斜方肌是一个大的钻石形肌肉。它是最浅的表层肌肉，覆盖了颈部的后部和背部中上部的大部分区域，靠近颅底并连接到锁骨、肩胛骨以及第六颈椎（C6）到第十二胸椎（T12）。主要有3个部分的肌肉：上、中、下斜方肌。每个部分都有自己的附着肌肉、活动和常见的症状。

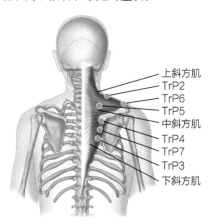
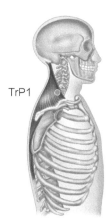

斜方肌的主要功能是运用不同的纤维将肩带和肩胛骨移动到不同的方向。这种肌肉通常含有扳机点（trigger point, TrP），这些扳机点引起的疼痛，比其他扳机点引起的疼痛让人们更加频繁地向医生寻求帮助。

常见的症状

上斜方肌

- 太阳穴头痛（TrP1）。
- 面部、太阳穴或下巴疼痛（TrP1）。
- 眼痛（TrP1）。
- 严重的颈部疼痛（TrP1和TrP2）。
- 头晕或眩晕（与胸锁乳突肌相连）（TrP1），落枕（TrP1和TrP2）、运动范围受限（TrP1和TrP2）和无法耐受肩上的重量（TrP1和TrP2）。

中斜方肌

- 腰背痛。

- 颅底头痛。
- 靠近脊椎的浅表灼痛（TrP5）。
- 靠近肩关节上方酸痛（TrP6）。

下斜方肌

- 中背部、颈部或肩部上方疼痛（TrP3）。
- TrP7可能引起由肩胛骨背部、向下到手臂的内侧，再传导入无名指和小指的转移，与上后锯肌的转移模式非常相似。
- 颅底头痛（TrP3）。
- 肩膀上方的深度疼痛和弥漫性压痛（TrP3）。

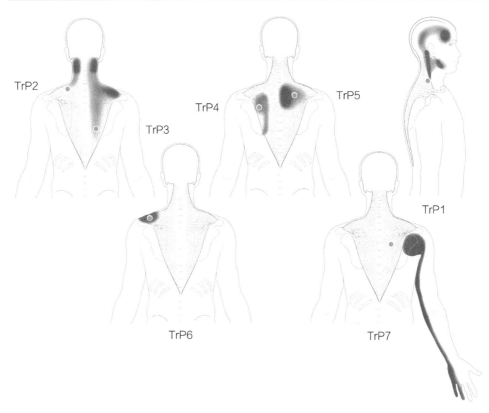

TrP2　TrP3　TrP4　TrP5

TrP6　TrP1　TrP7

扳机点的成因、延续及解决方案

■ 办公桌前不符合工效学的姿势，如椅子没有扶手或扶手太高，用于打字的键盘太高，把电话夹在耳朵和肩膀之间，或坐在没有稳固支撑的椅子上。需要长时间弯腰的职业或活动，如牙医、卫生员、建筑师、绘图员、秘书和计算机用户，或是拄着一根太长的拐杖走路。

解决方案
■ 调整或更换与自己身体不相配的家具和枕头。参见第2章"工效学"的详细信息。如果使用拐杖走路，确保拐杖不要太长，否则肩膀上容易出现扳机点。

■ 其他不良姿势，如紧绷肩膀、手臂无支撑地在大腿上做缝补事务、躺着或趴着睡觉时头转向一侧的时间太长、长期把头转向一边进行交谈、拉小提琴或头部前倾。

解决方案
■ 训练自己放松肩膀，经常注意紧张和放松的问题。交谈时，转身面向对方，而不是只把头朝他们的方向转动。把手放在口袋里，以减轻斜方肌的负担。参见第7章"自我训练"的内容。

■ 外部施加过分的压力给肌肉，如文胸的肩带太紧、钱包/手包/背包太重、外套太厚重。在一个肩膀上挂挎着背包或钱包——即使你认为挂在一个肩膀上的物品没有多重。

解决方案

■ 在厚重的外套中内置垫肩可以帮助减轻上斜方肌的负担。更多关于如何解决服装问题的信息见"服饰"部分。

■ 运动，如慢跑、骑自行车、皮划艇、举重、游泳时把头转向一侧呼吸，单侧运动的活动。

解决方案

■ 在扳机点失活之前，需要调整或停止这些活动。游泳是很好的有氧运动，但需要改变技术动作，不要过分使用斜方肌。相关详细信息，请参见"人体力学"部分。

■ 解剖结构问题，如一条腿比另一条腿短一点儿、一侧骨盆比另一侧小（左侧或右侧半骨盆）、过于丰满的乳房或上臂较短（这会导致你倾向使用一边的扶手）。

解决方案

■ 如果身体有不对称或上臂较短，找专家配备增高垫或补偿垫。

■ 疲劳。

解决方案

■ 参见"睡眠问题"部分，如果有慢性疲劳综合征，去看医生。

■ 损伤，如由车祸造成的颈部受伤、头部跌伤、突然转头或者胸部主要肌肉紧张。

解决方案

■ 使用本章结尾列出的有关扳机点的肌肉疗法进行治疗。

自助疗法

按压

胸腰椎椎旁肌、斜方肌按压

参见第18章的使用球按压大多数胸腰椎椎旁肌、中下部的斜方肌。

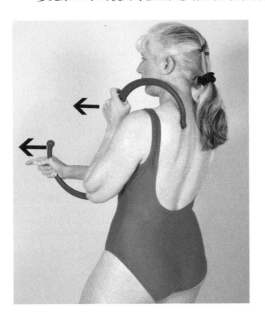

后背击打

如果处于工作中，不能躺在地板上，我推荐使用左图中的工具对斜方肌进行按压。注意双手向远离身体的方向拉该工具，如箭头所指的方向，而不是从前面向内压入躯干，借助杠杆作用按压后背部。

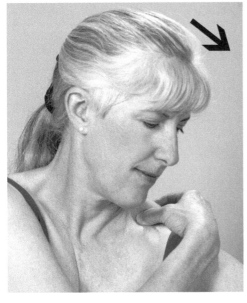

按压斜方肌

把一只手的手肘和前臂放在足够高的支撑面上，以支持手臂的重量。用另一只手从面前穿过并捏住斜方肌上部。一定要保持按压肌肉而不是用拇指直接戳锁骨上方凹陷的地方。可能需要稍微把头朝正在按压的一侧倾斜，以保持肌肉放松，使你能够捏紧它。

按压冈上肌

按压冈上肌（34）也将有助于治疗斜方肌上部的扳机点。

按压颈后部

用高尔夫球在颈后部上进行颈后肌（9）按压。

拉伸

斜方肌拉伸

这种拉伸对中、下斜方肌都有好处。开始的时候，手臂放在身体两侧，然后移动到图片中显示的位置。最后，双臂放在身体两侧，进行两次深呼吸。重复该动作3到5次。

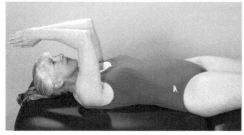 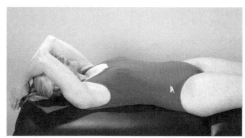

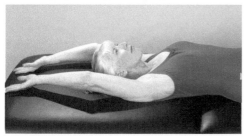 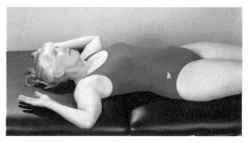

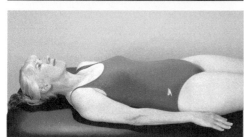

颈后部拉伸

见颈后肌（9），对颈背部进行自助拉伸。

胸肌拉伸

胸肌拉伸（17）有益于斜方肌。

同时检查

冈上肌（34）、胸锁乳突肌（10）、肩胛提肌（19）、冈下肌（35）、胸大肌（23）、胸小肌（43）、菱形肌（20）、颞肌（11，附带扳机点）、面部和头皮组织（12，枕肌，附带扳机点）、颈后肌（9，附带扳机点）、咬肌（13，附带扳机点）。

鉴别诊断

如果使用自助疗法无法缓解扳机点症状，可能需要到医生处就诊，以排除枕神经痛、颈源性头痛的情况。或者，让脊椎治疗师或骨科医师进行脊椎评估，看脊椎是否存在没有对齐的情况。

第9章　颈后肌

颈多裂肌、颈半棘肌、头半棘肌、头夹肌、颈夹肌、枕下肌、头最长肌

　　颈背部肌肉的纤维排列和附着是很复杂的，但通常附着在头骨的底部或靠近颈椎和上胸椎。它们的主要功能是转动头部，使头部从前向上、向后移动，起到移动和稳定头部的作用。

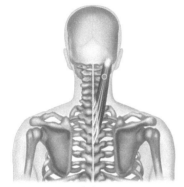

头夹肌

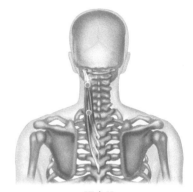

颈夹肌

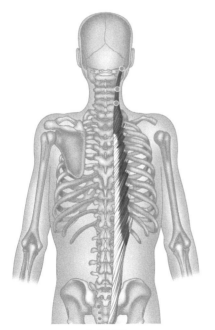

头最长肌

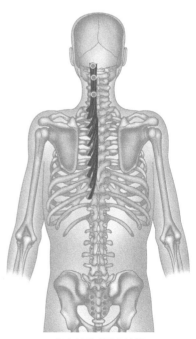

头半棘肌/颈半棘肌

　　这些肌肉的扳机点非常普遍，特别是在那些工作中要求长时间保持不舒适姿势的人身上更为常见。幸运的是，一些简单的符合工效学的矫形器具配合按压和拉伸技术能够对此类扳机点的状况加以改善。

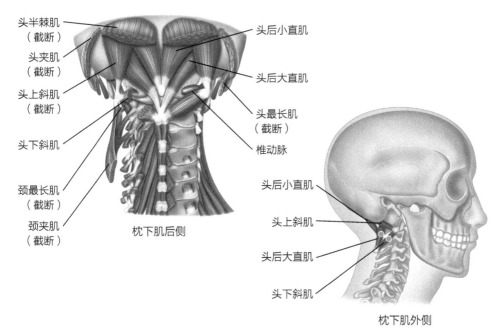

枕下肌后侧

枕下肌外侧

常见症状

头夹肌

■ 疼痛，出现在头的顶部，但稍微靠近扳机点的一侧。

颈夹肌

■ 头部各处出现弥漫性疼痛。

■ 疼痛，感觉像是集中在眼睛后面或是从头部到眼睛的后侧。

■ 疼痛，可能发生在头骨后部。

■ 疼痛，可能发生在颈部和肩部的交界处并在颈部的背侧。

■ 扳机点可能会导致颈部僵硬或运动范围受限，或扳机点同一侧的视觉模糊，但没有头晕症状。

颈多裂肌、颈半棘肌、头半棘肌

■ 头部和颈部背侧的疼痛和压痛。

■ 有痛感，各个方向的运动范围受限，头部前伸时疼痛加重。

■ 躺在枕头上时，压力导致疼痛。

■ 如果枕大神经被卡住，症状也可能表现为头部的麻木、刺痛和灼痛。

枕下肌

■ 疼痛发生在头的内部，但很难定义在某一个特定的区域。

■ 疼痛位置是模糊的，从头骨后部、耳朵上方到太阳穴、前额和眼睛。

■ 疼痛，存在于头骨底部以下，躺在枕头上的压力会使疼痛加剧。

头最长肌

■ 疼痛，表现在痛点周围、后面或在耳朵下面。疼痛也可能延伸到脖子或眼睛后面。

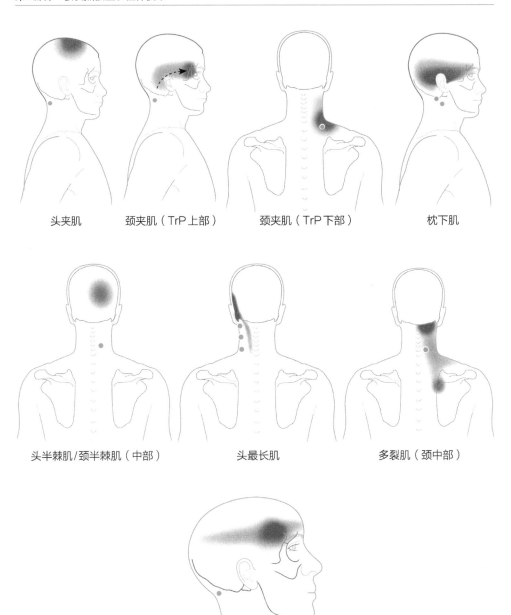

头夹肌　　　颈夹肌（TrP上部）　　　颈夹肌（TrP下部）　　　枕下肌

头半棘肌/颈半棘肌（中部）　　　头最长肌　　　多裂肌（颈中部）

头半棘肌（上部）

扳机点的成因、延续和解决方案

■ 不良的姿势，如以不舒服的姿势撑着脖子，长时间地看鸟、玩乐器、抬头，在沙发上睡觉时把头靠在沙发扶手上，脸朝下趴在地板上用胳膊肘支撑着头看电视。办公桌前不符合工效学的姿势，包括腰部缺乏支撑，操作复印时倾斜或转动头部，或者眼镜的焦距太短。

解决方案

■ 坐直身体，头挺直立于躯干上，使背部有很好的腰部支撑。复印机放在计算机屏幕旁边，这样头部就不需要倾斜或者转向一边太远。确保计算机显示器与眼睛的高度一致。如果眼镜上有反光导致头部倾斜，试着调整光源的位置。确保眼镜的近视度数适合眼睛，眼睛可以看得足够清楚。完整的符合人体力学和工效学设计的家具建议列表详见第2章。

■ 买一个不是用弹性材料做的枕头，让脊柱保持在一条直线上，弹性材料会让脖子不舒服。脊椎按摩诊所通常出售设计精良的枕头。

■ 头部前倾的姿势。

解决方案

■ 参见第7章的"自我训练"。

■ 结构性问题，如对背部中部过度向外弯曲（被称为脊柱后凸，胸大肌紧张会加剧此症状）的补偿，或颈部较长、接受过椎板切除手术或患有颈椎小关节骨关节炎，尤其会影响到头半棘肌。

解决方案

■ 任何身体的不对称都需要加以修正，如解剖学意义上的短腿或小骨盆（左侧或右侧半骨盆）。从医生那里获得用于修正结构的增高垫和补偿垫。如果使用拐杖，确保拐杖不要太长，否则会使得肩膀抬高。

■ 检查胸部主要肌肉（23），以确保其松紧度不会对中背部和上背部造成太大的压力。

■ 肌肉疲劳时暴露在冷风或空调环境中。

解决方案

■ 即使在晚上睡觉的时候，也要穿戴围巾、高领衣或脖套，避免冷风吹，保持颈部温暖。

■ 受伤，如颈部扭伤（特别是事故发生时头部发生扭转）、头部被落物击中、椎骨与神经卡压不一致。

解决方案

■ 去看脊椎治疗师或骨科医师，检查和治疗此区域内肌肉的所有扳机点。

■ 体育活动，如跳水、拉绳比赛、举重等，尤其是需要头部转动或前伸的运动。

解决方案

■ 避免头部转动练习。如果骑自行车，调节把手使身体尽可能坐直。如果使用固定式自行车，试着坐直。如果举起重物，避免物体过重，保持头部挺直，向后伸展肩部。

■ 不合身的服装，如游泳帽、外套、衬衫或领带等太紧。

解决方案

■ 如果身上的衣服在皮肤上留下了痕迹，那就是太紧了。用更宽松的服装进行替换。见本书"服饰"部分。

■ 抑郁。

解决方案

■ 如果情绪低落，可能会探肩、头部前倾。更多相关信息，请参见"情感因素"部分。

自助疗法

按压

我发现最好是先治疗斜方肌，然后再治疗颈后肌。确保自己诊断过斜方肌（8），在进行颈后肌治疗前至少进行过胸腰椎椎旁肌（18）和斜方肌按压的治疗。

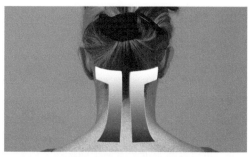

如果有头痛症状，它可能是从颈部和咀嚼肌转移而来的一个复合扳机点疼痛。确保检查过本部分列出的所有肌肉，以消除所有牵涉性痛。

按压颈后部

图中的阴影标志着需要治疗的区域。为了对整个颈夹肌进行治疗，可以沿着头骨的底部到颈部的后面按压，再到颈部底部与肩部顶部相交的地方。

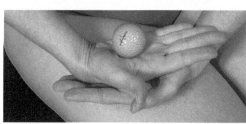

治疗背部时，使用高尔夫球。脸朝上躺下，双手放在脖子后面。将一只手掌叠在另一只手掌上方，高尔夫球放在手掌的中心，而不是手指和手掌交接的位置。

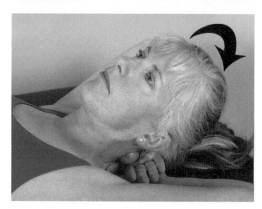

在整个自我治疗过程中保持头部放松。施加压力，使头向球侧转动。一定要在脊柱一侧的肌肉上进行——不要把球直接放在脊柱上。要想移动球，先把头从需治疗的一侧转开，稍微移动一下球，然后再把头转回需治疗的一边。如果想要施加更多的压力，向需治疗的一侧转头，如果想要减少压力，就稍微转动一下。不要抬起头来去移动球。这会给肌肉带来额外的负担，所以要通过转头远离球来移动球。

拉伸

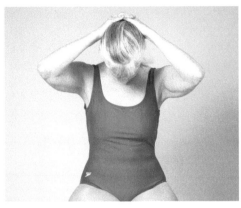

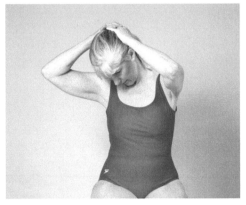

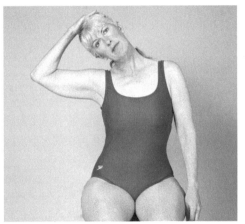

颈后部拉伸

可以在热水淋浴时做拉伸运动，如果可以，坐在凳子上。把手指放在头的后面，轻轻地把头向前拉。在45度角位置把头转到一边，在那个角度轻轻地拉头。把一只手放在头上，轻轻地把头拉到一边。对侧重复。

侧弯颈部拉伸

参见第42章。

同时检查

肩胛提肌（19）、胸大肌（23）、胸腰椎椎旁肌（18）、二腹肌（16，后部）、冈下肌（35）、胸锁乳突肌（10）、斜方肌（8）。

鉴别诊断

如果不能用扳机点自助疗法缓解症状，可能需要去看医生来排除各种类型的关节炎、椎间盘突出或椎管狭窄，或者咨询脊椎治疗师或骨科医师评价是否存在椎骨脱离的情况。

第10章 胸锁乳突肌

胸锁乳突肌有两部分肌肉：胸骨部分和锁骨部分。两者都附着在颅底并与乳突相连。胸骨部分附着于胸骨，锁骨部分附着于锁骨。单独使用一块可以转动头部，可将头部上仰。当两块同时使用时，其功能是把头部和颈部伸向前面，防止头部向后无限制地转动。它们也有助于呼吸。

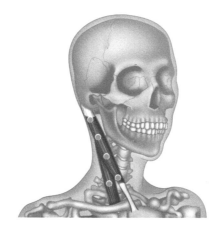

每个部分的扳机点都有自己的转移模式和常见症状。这两个部分经常有多个扳机点，除了疼痛以外还有其他症状。胸骨部分会引起眼睛和鼻窦的症状，而锁骨部分则会引起前额和耳朵的症状。

常见症状

- 紧张性头痛。
- 肌肉摸起来会感觉酸痛。
- 喉咙持续发干、发痒、咳嗽。
- 胸锁乳突肌压迫颅神经可能导致同侧斜方肌麻痹。

胸骨部分

- 疼痛，发生在头顶部、头后部、脸颊或眼睛上方及后面。
- 受影响的一侧鼻窦充血，或由于吞咽而在咽喉部和舌头的根部引起非感染性慢性疼痛。

- 眼睛经常流泪，眼白和眼睑内侧发红，视觉障碍（包括视力模糊和感光度减弱），上眼睑下垂或眼睑抽搐。
- 单侧耳聋或耳边有噼啪声。

锁骨部分

- 前额部位的头痛，可能是整个前额而不是一侧。
- 耳朵深处的疼痛。
- 面颊部位疼痛和患侧磨牙。
- 眼睛和鼻窦的症状（自我治疗可以帮助消除鼻窦症状）。

- 头晕、失衡（迷失方向）或眩晕（旋转感），特别是在改变姿势时。
- 晕船、晕车。
- 恶心和食欲不振。

- 受迫转向门框或受影响一侧的物体，或者无法在不转向一侧时驾驶汽车。
- 无法感知手上的重量差异。
- 额头出汗、发烫、有凉意。

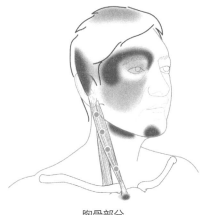

胸骨部分

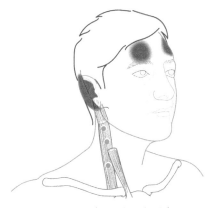

锁骨部分（胸骨部分切除）

扳机点的成因、延续和解决方案

- 对这些肌肉产生压力的动作，如高空作业（如粉刷天花板）、长时间的抬头、需要转头呼吸的游泳动作、骑马和驯马等。太紧的领带或衣领会给肌肉带来压力，引发扳机点。

解决方案

- 避免任何需要向后弯曲头部的动作。不做头部转动练习！特别是不要弯曲或向后转动头部。如果是游泳运动员，避免自由泳或任何需要把头转向一侧的泳姿。
- 确保衣领或领带不会太紧，即使头部转动，手指也应该可以舒适地放进衣服的领子里。更多信息参见第2章。

- 不符合工效学的姿势：头部前伸的姿势，在床上看书时把灯放在一侧，睡觉时枕头太高，为了避免光线反射到眼镜上或接触眼镜以及为了提高听力而不停地把头倾向一侧等。要求把头上仰或长时间向一侧转动的职业或活动。

解决方案

- 参见第2章"工效学"和"人体力学"以获取更多信息。参见第7章"自我训练"。

■ 受伤，如由车祸造成的头向反方向扭动、头被落物击中或任何头部突然扭动的情况。

解决方案

■ 去看脊椎治疗师或骨科医师，检查并处理这部分肌肉的所有扳机点。

■ 呼吸不当，或胸大肌（23）紧张使锁骨向前。

解决方案

■ 正确的呼吸方法详见第7章。一定要检查胸大肌（23），确定它是否导致胸锁乳突肌被拉紧。如果做胸肌拉伸（17），一定确保头的后部直立于肩膀上，眼睛正视前方。

■ 患有慢性咳嗽或慢性感染，如鼻窦炎、口腔脓肿或口腔疱疹（唇疱疹）。急性感染，如普通感冒或流感，可以激活潜在的扳机点。"宿醉头痛"可能是酒精刺激胸锁乳突肌的扳机点的结果。脑脊液在脊髓抽液后渗漏可能会激活胸锁乳突肌的扳机点，随后引起慢性头痛，可能持续数周甚至数年。

解决方案

■ 必须尽量消除或控制慢性感染。在诸如感冒、流感疾病或颜面疱疹（感冒疮）之类的疾病暴发之后按摩胸锁乳突肌。哮喘和肺气肿引起的慢性咳嗽会因为呼吸不正常而加重扳机点。有关适当的呼吸方法参见第7章，有关解决慢性感染的内容参见第4章。

■ 任何身体结构上的问题；严重的畸形、损伤或上半身的运动受限；迫使颈部过度补偿来保持平衡，如严重的脊柱侧凸（脊柱弯曲或扭曲）；解剖学意义上的肢体不等长；两侧骨盆（左侧或右侧半个骨盆）大小不等。

解决方案

■ 如果身体不对称，如小骨盆、解剖学上的短腿或上臂短，咨询专家获取增高垫或补偿垫。扳机点自助疗法和按摩可以帮助缓解脊柱侧凸。

自助疗法

按压

按压胸锁乳突肌

最好是躺下来进行这种自助治疗,但也可以坐着完成,这比较方便在工作时进行。把头微微朝着需要治疗的一侧倾斜(耳朵靠近肩膀),然后稍微转动头部。

对肌肉的下半部分进行按压,用手抓住同侧的两部分肌肉(例如,右手捏住右胸锁乳突肌),但不要将手指戳向颈部深处!同时捏和拉,每个压痛点保持8秒到1分钟。

对肌肉的上半部分进行按压,换手(即左手捏住右胸锁乳突肌)将肌肉从中间向外拉。然后用同一侧的手按压耳朵后侧。对于大多数人来说,这部分是最紧的一部分,治疗这部分也是最关键的。如果胸锁乳突肌特别紧,可能很难在第一次抓住它,尝试几次之后,它会变得更容易抓握。记住,生病之后可能要再次按压这块肌肉,因为胸锁乳突肌的扳机点可能会因生病而再次加重。

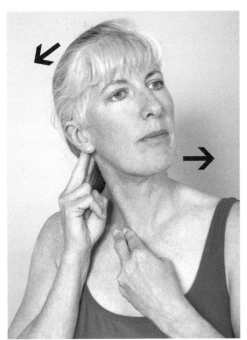
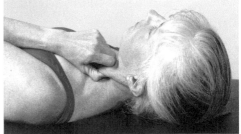
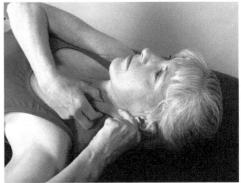

拉伸

侧弯颈部拉伸

参见第42章。

同时检查

斜方肌（8）、咬肌（13，附带扳机点）、面部和头皮组织（12，颈阔肌，附带扳机点）、斜角肌（42）、颈后肌（9）、肩胛提肌（19）、胸骨肌（24，附带扳机点）、颞肌（11，附带扳机点）、胸大肌（23）。

鉴别诊断

如果用扳机点自助疗法无法缓解症状，可能需要去看医生，以排除非扳机点相关的头痛、非典型面部神经痛、三叉神经痛、耳朵问题引起的眩晕、梅尼埃病、胸锁关节的关节炎和斜颈（因肌肉抽搐颈部扭向一边）等情况。

第11章 颞肌

颞肌位于头部的一侧，一端附着在头骨上，另一端附着在部分颚骨（下颌骨）上。这块肌肉的主要功能是关闭下巴，其中一些纤维也帮助颌骨向不同的方向移动。

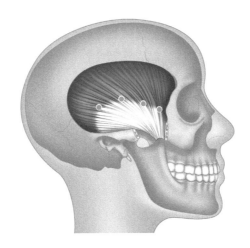

颞肌中的扳机点是很常见的。肌肉触痛可能表示扳机点的存在，但即使有扳机点并引起症状，也可能没有压痛。试着把食指和中指的指关节放在嘴里，如果不能同时进入，就说明颞肌或咬肌（13）存在扳机点。

常见症状

- 疼痛从太阳穴、耳朵和眉毛上方延伸到受影响一侧上部的牙齿上。有时疼痛出现在面部和颌关节，通常伴随头痛或牙痛。
- 牙齿开始对热、冷或疼痛敏感。

- 咬合不齐。下巴可能在打开和关闭时呈现"之"字形。
- 牙齿紧咬（虽然这往往也是造成扳机点的一个原因）。

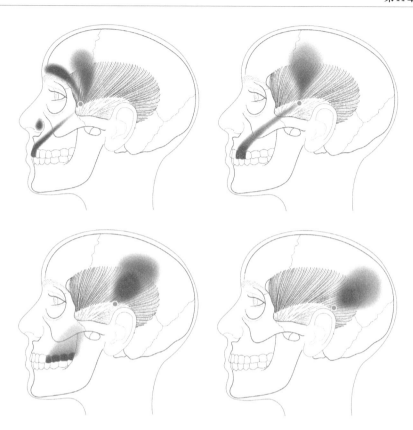

扳机点的成因、延续及解决方案

■ 对下颌肌肉的慢性压力，如咬紧牙齿、磨牙、牙齿撞到其他牙齿、咬合面脱落（这可能在牙齿治疗后发生），或长时间地让嘴张开或关闭（如在牙齿治疗时或没有咬合夹板进行颈椎牵引时）。

解决方案

■ 参见第7章"颞下颌关节功能紊乱与扳机点"以了解更多信息。

■ 受伤或慢性刺激，如头部侧面受到直接打击、不断地咀嚼口香糖、戴医用口罩、车窗或空调的冷风吹向头的一侧。

解决方案

■ 将热水袋敷在太阳穴和脸部两侧，用头巾或帽子盖住头部以保护头部免受冷风的伤害，避免吃口香糖或其他耐嚼或硬的食物。如果需要戴口罩，定期摘除并伸展下巴。找一个可以为下巴提供支撑的枕头，如边缘较高、中间有一道凹陷的枕头支撑颈部。

■ 附带扳机点，可引发斜方肌（8）或胸锁乳突肌（10）的扳机点；头部前倾的姿势。

解决方案

■ 首先按压斜方肌、颈后肌及胸锁乳突肌的扳机点，然后是颞肌的扳机点。甚至可能根据需要对下肢的扳机点进行治疗。参见第7章以纠正头部前倾的姿势。

■ 身体不对称需要通过增高垫、按摩、矫正或质量好的矫形鞋垫进行纠正，因为结构不对称会激活颈后肌的扳机点，从而引发咀嚼肌的附带扳机点。

■ 全身性的持续因素，如叶酸缺乏、甲状腺功能减退、T_3和T_4血清水平低、甲状腺激素水平低于正常值、慢性感染或炎症，甚至在感染或炎症被治疗之后，这些问题仍然存在。

解决方案

■ 一定要评估和消除所有人体系统的持续因素，如甲状腺功能减退和营养不良。叶酸缺乏可能引起磨牙。更多相关信息，请参见第2章和第3章。

■ 口呼吸需要通过纠正病因来消除，如鼻腔阻塞。

自助疗法

按压

按压颞肌

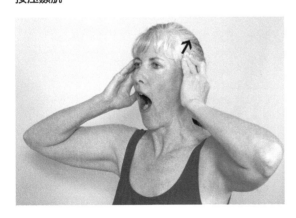

　　用指尖向太阳穴和耳朵上方施加压力。按着压痛点，慢慢张开/闭上嘴巴。看肌肉图示和转移模式以确保对整个肌肉进行治疗——它涵盖了头部的大部分肌肉。

拉伸

打哈欠

通过打哈欠来伸展颞肌。

仰卧位下颌骨拉伸

热敷头部两侧部位后，面朝上躺下，把食指放到下门牙之后，向前、向下轻轻拉伸。这是一个很好的睡前拉伸。

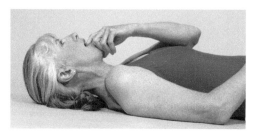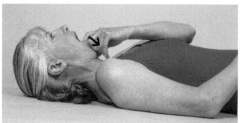

如果下巴偏向一侧，如向左偏，把右手手指放在右颊上，把左手放在下巴的左下方，然后把下颌推向右边。如果下巴偏向右边，做相反的动作。

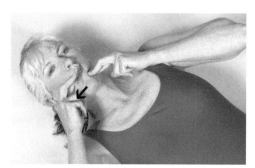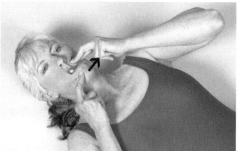

练习

卷舌

卷舌头能帮助放松嘴部周围的肌肉（参见第7章）。

同时检查

斜方肌（8，上部）、胸锁乳突肌（10）、咬肌（13）、翼内肌（14）、翼外肌（15）。

鉴别诊断

如果不能用扳机点自助疗法缓解症状，需要去看牙医或保健医生，以排除颞下颌关节功能紊乱、龋齿、风湿性多肌痛、颞动脉炎、颞肌腱炎等情况。

第12章 面部和头皮组织

眼轮匝肌、颧大肌、颈阔肌、颊肌、额肌、枕肌

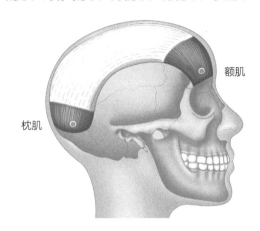

额肌

枕肌

　　脸上有几块肌肉会引起或导致头部和面部疼痛。眼轮匝肌的功能是使眼睛紧紧闭上；颧大肌能使嘴角上扬；颈阔肌能导致颈前皮肤的紧张和嘴角下撇；颊肌用来在咀嚼时移动食物。所有这些肌肉都附着于筋膜（结缔组织）上而不是骨骼上。

　　枕额肌由一个扁平的腱片组成，从眉部一直延伸到后部的枕骨。它附着在皮肤上，跨过头骨，有两个肌腹：额肌，位于前额和头骨的前部；枕肌，位于头骨背面的上方。额肌可以提起眉毛和皱起前额，如惊讶时的表情。当额肌和枕肌一起使用时，能使眼睛睁得非常大，产生惊恐的表情。焦虑会导致这些肌肉紧张。

常见症状

眼轮匝肌

- 疼痛，从眼轮匝肌经过眉毛直达鼻子，可能会从鼻子延伸至上唇。
- 可能无法合上眼睑，导致眼睛干燥，还可能不得不向后倾斜地抬头，因为眼睑不能向上全部打开。眼泪可能不会完全流出来。
- 阅读文字时有强烈的黑白对比，如看一本书时，字母似乎会"跳跃"。

颧大肌

- 疼痛，从面颊下方向上到鼻子，延伸至前额。
- 笑起来困难或者无法大笑。
- 下颌打开范围被限制在10~20毫米。

额肌

- 额头同一侧的牵涉性痛。
- 额肌中部的扳机点可以影响眶上神经，引起前额头痛。

颈阔肌

■ 脸颊及脸下部奇怪的刺痛，像被很多针刺一样。一个靠近锁骨的扳机点可能导致前胸的热刺痛。

枕肌

■ 单侧头痛。

■ 耳朵顶部和头顶之间的疼痛，或头部深处的疼痛。

■ 眼后、眼睛和眼睑强烈的牵涉性痛。

■ 躺在枕头上时，疼痛与肌肉受到的压力有关。

颊肌

■ 颧骨表面和深处感觉到牵涉性痛，并且咀嚼时感觉更糟糕。

■ 无法吹口哨或演奏管乐器。

■ 尽管吞咽正常，但感觉吞咽困难。

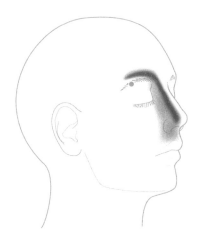 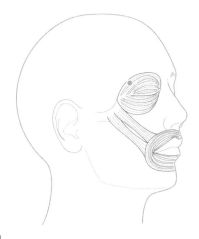

眼轮匝肌

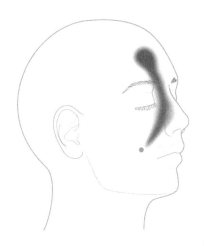 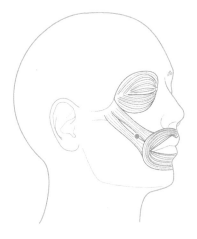

颧大肌

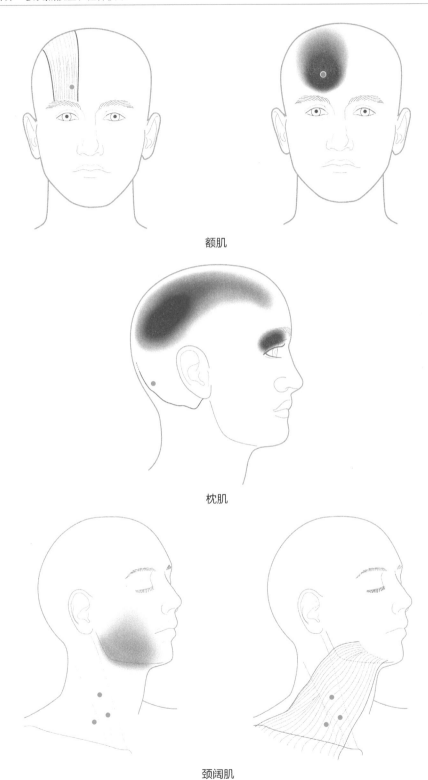

额肌

枕肌

颈阔肌

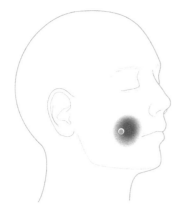 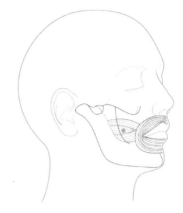

颊肌

扳机点的成因、延续及解决方案

■ 习惯性地皱眉或眯眼会引起眼轮匝肌的扳机点，长期扬起眉毛和皱起前额可能会引起额肌的扳机点。枕肌的扳机点是由眯眼、青光眼或视力减退引起的。

解决方案

■ 避免长时间保持面部表情不变，如皱起前额、扬起眉毛、皱眉。患者可能没有意识到自己正在做这件事，所以需要训练自己去体会和放松面部表情。检查一下视力。

■ 胸锁乳突肌（10）胸骨部分的扳机点可能导致眼轮匝肌的附带扳机点，用于咀嚼的肌肉的扳机点可能激活颧大肌的扳机点，胸锁乳突肌或斜角肌（42）的扳机点可以激活颈阔肌的扳机点。额肌的扳机点有可能发展为附带扳机点，这是由于胸锁乳突肌锁骨部分的转移引起的，而由颈后肌（9）的转移引起的附带扳机点可在枕肌处形成。

解决方案

■ 眼轮匝肌、颊肌、颧大肌的扳机点的疼痛，通常被诊断为紧张性头痛，也可能被误诊为颞下颌关节功能紊乱。枕肌和额肌的扳机点的疼痛也常被诊断为紧张性头痛。检查本章列出的所有相关扳机点的肌肉。

■ 颊肌的扳机点可能会被不合适的牙科用具激活。

解决方案

■ 进行扳机点治疗至少4周之后要重新让牙医进行评估、调整,因为这将改变嘴的咬合状况。参见第7章"颞下颌关节功能紊乱与扳机点",以获取更多信息。

自助疗法

一定要检查胸锁乳突肌(10)、二腹肌(16,后部)和颈半棘肌(9)的扳机点,因为牵涉性痛可能会激活前额或后脑肌肉的扳机点。颈阔肌的扳机点目前很少在胸锁乳突肌、斜角肌(42)或咀嚼肌(咬肌、翼内肌、腹肌、翼外肌、颞肌)处没有触发扳机点的情况下出现,所以一定要检查这些肌肉的扳机点。

按压

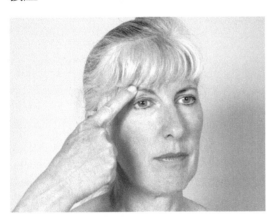

按压眼轮匝肌

治疗眼轮匝肌时,用食指尖压在眉毛下方、眼睛上方的骨头上。也可以用拇指和食指捏紧肌肉,尽可能地靠近骨头,以确保能够抓住肌肉和皮肤。

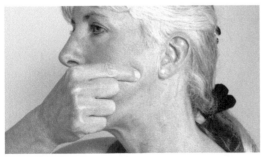

按压颊肌和颧大肌

治疗颊肌、颧大肌时,把异侧手的拇指放进嘴里,食指放在嘴的外侧,从颧骨下缘捏到接近下巴底部。这样做时,可以向外伸展脸颊,在释放扳机点时张开嘴。

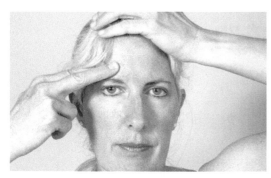

按压额肌

　　用手指按压前额的扳机点。

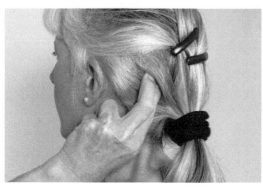

按压枕肌

　　用手指寻找在头后部枕肌的扳机点，也可以把头放在网球上。

按压颈阔肌

　　这是颈部最重要的位置，由于其复杂的结构，最好让一个训练有素的医生为你治疗颈阔肌。

拉伸

卷舌

　　卷舌可以帮助放松嘴部的肌肉。见第7章。

同时检查

　　胸锁乳突肌（10）、斜角肌（42）、咬肌（13）、翼外肌（15）、翼内肌（14）、二腹肌（16）、斜方肌（8）、颞肌（11）、颈后肌（9，颈半棘肌）。

鉴别诊断

　　如果不能用扳机点自助疗法缓解症状，可能需要去看牙医来排除颞下颌关节功能紊乱的情况。

第13章 咬肌

咬肌是一块非常强有力的肌肉，主要用于咀嚼。它连接着上方的颧骨（上颌骨颧弓和颧突）和下方的颚骨（下颌骨）。

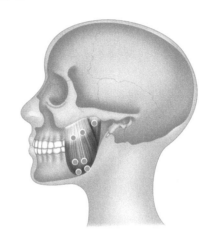

咬肌的扳机点很常见，部分是由于咀嚼口香糖或磨牙（磨牙症）造成。即使是最谨慎的牙科诊疗，也有可能改变咬合状况。长时间的过度拉伸手术会对肌肉造成损伤，而智齿的拔除尤其容易造成问题。嘴巴张不大很可能是由咬肌或颞肌的扳机点问题造成的。试着把非惯用手的食指和中指的指关节伸入口内——如果不能同时伸入这两个关节，那么很可能在一块或两块肌肉上存在扳机点。

常见症状

- 眉毛、耳朵、颌关节、口腔和面颊区域的疼痛。
- 上臼齿或下臼齿对压力或温度变化敏感。
- 张嘴困难，无法把非惯用手的食指和中指的指关节放在门牙之间。张嘴时下巴偏向一边。
- 单侧耳鸣或其他耳内杂音，常被描述为"低哮"。如果两侧都发生耳鸣，其强度的波动可能是单侧的，而不是双侧。而双侧耳鸣的产生除了扳机点之外还有其他原因（如药物引起的耳鸣）。
- 鼻窦区的压力可能被误诊为鼻窦感染。
- 患侧眼下肿胀或有眼袋，由于眼部周围静脉血流受限，眼睑肌肉可能痉挛。
- 扳机点可能会引起紧张性头痛。

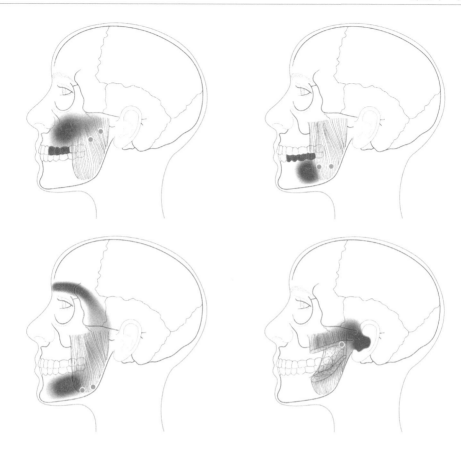

扳机点的成因、延续和解决方案

- 磨牙，可能发生在晚上而并没有被意识到。不停地咀嚼口香糖，咬着烟斗或烟嘴，用牙齿咬断线头，用牙齿咬碎坚果、冰，或是在儿童期后期吮吸拇指。

解决方案

- 如果咬紧牙齿或者磨牙，请寻求牙医的帮助。不要嚼口香糖，也不要把烟斗或烟嘴咬在牙齿中间。避免吃需要长时间咀嚼的食物或用牙齿咬碎硬的食物。

- 咬合状况改变，无论是因为牙齿治疗或自然变化，还是因为假牙磨损需要进行替换。

解决方案

- 关于颞下颌关节功能紊乱的信息和纠正措施参见第7章。

■ 极度或中度的情绪紧张或沮丧，可能是因为工作或人际关系导致了很大的压力，感情不能安全地表达出来，如抑制愤怒或"咬舌"。这种持续因素可能是引发咬肌扳机点最常见的原因，也是颞下颌关节功能紊乱的主要原因。

解决方案

■ 找一个咨询师，学习放松和应对技巧，减少压力以消除导致磨牙的情感原因。更多信息见"情感因素"部分。

■ 系统性因素，如缺乏维生素（尤其是B族维生素）、甲状腺功能低下、贫血、电解质不平衡（钠、钾、钙、镁），嘴或身体其他部位的慢性感染。

解决方案

■ 咨询医生以确定是否有甲状腺功能低下、贫血、维生素缺乏或电解质不平衡的问题。钙、镁、钾和钠的缺乏很容易通过补充剂治疗，通常在一到两周内症状就可得到缓解。必须尽可能地消除或控制慢性感染。更多信息参见第4章。

■ 口呼吸，结构失衡，或头部前倾的姿势。

解决方案

■ 治疗造成口呼吸的疾病，如鼻息肉或鼻中隔偏曲等问题可能需要手术。有关慢性感染和过敏的更多信息，请参见第4章。

■ 如果一条腿比另一条腿短，可以通过找专家获取增高垫进行纠正。如果有一个较长的第二趾，矫正鞋垫有助于稳定你的脚。练习纠正头部前倾的姿势请见第7章。
■ 胸锁乳突肌（10）或斜方肌（8）上部附带扳机点的激活或创伤，如长时间过度的牙科诊疗，或者事故引起的直接创伤。

解决方案

■ 张嘴困难可能是由其他肌肉中的扳机点引起的。如果不能找到咬肌或其他口腔肌肉的扳机点，或者已经排除了这些扳机点但仍然不能完全张开嘴，在腿上（特别是如果你第二趾比蹞趾长）寻找扳机点，以及在胸锁乳突肌、斜方肌、斜角肌上寻找扳机点。

自助疗法

施加压力

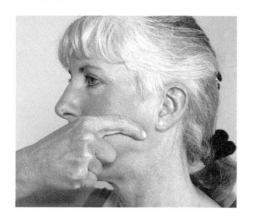

按压咬肌

使用异侧的手，把拇指插入嘴里，放在牙龈外面。一旦拇指到位则需要放松下巴，用食指和中指按压脸颊外侧，捏住咬肌。一定要从下巴底部按到颧骨，一直到耳朵。查看转移模式的图片，就能了解具体目标是什么。

拉伸

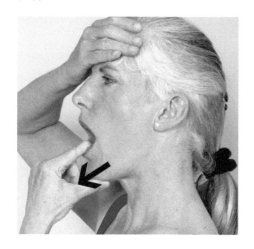

下颌骨拉伸

如果可能，用热的湿毛巾敷脸。一只手放在前额上，另一只手的两个手指轻轻地把下巴向下、向前拉。数到8然后放松。重复5~6次。

练习

卷舌

卷舌可帮助嘴部肌肉进行放松。参见第7章。

打哈欠

打哈欠是伸展和调节咬肌的良好运动。

同时检查

颞肌（11，附带扳机点）、翼内肌（14，附带扳机点）、胸锁乳突肌（10）、面部和头皮组织（12，附带扳机点）、斜方肌（8）。

鉴别诊断

如果不能用扳机点自助疗法缓解症状，可能需要看牙医，以排除牙齿或下颌关节盘的相关问题。如果是下巴痉挛性关闭（破伤风引起牙关紧闭），需要看医生以排除感染或肿瘤的可能性。

第14章 翼内肌

　　翼内肌是一个深埋在口腔内的肌肉，它附着于蝶骨（形成上腭的后部），在颚骨（下颌骨）里面。只使用一侧肌肉可以使得下巴向另一侧倾斜。当两侧肌肉同时使用时，可以闭上嘴巴，伸出下巴。

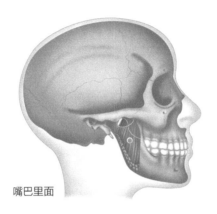

嘴巴里面

常见症状

- 疼痛发生在口腔、舌头和喉咙的后部，颌关节的下方和周围，以及耳朵的深处。
- 疼痛或伴有吞咽困难，或喉咙痛。
- 咀嚼或收紧下巴时疼痛。或打开下巴时疼痛并有一些限制，只能勉强把嘴张大到牙齿之间可容两个指关节的程度（通常嘴应

该打开足够宽，可放进3个指关节）。
- 如果只有一侧出现疼痛，下巴可能偏离到同侧或对侧方向，而偏移主要发生在运动结束时。
- 耳闷是因为扳机点阻止了咽鼓管的打开。
- 翼内肌的扳机点可能会引起紧张性头痛。

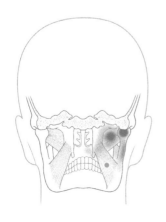

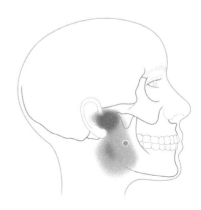

扳机点的成因、延续和解决方案

■ 磨牙或咬紧牙齿（最有可能是由于焦虑和紧张的情绪）、嚼口香糖或婴儿期后期吮吸拇指。

解决方案

■ 找一个咨询师，学习放松和应对技巧，减少压力以消除造成磨牙的情感因素。更多信息参见第4章。
■ 不要嚼口香糖，避免长时间咀嚼或用牙齿咬碎硬的食物。

■ 翼外肌（15）的扳机点。
■ 咬合不齐可能引起扳机点的产生，也可能是由扳机点引起。

解决方案

■ 参见第7章"颞下颌关节功能紊乱与扳机点"，解决咬合不齐问题。如果这些建议不起作用，那么可能需要找个牙医来调整咬合状况，但这是万不得已的，因为它是不可逆转的。
■ 买一个能够支撑下巴的枕头，如边缘较高、中间有一道凹陷的枕头来支撑颈部（见第17页）。可以尝试进行按摩或整骨治疗。

■ 头部前倾的姿势。

解决方案

■ 参见第7章用于纠正头部前倾姿势的练习。

■ 系统性持续因素。

解决方案

■ 评估和治疗慢性营养缺乏症（参见第3章）。需要识别和治疗颈部和肩部的慢性感染，包括口腔疱疹（唇疱疹），参见第34页以了解更多信息。

自助疗法

如果有持续的吞咽困难，检查胸锁乳突肌（10）和二腹肌（16）。同时检查颈部肌肉（9）、肩带肌肉（33）、胸大肌（23）、胸小肌（43），有时甚至要看下肢是否存在扳机点。

按压

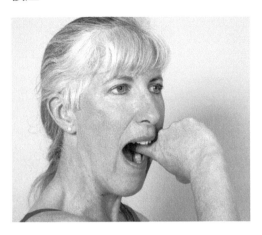

按压翼内肌

用异侧的食指，伸到嘴巴里面，然后一直伸到最上面一组白齿后面。沿着磨牙后面的软组织向下扫到口腔底部。按压疼痛的地方。如果这会引起呕吐反射，在治疗扳机点时保持深呼吸。

拉伸和练习

拉伸和练习与第15章相同。

同时检查

二腹肌（16）、胸锁乳突肌（10）、翼外肌（15）、咬肌（13）、胸大肌（23）、胸小肌（43）。

第15章 翼外肌

翼外肌的上部附着在脸部蝶骨上，下部附着在翼突外侧板上。这两个部分都连接到颚骨的"颈部"，毗邻颞下颌关节。翼外肌可以让你张开嘴，将下巴向前伸，并将下巴偏向一侧。

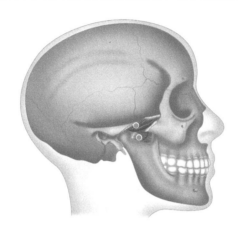

这块肌肉的扳机点经常是引起下颌无法正常活动的原因，会导致颞下颌关节功能紊乱。牙科医生注重于关节或牙齿的常规治疗，但常常失败，因为问题实际上是肌肉的扳机点造成的。

在下巴开启的时候做个简单测试。把舌尖放在嘴里尽可能远的地方，如果下巴可以直接打开，说明主要是翼外肌是造成了这一问题。如果下巴很难打开，说明其他咀嚼肌可能也有参与，或者可能是颞下颌关节本身的问题，可能涉及翼外肌也可能不涉及翼外肌。

常见症状

- 疼痛，发生在整个脸颊并延伸至颞下颌关节。
- 咀嚼时疼痛。
- 下巴开合时来回摇摆，通常下巴远离患侧。
- 丧失少量运动范围，可能难以察觉。
- 扳机点可能导致鼻子疼痛，病人称之为"窦痛"，可误诊为鼻窦炎。

- 一个或两个耳朵有耳鸣。
- 颊神经被压迫，可能引起"奇怪的刺痛"或面颊麻木。

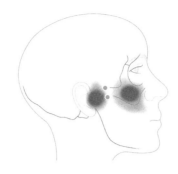

扳机点的成因、延续和解决方案

- 磨牙或咬紧牙齿（最有可能是焦虑、压力和情绪紧张引起的）、嚼口香糖、咬指甲、吹奏管乐器、拉小提琴，或婴儿期后期吮吸拇指。

解决方案

- 求助咨询师，学习放松和应对技巧，减少压力以消除造成磨牙的情感原因。更多信息见第4章。
- 不要嚼口香糖，避免长时间咀嚼或用牙齿咬碎硬的食物。如果吹奏管乐器或拉小提琴，在演奏前和演奏后都可以使用自助疗法。

- 胸锁乳突肌（10）的扳机点可引起翼外肌附带扳机点。
- 扳机点可能是牙齿过早接触的原因或结果，也有可能是颞下颌关节退化性关节炎的原因或结果。

解决方案

- 在进行永久性牙齿矫正之前，确定和减轻扳机点是明智的，所以至少要进行4周的针对颈部和头部所有扳机点的治疗，包括胸锁乳突肌。更多信息请参见第7章"颞下颌关节功能紊乱与扳机点"。

- 叶酸或维生素B摄入不足。

解决方案

- 服用复合维生素B、叶酸，评估和治疗慢性营养缺乏症。更多信息见第4章。

- 头部前倾姿势或解剖学意义上的下肢不等长，或两侧骨盆大小不相同（无论是左侧半个骨盆还是右侧半个骨盆）。

解决方案

- 参见第7章的练习，用以纠正头部前倾的姿势。评估腿的解剖长度和半个骨盆的大小，必要时使用纠正性增高垫。

自助疗法

按压

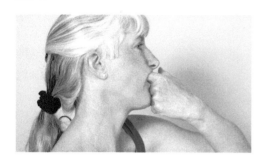

按压翼外肌

用同侧的食指，把食指放在脸颊和上臼齿之间，让它一直滑到后面，即最后一颗白齿后面，然后朝鼻子按压。因为无法感知所有的肌肉，所以，如果没有在扳机点注射，尤其是该部位扳机点注射，或没有接受过培训的人的帮助，不太可能完全消除这个肌肉的扳机点。

拉伸

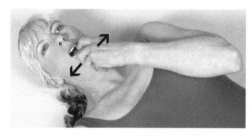 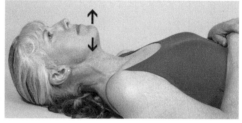

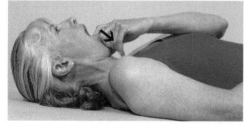 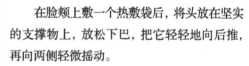

翼外肌拉伸

在脸颊上敷一个热敷袋后，将头放在坚实的支撑物上，放松下巴，把它轻轻地向后推，再向两侧轻微摇动。

然后，在不用手指帮助的情况下通过伸出下巴并收回下巴等方式来增加运动范围。

最后，把食指放在下牙内侧，把拇指放在下巴下面，轻轻地向下拉。

练习

卷舌

卷舌头有助于放松嘴部肌肉，参见第7章练习。

同时检查

翼内肌（14）、咬肌（13）、胸锁乳突肌（10）。

第16章 二腹肌

二腹肌的后腹与乳突相连，就在耳垂后面。前腹紧贴颚骨（下颌骨）内侧，在下巴尖的位置。这两个腹肌在舌骨处连接，或者说在喉结的位置，连接的两端又通过一个共同的肌腱相连，并且通过纤维环连接到舌骨。颈部前面的其他肌肉起着稳定舌骨的作用，而二腹肌能让你的嘴张开。

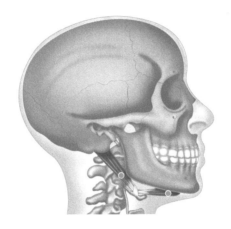

由于二腹肌后腹的扳机点能转移到胸锁乳突肌上端周围的区域，所以如果在胸锁乳突肌（10）处有非激活（但该区域仍有疼痛）的扳机点，检查二腹肌就非常有必要。

常见症状

■ 最靠近耳朵的肌肉部分，即后二腹肌。发生在耳朵下方的疼痛和压痛，有时疼痛甚至出现在头骨后面。

■ 接近下巴前面的部分，即前二腹肌。发生在4颗前牙下方的疼痛。

■ 可能感觉吞咽困难或喉咙有肿块感。

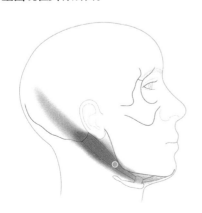

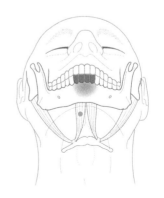

扳机点的成因、延续和解决方案

■ 磨牙或下巴前伸。

解决方案

■ 找一个咨询师，学习放松和应对技巧，减少压力以消除导致磨牙的情感因素。更多信息参见第4章。

■ 不要嚼口香糖，避免长时间咀嚼或用牙齿咬碎硬的食物。如果有磨牙或咬牙的情况，参见第7章"颞下颌关节功能紊乱与扳机点"以获取更多信息。

■ 咬肌（13）或胸锁乳突肌（10）的扳机点。

解决方案

■ 二腹肌后腹的转移与胸锁乳突肌的转移很容易混淆，所以先检查胸锁乳突肌。如果扳机点和牵涉性痛不能得到缓解，再检查二腹肌。同时对咬肌和颞肌进行按压，特别是异侧。

■ 由鼻道通路或其他问题造成的口呼吸。

解决方案

■ 治疗造成口呼吸的疾病。如鼻息肉或鼻中隔偏曲等问题可能需要进行手术。有关慢性感染和过敏的更多信息，请参见第4章。

■ 在耳垂下面有一块小骨点，它有可能钙化和加长，称为茎突综合征。它会引起疼痛、头晕以及患侧的视力模糊，特别是当头部持续转向患侧的时候。

解决方案

■ 如果有茎突综合征，需要拍X线片进行确认，也可能需要动手术进行切除。

自助疗法

按压

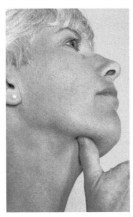 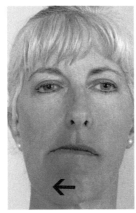 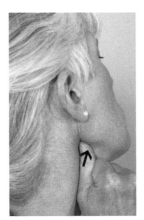

按压二腹肌

把拇指抵在下巴边缘，然后朝头顶推。从前往后按压，在耳垂下面的下巴周围进行按压。

一旦绕过下巴，则向鼻子方向推。使下巴朝向按压的一侧，治疗这部分肌肉会更加容易。不要深入到脖子的肌肉，特别是到达耳垂下面的时候，因为那样可能会把小骨头弄断。

拉伸

下颌骨拉伸

参见第13章。

练习

卷舌

卷舌有助于放松嘴部肌肉，参见第7章。

同时检查

胸锁乳突肌（10）、颞肌（11）、咬肌（13）。

鉴别诊断

吞咽困难，讲话时疼痛，莫名的喉咙痛以及头、颈、喉、舌、口疼痛可能是由其他颈部深层肌肉的扳机点引起的，如茎突舌骨肌、下颌舌骨肌、颏舌骨肌、肩胛舌骨肌、甲状舌骨肌、胸骨甲状肌、颈长肌、头前直肌、头外侧直肌、头长肌。需要向受过颈部肌肉治疗方面训练的医生咨询，以探讨这些肌肉扳机点存在的可能性。

第17章 躯干疼痛

有几个全身性的自助拉伸动作有助于治疗躯干部位的扳机点。

解决方案

浴缸拉伸

　　头部向前伸展，躯干前倾，双手伸向脚趾，直到感觉到轻微的拉伸感。放松，然后重复。每次尽量向前伸，但要注意在感觉到轻微拉伸感时停下。如果可以，在泡热水澡的浴缸中完成这个拉伸动作。如果髂腰肌处有扳机点，即使它们是潜在的，这个拉伸动作也可能引起反应性抽筋，需要先对髂腰肌（22）进行拉伸。

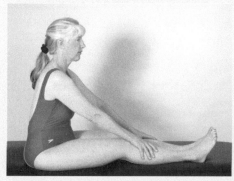
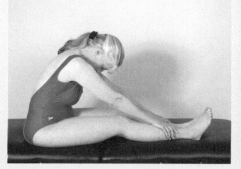
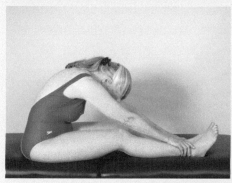
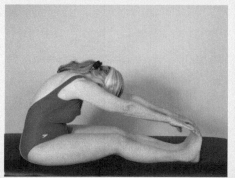

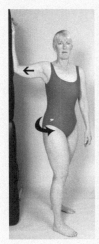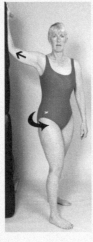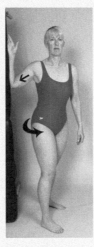

胸肌拉伸

胸肌拉伸有益于斜方肌。站在门口，把前臂放在门框上，包括手肘。同一侧的脚向前迈一步，将身体轻轻地向外侧伸展。

把前臂向上移动至上臂与门框呈约45度角的位置，重复该动作。

将前臂向下移至低于第一个位置处，重复该动作。前臂位置不同，拉伸的肌肉也不同。

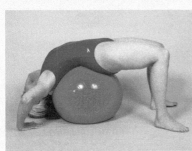

腹部拉伸

用一些圆形的器械，如瑞士球。面朝上躺在器械上，双臂伸展，手掌接触地板。注意不要摔倒。如果年老或怀孕，不要做这项拉伸运动。如果背部有问题，可能无法进行此项拉伸运动。

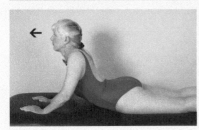

髋关节拉伸

可作为腹部拉伸的替代动作。面朝下趴在平坦的支撑面上，如地板。用手臂把躯干推离支撑面，目视前方，保持骨盆不离开支撑面。即使只能用肘部撑着，该动作仍然能起到拉伸的作用。通过深呼吸来扩张腹部。如果脖子或肩带有问题，可能无法完成这项拉伸运动。

本部分中的每个有关肌肉的章节将包含更多的解决方案。

第18章 胸腰椎椎旁肌

腰髂肋肌、胸髂肋肌、胸最长肌、多裂肌

胸腰椎椎旁肌包括腰髂肋肌、胸髂肋肌、胸最长肌和多裂肌。该肌群的一部分肌肉贯穿整个脊柱，还有一些肌肉贯穿脊柱的大部分。然而，其他肌肉（多裂肌）是附着在椎骨间的小肌肉。

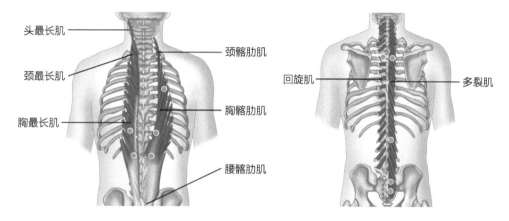

头最长肌
颈最长肌
胸最长肌
颈髂肋肌
胸髂肋肌
腰髂肋肌
回旋肌
多裂肌

胸腰椎椎旁肌可以让躯干直接从弯曲的状态直立起来，协助转动身体和稳定躯干。

常见症状

- 请查看所有疼痛转移模式的图片。注意，这些图片只显示了常见的扳机点，扳机点可以在任何级别上发展，并在任何级别上引起类似的转移模式。还要注意，在许多情况下，疼痛可能发生在身体前侧，使病人或医生误认为是器官有问题，特别是心脏。这些肌肉的扳机点是经常被忽视的引起臀部区域疼痛的原因。
- 感觉像从脊柱深处发出的疼痛。
- 因咳嗽或排便困难而增加的疼痛。
- 脊柱僵硬，主要是由胸最长肌的扳机点引起的。
- 躯干活动或转动范围受限，甚至比这更严重。
- 爬楼梯困难或很难从椅子上站起来。
- 恶心、打嗝、胃肠疼痛和抽筋。
- 脊髓神经被压迫，引起背部皮肤的敏感性增加或具有不适感。

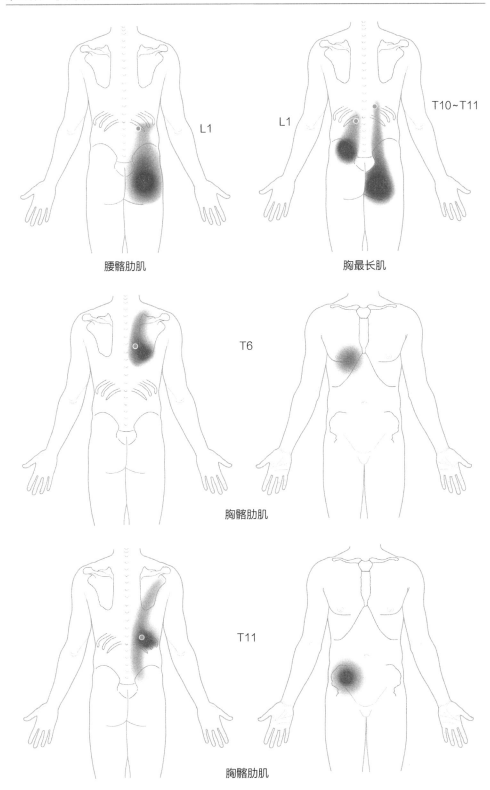

L1

L1　　T10~T11

腰髂肋肌　　　　　　　　胸最长肌

T6

胸髂肋肌

T11

胸髂肋肌

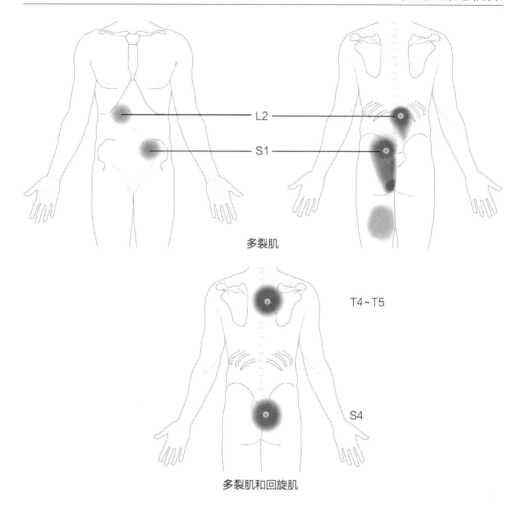

多裂肌

T4~T5

S4

多裂肌和回旋肌

扳机点的成因、延续和解决方案

■ 突然的身体负担过重，通常发生在弯腰、提起重物和转身同时进行时（人们经常说那时他们正在移动箱子），或努力防止自己摔倒时，如在冰上失去平衡。肌肉受冻或疲劳时，人更容易受伤。

解决方案

■ 通过弯曲膝盖而不是弯腰来搬起重物，同时让搬运的物体靠近身体。爬楼梯或梯子时，身体向一侧旋转45度，保持背部挺直。一定要保持后背温暖，尤其是在寒冷的天气里工作时。

■ 如果很难站起来，用手和膝盖爬到有支撑物的地方，借助支撑物让自己起来。当从椅子上站起来时，把臀部移到椅子前面，使整个身体向一边倾斜，把一只脚放在椅子的前侧，然后站起来，让躯干直立，这样大腿就会承受主要的负荷。可以用手来协助自己。坐下的时候按照相反的顺序完成。

■ 不良姿态，如头部前倾、坐着的时候钱包放在后兜里、园艺工作时弯腰，甚至对某些人来说坐着不动的时间达到半小时都会加重扳机点。

解决方案

■ 恢复正确的姿势，特别是让头部保持在正确位置，对于治疗扳机点是至关重要的，因为头部前倾的姿势可以引起和延续扳机点（参见第7章）。参见第2章的"工效学"和"人体力学"，以获取更多信息。

■ 太旧或太软的床垫。或者睡在较重的人旁边，不得不尽量避免撞到他们身上。

解决方案

■ 参见第2章的"睡眠用具"。

■ 皮带或胸罩太紧。

解决方案

■ 参见第2章的"服饰"。

■ 交通事故，特别是颈椎过度屈伸损伤。

■ 背阔肌（38）的扳机点。

解决方案

■ 如果遭遇车祸，确保治疗颈后肌（9）、胸锁乳突肌（10）和斜角肌（42）。检查背阔肌（38）。

■ 结构性问题，如一条腿比较短，或两侧骨盆（左半骨盆或右半骨盆）大小不一。

解决方案

■ 如果身体不对称或有解剖学上的短腿，咨询专家获取增高垫或补偿垫。

自助疗法

同时检查背阔肌（38）、腰方肌（28）、下后锯肌（21）、上后锯肌（36）和髂腰肌（22），因为这些肌肉通常包含相关的扳机点。

按压

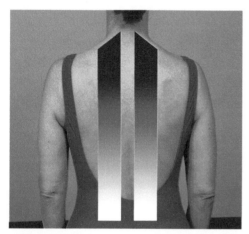

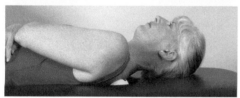

按压胸腰椎椎旁肌、斜方肌

图片上阴影标记了需要治疗的区域。

面朝上躺在坚实的床或地板上，膝盖弯曲。使用网球或壁球，从肩膀开始，大约在脊椎外侧2.5厘米，每次按压8秒到1分钟的时间。用腿支撑，移动身体让网球或壁球下移，并继续保持每个点的压力。沿脊椎向下，直到骨盆顶部，治疗斜方肌和胸腰椎椎旁肌（"背带"肌肉）。背部较宽或痛点较远的人，可以在脊柱外侧之外重复这个动作。不要直接按压脊柱！我建议一次使用一个球，而不是同时在两边使用。躺下做这个治疗，而不是站着或靠在墙上，这样可以尽可能地保持肌肉的被动性，不会在施加压力的时候还要使用它们来保持身体直立。

如果是工作时间，不能躺在地板上，我推荐使用专业的工具（见第8章）。

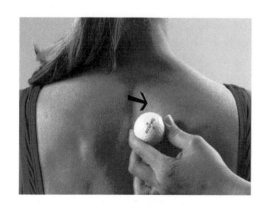

按压胸最长肌

要治疗离脊椎很近的胸最长肌，需要躺在坚硬的地板上，用一个高尔夫球按压。把高尔夫球放在脊椎和肌肉之间的位置（不是在脊柱上——看图片），然后移动身体，使球略远离待治疗侧。以45度角压迫肌肉，这是按压这块肌肉的唯一有效方法。从颈部底部开始，直到骨盆顶部。作为一名神经肌肉治疗师，我的治疗方法是站在非治疗侧，身体前倾，以45度角向外挤压肌肉。

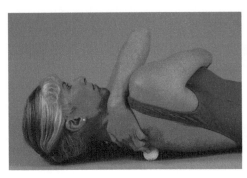 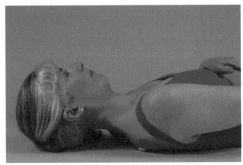

按压多裂肌

治疗多裂肌（连接脊椎的小肌肉）时，你需要另一个人的辅助。此外，高尔夫球的尺寸有些大，你需要其他工具，如一个有橡胶头的木制销钉（可在按摩用品商店购买）或一个圆形橡皮擦。治疗旁边的棘突（椎体尖的部分），用工具在旁边的凹槽里按摩。按摩者可能会用他们的拇指，但用小工具操作起来更方便，而且对按摩者来说更容易。

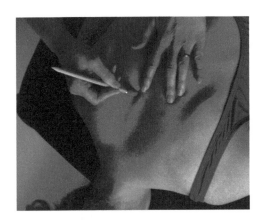

按压颈后部

参见第9章。

拉伸

浴缸拉伸

参见第17章。

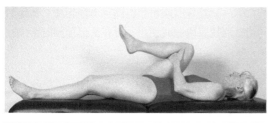

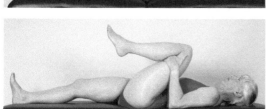

腰背拉伸

背向下躺着，双手紧握在一个膝盖后面，轻轻地把膝盖拉至胸部，直到你感觉到肌肉被拉伸。换另一个膝盖，然后将两条腿同时拉至胸部。

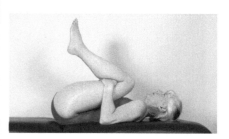

同时检查

背阔肌（38）、腰方肌（28）、下后锯肌（21）、上后锯肌（36）、髂腰肌（22）。

鉴别诊断

如果你正在经历脊柱疼痛，需要让医生排除椎间盘突出、椎管狭窄（脊髓通过的洞狭窄或神经通过的孔狭窄）、感染、肿瘤、癌症或其他更严重的情况。其他应该考虑的病症包括纤维肌痛、器官疾病、骨关节炎、脂肪小叶、脊柱韧带应变、盲肠后位阑尾炎、主动脉夹层动脉瘤或鞍状血栓、肾结石、肾脏扭转、盆腔炎、子宫内膜异位症、强直性脊柱炎、佩吉特病、白血病、霍奇金病、前列腺炎及精囊炎、骶髂关节炎。骨关节炎的发现本身并不能解释疼痛的原因，因为在没有脊椎退行性改变的情况下人也会感到疼痛，在没有疼痛的情况下也会发生退行性改变。腰椎关节突关节（面）的疼痛模式可能与多裂肌的疼痛模式相同。

椎骨可能不齐，需要专业的医生进行调整。

第19章 肩胛提肌

　　肩胛提肌一端与C1到C4椎骨相连，另一端与肩胛骨内侧角和内侧缘上部相连。它使肩胛骨在胸腔上下移动，也协助颈部向同侧转动。两块肌肉同时使用，可在头部前倾时帮助控制颈部。这种肌肉一般都有扳机点。经常有人说自己颈部僵硬，无法转动头部。

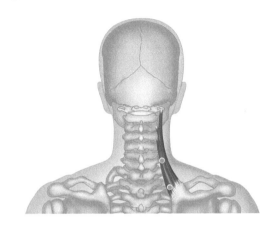

常见症状

- 疼痛，发生在颈部、肩部和下背部的交叉处，也可能在肩关节上方。
- 疼痛在运动中较为常见，当然不运动也会疼痛。

- 头部的转动受限，所以向后看时必须把整个身体转向后方。

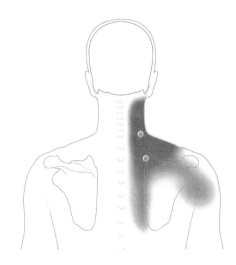

扳机点的成因、延续和解决方案

■ 不正确的身体姿势：头转向一侧并长时间坐着，例如，使用屏幕角度不对的计算机、复印时扭向一侧或同坐在旁边的人说话；将电话夹在肩膀和耳朵之间（即使有肩托），或单肩背手袋或背包；坐着睡觉、枕头太高或歪倒在沙发上睡觉，尤其是当肌肉疲劳或暴露在冷风中时。

■ 面对压力的时候耸起肩膀，甚至没有意识到自己正在这样做。

■ 使用不符合工效学的物品，如坐在扶手太高的椅子上，或者挂着太长的拐杖走路。

解决方案

■ 把身体或座椅转向正和你说话的人。阅读时，试着把设备或书本放在与眼睛水平的位置，确保坐姿正确，不需调整视线角度。见第2章"工效学"和"人体力学"。

■ 不要坐着或在沙发和飞机上睡觉（有头部支撑除外），使颈部尽可能保持直立。枕头的高度应该是可以保持脊柱挺直的高度。

■ 注意，如果发现自己开始耸肩，马上放松肩部。保持注意和放松，训练自己让肩部放松。

■ 在脖子上放一个加热垫或热敷袋，尤其是在一天结束的时候。用围巾围住脖子，以隔离冷风。

■ 爬泳。

解决方案

■ 游泳时，要么改变划水姿势，要么在爬泳时使用呼吸管。

■ 感冒、流感或感冒疮（口腔单纯疱疹）的发作初期，甚至在其他病毒症状变得明显之前，肩胛提肌的扳机点就可能激活。

解决方案

■ 在感冒或流感发病之初，可以采用拔罐或刮痧进行肩部肌肉放松，以减轻或摆脱疼痛感。见第4章"急性感染"，参考其中关于缓解急性感染症状的建议。

- 车祸伤害。
- 前锯肌（26）或斜方肌（8）上部的扳机点。
- 下半身的结构性失衡，如小腿肌肉无力，一条腿较短、扁平足或腰方肌（28）缩短。

解决方案

- 治疗下面"同时检查"中的所有肌肉。如果你曾遭遇车祸或颈部扭伤，检查一下第8章至第16章中的全部肌肉。再检查第28章中的腰方肌。如果小腿很紧，请阅读第58章和第59章。如果小腿很虚弱，需要做一些调理练习，但这本书不涉及这些内容。应向教练或理疗师寻求帮助，学习如何正确地调整状态。如果身体不对称，去找专家获取增高垫或补偿垫。如果是扁平足，可以考虑购买足弓矫形器。

自助疗法

按压

按压颈后部

按压颈后部有益于肩胛提肌的扳机点，参见第9章。

拉伸

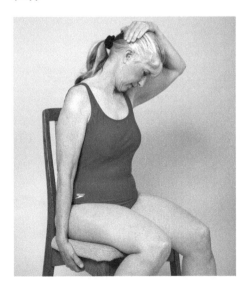

肩胛提肌拉伸

坐在椅子上或凳子上，用一只手的手指抓住座位底部的边缘。用另一只手把头向同侧拉到大约呈45度角的位置，或者直到有轻微的拉伸感。注意脖子后面一定要有拉伸的感觉。也可以在用热水淋浴时坐在花洒下进行这个拉伸动作。

同时检查

颈后肌（9）、斜角肌（42）、前锯肌（26）、斜方肌（8，上部）。

第20章 菱形肌

菱形肌附着于脊柱（C7~T5椎骨）和肩胛骨内侧缘下部。它能稳定肩胛骨并将其移向脊柱，具有一定的旋转功能。

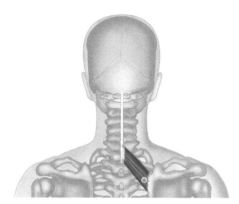

小菱形肌

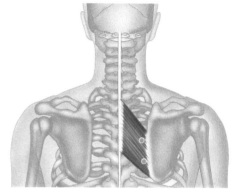

大菱形肌

大多数时候，菱形肌上扳机点的形成是由于胸大肌或胸小肌太紧。尽管没有经历过"胸大肌"的转移模式，但那些肌肉中可能存在着紧绷或潜在的扳机点拉扯菱形肌。我经常发现，物理治疗师和脊椎治疗师通常集中力量加强菱形肌，而不是消除胸肌的扳机点和紧绷。进行自助治疗时，应先检查和治疗胸肌，然后是菱形肌。

常见症状

- 疼痛，通常局限在中背部，靠近肩胛骨。常感觉到浅层疼痛，疼痛也可能扩散到肩胛骨的顶部边缘。
- 症状有可能因为一侧躺卧或尽力向前伸够物体而加重。

- 肩胛骨运动时的嘎吱声可能是由菱形肌的扳机点引起的。
- 若肩关节经常前屈，表明胸大肌和/或胸小肌受到牵连。

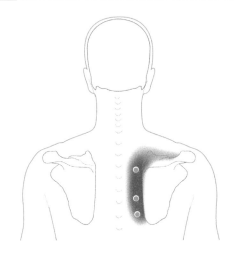

扳机点的成因、延续和解决方案

- 不良姿势，如身体向前倾斜、肩膀长时间向前倾（如缝纫）。或伸出手臂很长时间，如在天花板上作画。

解决方案

- 参见第2章的"工效学"和"人体力学"。

- 胸大肌或胸小肌紧张或有扳机点。

解决方案

- 对这些肌肉进行按压，参见第23章和第43章。

- 长期的沮丧或悲伤会使肩膀向前倾斜，呼吸不正常。

解决方案

- 学会正确地呼吸，参见第7章。如果感觉抑郁、沮丧或悲伤，参见第4章。

- 结构性问题，如上胸椎侧凸（中上背部的脊柱曲度）。

解决方案

- 有些脊柱侧凸可以通过扳机点按压的自助疗法进行矫正。更多相关信息，请参见"脊柱和骨骼因素"。如果一条腿短或一侧骨盆（左侧或右侧半个骨盆）小，一定要看专科医生，以获得增高垫和补偿垫。

自助疗法

最先检查胸大肌（23）和胸小肌（43），以进行任何必要的自助治疗。然后一定要检查肩胛提肌（19）、斜方肌（8）、斜角肌（42）、背阔肌（38）和冈下肌（35），因为这些肌肉也会导致其自身的疼痛症状。当其他肌肉中的扳机点失活后，菱形肌的扳机点才可能被发现。

按压

按压菱形肌

使用网球或壁球。面朝上躺下，一只手越过胸部握住对侧手臂，把肩胛骨从一侧拉出来，然后沿着肩胛骨的边缘按压扳机点。然后，当需要施加很大的压力时，压在球上，按照从肩胛骨的最上面到底部的顺序进行治疗。从这个方向进行治疗相对容易，但并不是必需的。如果你的双腿弯曲，使用你的双腿让你的身体在球上滑动，以移动你的身体来使球移至

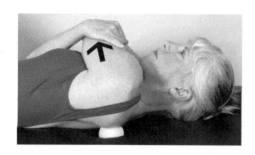

下一个目标区域，而不是用手来移动球，这样也相对容易做到。压在球上时，一定不要让手臂下垂，因为这会把肩胛骨旁边的空间封闭起来，也会错过一些疼痛严重的部位。患者经常会感觉他们似乎无法到达主要的痛点，所以如果觉得自己可能错过了菱形肌，检查手臂的位置，确保球靠近肩胛骨的边缘。

拉伸

斜方肌拉伸

参见第8章，以获得有利于中、下斜方肌的拉伸方法，这也将有助于治疗菱形肌。

胸肌拉伸

参见第17章有关放松胸肌的方法，该方法也有益于菱形肌。

同时检查

胸大肌（23）、胸小肌（43）、肩胛提肌（19）、斜方肌（8）、冈下肌（35）。

鉴别诊断

如果已经被诊断为肩胛肋骨综合征，一定要检查菱形肌的扳机点。可能需要去看医生以确定C7~T5椎骨是否错位。

第21章 下后锯肌

下后锯肌附着在人体中线位置的T11~L2椎骨的结缔组织上，远端连接至底部4条肋骨（第九至第十二肋骨）开始向胸腔前方弯曲的位置。虽然一些文献说它的功能是协助呼吸，但特拉维尔和西蒙斯（Travell & Simons, 1999）报告说，其并没有辅助呼吸的功能。他们推测它有助于躯干转动和腰部向前弯曲。

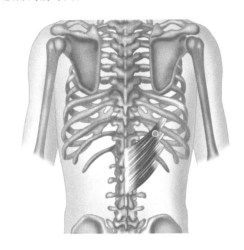

通常不会感觉到由这块肌肉的扳机点引发的症状，此扳机点的激活通常是因为某种背部拉伤。如果在进行其他肌肉（如胸腰椎椎旁肌）治疗后，这一区域仍有疼痛感，一定要检查这块肌肉，以防在进行胸腰椎椎旁肌（18）的自我治疗时，错过了对下后锯肌的治疗。

常见症状

■ 躯干背部、肋骨下方周围的肌肉连续不断的急性疼痛，有时会感觉疼痛好像要穿过躯干到达前面。

■ 转体受限。

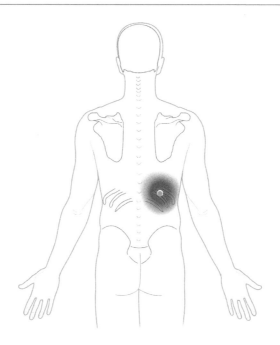

扳机点的成因、延续和解决方案

■ 在抬起、扭转和伸展背部时，或在完成头顶上的工作时，使背部绷紧。

解决方案

■ 合理搬运物体，搬重物时屈膝但不要弯腰，保持物体靠近身体。如果必须进行负担过重的工作，要注意经常休息。

■ 无论在哪里坐着，都要使用一个腰部支撑。买结实的床垫，每5~7年换一次。修理或更换家具。参见第2章的"工效学"和"人体力学"部分。

■ 不合理的呼吸，或者急性、慢性疾病导致的咳嗽。

解决方案

■ 学习正确的呼吸方法，参见第7章。如果患有慢性咳嗽，参见第4章。

■ 在解剖学上一条腿短于另一条腿。

解决方案

■ 找一个专家来纠正身体的不对称，如解剖学上的短腿或一侧骨盆（左侧或右侧半个骨盆）小。

自助疗法

一定要检查胸腰椎椎旁肌（18），特别是胸髂肋肌和胸最长肌。

按压

按压下后锯肌

如果已经按压过胸腰椎椎旁肌，可能也已经按压过下后锯肌，但要确保朝一侧按压，几乎要按压到肋骨开始向前方弯曲的地方。

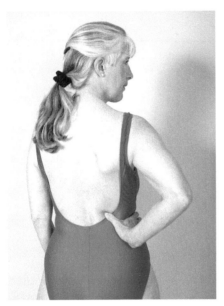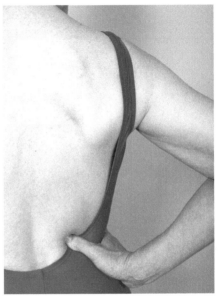

同时检查

胸腰椎椎旁肌（18）。

鉴别诊断

如果通过扳机点自助疗法无法缓解症状，可能需要去看医生，检查是否患有肾脏疾病，如肾盏扩张、肾盂肾炎，输尿管反流或下胸神经根刺激。还可能需要去请医生评估T10～L2椎骨，或判断最后4根肋骨是否错位。

第22章 髂腰肌

　　髂腰肌由两块肌肉组成：髂肌和腰大肌。腰大肌附着在T12~L5椎骨的前面和全部腰椎间盘之间，与腰方肌（28）相邻，并连接到椎骨的背面。在骨盆中，腰大肌和髂肌通过肌腱相连，跨越髋关节，并附着在大腿骨上。腰小肌，目前大约只有50%的人有，不跨越髋关节。髂肌附着在大部分的骨盆壁上，也跨越髋关节，并附着于股骨。这些肌肉主要使人体的臀部弯曲，或者使大腿朝向躯干方向运动，帮助保持直立的姿势。

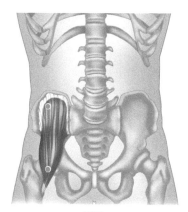
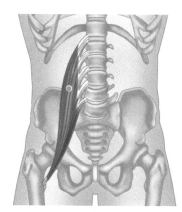

髂肌　　　　　　　　　　　　　　　　　　　　腰大肌

　　髂腰肌的扳机点很常见，但如果不了解扳机点的转移模式，医生很容易将其误诊为腰椎疼痛，并将其归因于其他因素。手术无法解决的疼痛可能是由髂腰肌或腰方肌的扳机点引起的。

常见症状

- 腰大肌扳机点主要能引起背部疼痛，疼痛发生在腰部靠近脊柱的位置，也可能低一点。髂肌扳机点会引起大腿和腹股沟前的疼痛。如果左、右髂腰肌受到影响，那么疼痛可能感觉更像是遍及整个腰部区域，而不是垂直方向上的区域，类似于腰方肌扳机点的疼痛分布。

- 站立时疼痛更严重，但坐或卧时仍可能感受到轻微的腰酸背痛，便秘会加重疼痛。最舒适的卧位是侧卧，双膝收拢，或者仰卧保持膝盖弯曲。你可能无法直立，不能做仰卧起坐，或者坐着时很难站起来。

- 在少女时期，如果这个肌肉的生长与骨盆的生长不同步，就会引起类似阑尾炎的症状。疼痛可以两边出现，对女孩来说，如果疼痛是在右半边，可能只被诊断为阑尾炎。髂腰肌也可能易挫伤，即使只是轻微的损伤。

- 如果正在服用抗凝血药物，髂腰肌可能特别容易出现血肿（挫伤），可导致疼痛、肿胀、走路困难。血肿也可能引起股神经的相关问题，可以通过超声波进行诊断。

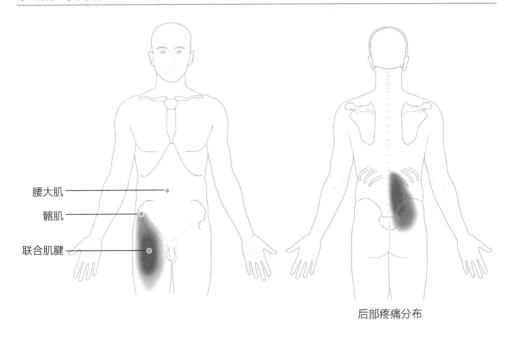

腰大肌

髂肌

联合肌腱

后部疼痛分布

扳机点的成因、延续和解决方案

■ 不良姿势，如长时间坐着。膝盖弯曲的角度小于90度（膝盖高于臀部），如在汽车里或以胎儿的姿势睡觉。

解决方案

■ 坐着的时候，背部倚着一个稍微倾斜的靠背可以增大大腿和躯干之间的角度。如果必须坐很长时间，要经常站起来伸展身体。如果不能站立，可以用手和膝盖爬行，直到肌肉得到治疗。

■ 枕着枕头睡觉。避免以胎儿的姿势紧紧地蜷缩着睡觉。购买硬实的床垫，每5~7年更换一次。可以在弹簧和床垫之间放置夹板，使支撑面更加坚固，参见第2章。

■ T10~L1椎骨排列不齐，或L5椎骨未对准髂部。

解决方案

■ 错位的腰椎和骶髂关节（骶骨和髂骨连接区域的关节）会妨碍对髂腰肌的治疗。欲了解更多信息，请咨询专业人士，并参见第4章。

■ 对肌肉的损伤，如仰卧起坐、摔倒或其他突然的过度负荷。
■ 股直肌紧张。

解决方案
■ 热敷腹部和大腿上部，不要做仰卧起坐，学会正确呼吸（参见第7章）。
■ 治疗股直肌，参见股四头肌（65）部分。由于髂腰肌问题很少只涉及本身，因此要检查腰方肌（28）。

■ 痛经。

解决方案
■ 寻求医生的帮助，从根源上治疗痛经。可能需要先咨询医务人员，以排除需要进行诊断测试和手术治疗等严重情况。

■ 结构问题，如解剖学上的短腿或一侧骨盆（左侧骨盆或右侧半个骨盆）较小。

解决方案
■ 如果在解剖学上一条腿比另一条腿短，或者是一条腿上方的骨盆较小，那就去找一位专业医生获取增高垫和补偿垫。

自助疗法

髂腰肌可能为其他肌肉提供"夹板"（通过收缩来保护其他脆弱的肌肉），如果髂腰肌放松，可能会引起其他肌肉的紧张和疼痛。在治疗髂腰肌之前，以下所有肌肉需要先进行检查和治疗，否则可能会导致疼痛和症状的增加。

检查腘绳肌（56），因为这些肌肉的缩短会导致骨盆不自然地倾斜，使髂腰肌过载。特拉维尔医生和西蒙斯认为，在治疗髂腰肌之前治疗肌腱是非常重要的。检查臀小肌（62）、臀中肌（31）、臀大肌（30）、胸腰椎椎旁肌（18）和颈后肌（9），因为髂腰肌中的扳机点可能会导致和延续其他区域的扳机点。

按压

按压髂腰肌

因为这些肌肉太深，你很难将压力完全施加到扳机点上。按压时，你无法观察到自己在做什么，因为起身观察会导致你正在努力治疗的肌肉收缩，所以你必须用手指去感受它。如果留有长指甲，髂腰肌的自助治疗会很困难。

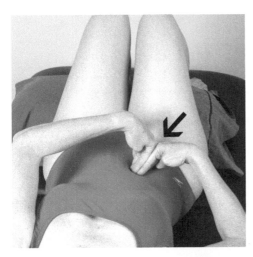
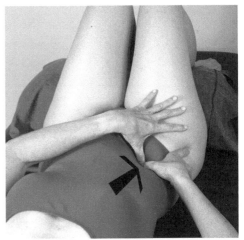

这块肌肉有3个部分需要进行柔韧性测试并进行锻炼。仰卧并在膝盖下放点东西。从离肚脐4指的地方开始，手指背对背，将指关节放在一起。首先直接压向背部，然后开始压向脊柱方向。要施加足够的压力，手指和指关节的位置非常重要。在肚脐上下做同样的动作。

接下来，用拇指按住骨盆的前部，沿边缘处搜索。

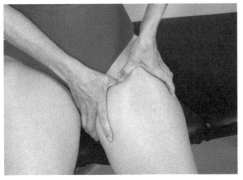

最后，检查大腿前部，这时，坐起来比较容易获得背部支持以减轻肌肉的紧张。这个扳机点低于腹股沟，位于距离耻骨区约1/3的地方。如果没有紧张和疼痛，这个点很难找到。但当它是问题的一部分而一点点搜索时，一般会很快找到它。在最后一个区域不要用力过大，因为这里有主要的神经和动脉。

拉伸

如果进行浴缸拉伸（参见第17章），不要拉伸过度。如果通过向着脚趾伸展进行拉伸，不要过于用力，否则会严重加剧髂腰肌的扳机点。

腹部拉伸

参见第17章。

髋关节拉伸

参见第17章。

大腿髋关节拉伸

抓住某一支撑物，把一条腿向后伸直，然后弯曲另一条腿。轻轻地向前伸展骨盆。

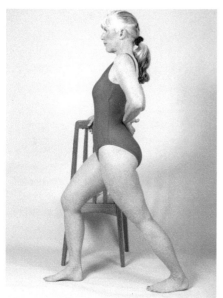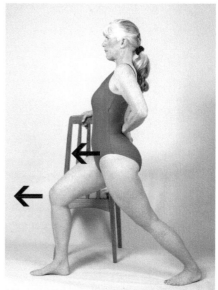

同时检查

腰椎疼痛

腰方肌（28）、腹肌（25，较低部分的腹直肌）、胸腰椎椎旁肌（18，胸最长肌和多裂肌）、臀大肌（30）、臀中肌（31）。

大腿前部和腹股沟疼痛

阔筋膜张肌（63）、耻骨肌（68）、髋关节内收肌（67，短收肌、长收肌、大收肌）、股四头肌（65，股直肌、股中肌）。

第23章 胸大肌和锁骨下肌

胸大肌覆盖了大部分胸部，依附在胸骨、锁骨、部分肋骨以及上臂的肱骨之上。它帮助活动上臂和肩带，辅助被动呼吸（不需要考虑的呼吸）。胸大肌过紧会导致向前溜肩的姿势。

胸大肌的扳机点有时会表现出心脏病发作的症状，当然心脏病发作也会引起扳机点，所以医生在判断疼痛是否由扳机点造成的时候，要先排除心肺部的疾病。更多有关信息，下面会有介绍。

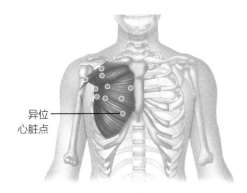

异位
心脏点

胸大肌

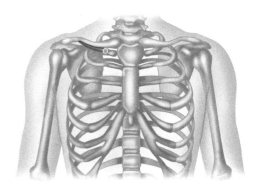

锁骨下肌

锁骨下肌位于锁骨下方，但在第一肋骨之上，处于胸骨和第一肋骨连接处，并且与锁骨相连，可以帮助活动肩部。

常见症状

胸大肌

- 疼痛从胸部、肩部到内臂，或许会延伸到手部。疼痛很可能会严重到影响睡眠。胸大肌的缩短很可能会导致中背部的疼痛，即使这时扳机点还没有形成或扳机点部位还未出现疼痛。
- 动作幅度受限或胸部有压迫感。胸大肌或许与肩周炎有关。请查看第37章关于肩胛下肌相关情况的讨论。

- 胸部压痛，乳头高度敏感，或有衣服刺激胸部的感觉。或许会有胸塞的感觉，由于淋巴回流受阻，感觉胸部有"团块"。
- 异位心律失常，如室上性心动过速、室上性期前收缩或室性期前收缩。这些都是由于躯干右边的一个特定的扳机点导致的，位于第五和第六肋骨中间，距离左侧乳头2.5~5厘米的位置。

锁骨下肌

■ 锁骨下肌可以导致锁骨下方疼痛，从上臂的前方、前臂的外侧往下一直延伸到拇指、食指和中指。

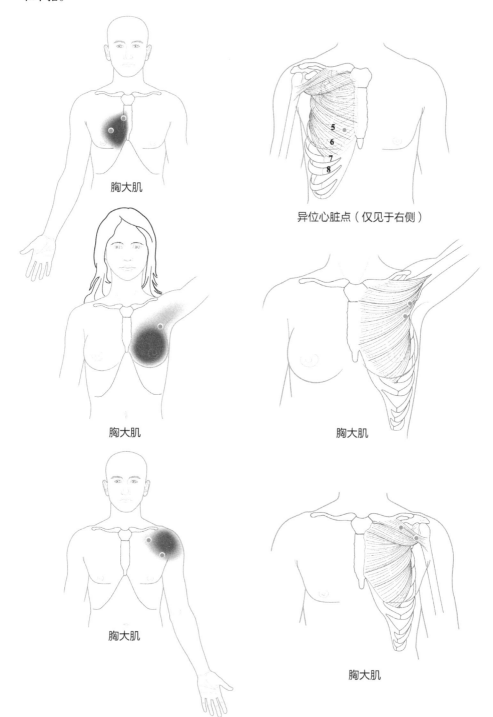

胸大肌

异位心脏点（仅见于右侧）

胸大肌

胸大肌

胸大肌

胸大肌

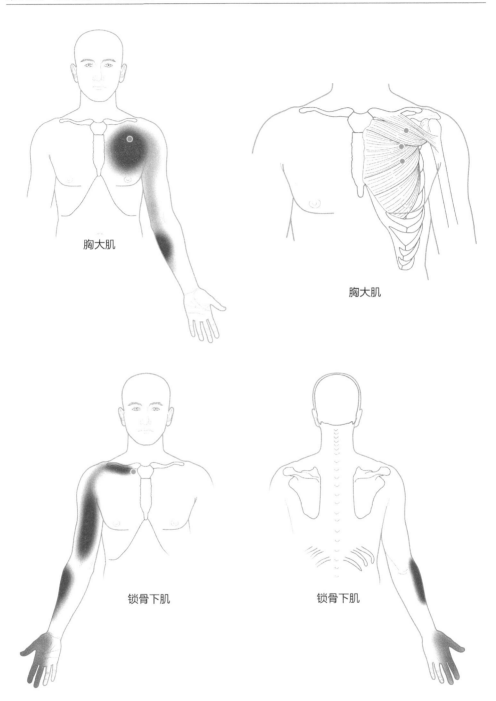

胸大肌

胸大肌

锁骨下肌

锁骨下肌

扳机点的成因、延续和解决方案

- 不良坐姿，懒散的站姿，习惯性的肩膀前收。
- 提重物，尤其是做拉锯式地往外伸的动作。手臂过度使用，将手臂反复收拢在一起，如修剪灌木丛时的动作。
- 肌肉疲劳时受凉。
- 用石膏或绷带固定手臂。

解决方案

- 使用矫正鞋垫来将身体的重心转移到脚掌上。这会使头部回移到肩膀上方，恢复颈椎、腰椎的正常曲线，使肩膀向后伸展，并打开胸部。参见第2章"鞋类"部分。
- 前臂交叉会缩短胸大肌，所以尽量使用与肘部具有相同高度的扶手。找一把能够对腰椎有很好支撑的椅子。至于汽车上或没有足够的腰椎支撑的座位，使用便携式腰部支撑。更多相关信息，请参见第2章的"工效学"。
- 进行举重物或搬运重物的工作时，要时常休息，避免长时间劳作。要做好躯干和手臂的热身。
- 躺在非患侧时，将手臂搭在枕头上。躺在患侧时，在手臂和胸部、腹部之间放一个枕头，保持手臂呈90度角。
- 如果胸罩在皮肤上留下凹痕，那么说明它们太紧了，需要更换。参见第2章的"服饰"。
- 如果手臂被石膏或绷带吊在胸前，根据受伤的部位，可以在这方面做一些保健性的训练。一旦拆除石膏和绷带，开始做一些力所能及的自助性的恢复运动，尽可能避免造成疼痛。

- 持续的焦虑会使你屏住呼吸，随后会引发扳机点。

解决方案

- 参见第4章如何处理情感因素部分，参见第7章如何合理地呼吸部分。

- 心脏病发作，或开放性的心脏手术，切口穿过胸骨，而不是穿过肋骨。

解决方案

- 在胸大肌处的扳机点可能会导致疼痛以及伴有心绞痛似的胸塞。当移动上肢时，胸痛往往是间歇式的阵痛，如果扳机点很活跃，在休息时有时也会产生疼痛。疼痛会影响睡眠。记住心绞痛和扳机点导致的疼痛很可能会同时发生，所以即使可以通过自助性的手段来缓解疼痛，也需要进行心脏功能检测。非心脏的疼痛会导致心电图T波的改变，所以有必要进行进一步的检测。即使患有心脏病，扳机点导致的疼痛也会收缩冠状动脉，从而引起心肌缺血，所以治疗扳机点可以促进心脏的血液循环和缓解不适。
- 扳机点对锁骨下肌的刺激可导致锁骨下动脉和静脉压迫第一肋骨，从而导致胸廓出口综合征。

自助疗法

可能还需要治疗三角肌前束（44）、喙肱肌（45）、胸骨肌（24）、胸锁乳突肌（10）、斜角肌（42）、斜方肌（8）、菱形肌（20）和前锯肌（26），因为它们更容易形成扳机点。在缓解胸大肌疼痛后，斜方肌和菱形肌可能会变得疼痛，所以需要在治疗胸大肌后再进行斜方肌和菱形肌的自助治疗。

如果由于胸肌问题导致肩膀僵硬，可能还需要治疗肩胛下肌（37）、冈下肌（35）、小圆肌（39）和三角肌（44）。如果被诊断患有胸廓出口综合征，也需要检查背阔肌（38）、大圆肌（40）、斜角肌（42）和肩胛下肌（37），因为扳机点可能会引起类似胸廓出口综合征的症状。

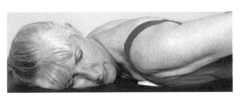

按压

按压胸大肌

脸向下趴着，头部朝向你要进行按压治疗的手臂一侧。将一个球放在胸部下方，并

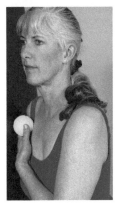

确保它一直运行到腋下。你可能需要把你的重心稍微转移到你正在锻炼的那一侧腋下。如果床的高度足够，你也可以尝试将手臂悬挂在床边。如果你的胸部丰满，你可能会发现将球放在沙发扶手末端或墙壁上，并通过往沙发扶手或墙壁倾斜身体来做这个练习更容易，但要确保你的手臂是放松的。

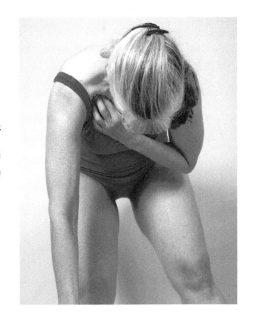

按压锁骨下肌

锁骨下肌的大部分肌肉都在锁骨下面，所以身体必须向前倾斜，让手臂悬垂，使锁骨凸出来。用手指按住锁骨下方，特别是靠近胸骨的部位。

拉伸

胸肌拉伸

参见第17章。

同时检查

斜角肌（42）、胸腰椎椎旁肌（18）、三角肌（44，前部和后部，附带扳机点）、喙肱肌（45，附带扳机点）、胸骨肌（24）、胸锁乳突肌（10）、前锯肌（26）、菱形肌（20）、斜方肌（8）、冈下肌（35）、肩胛下肌（37）、小圆肌（39）、背阔肌（38）、大圆肌（40）。

鉴别诊断

如果无法用扳机点自助疗法缓解症状，可能需要通过医生排除心绞痛、肌肉撕裂、肱二头肌肌腱炎、上皮肌腱炎、肩胛下滑囊炎、内侧上髁炎、外侧上髁炎、C5~C8神经根刺激、肋间神经炎或神经根病变、支气管/胸膜/食道刺激、伴有反流的裂隙性疝气、气体膨胀胃、纵隔肺气肿、结肠脾弯曲的气体膨胀、冠状动脉功能不全、纤维肌痛和肺癌等情况。肌肉突然负担过重引发的剧烈疼痛可能引起肌肉撕裂。需要考虑的骨骼问题包括胸壁综合征、蒂策综合征、肋软骨炎、过敏性剑突手术综合征、心前区捕捉综合征、肋骨滑脱综合征和肋尖综合征，尽管其中许多病症可能完全或部分归因于扳机点。

第24章 胸骨肌

　　虽然不同胸骨的解剖结构差异比较大，但胸骨肌通常覆盖在胸骨上，并且可能仅出现在胸部的一侧。只有约5%的人具有胸骨肌——如果有，目前还不清楚它的功能。

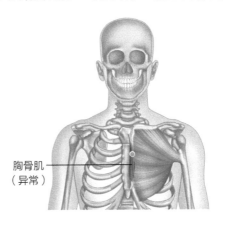

胸骨肌
（异常）

常见症状

- 胸骨下方深深的疼痛，也可能穿过上胸部，延伸到肩部前方，并从上臂内侧向下延伸至肘部。如果延伸到身体的左侧，则可能会超过肘部位置。

- 症状可能被误认为是心脏病发作或心绞痛。
- 位于肌肉顶部的扳机点可能是造成干咳的原因。

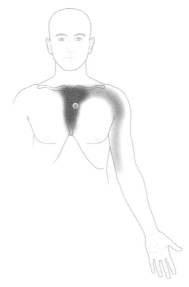

扳机点的成因、延续与解决方案

■ 扳机点可能发展为胸锁乳突肌（10）的附带扳机点。
■ 对该区域的直接创伤，或急性心脏病发作，或心绞痛。

解决方案

■ 检查胸锁乳突肌（10）的扳机点，因为它可能延续胸骨肌的扳机点。

自助疗法

一定要检查可能会导致胸骨肌扳机点的胸锁乳突肌（10），通常这个扳机点也易在胸大肌（23）中发现。

按压

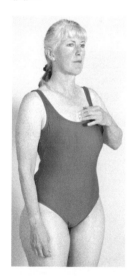

按压胸骨肌

扳机点常见部位在左侧胸骨肌上部2/3处。用一只手的中指按压。如果需要更多的压力，把两只手叠放在一起增加压力，后续可以采用热敷治疗。

同时检查

胸锁乳突肌（10）和胸大肌（23）。

鉴别诊断

胸骨肌疼痛可能会被诊断为肋软骨炎，但应该检查扳机点。如果无法通过自助疗法治疗扳机点，可能需要医生来检查胃食管反流、食管炎和C7神经根刺激等问题。

第25章 腹肌

腹斜肌、腹横肌、腹直肌和锥状肌

有扳机点的腹部肌肉，通常包括腹斜肌、腹横肌、腹直肌和锥状肌。腹肌作为一组覆盖腹部的肌群，为腹部提供了一层保护，同时辅助人体转动和做弯腰动作。

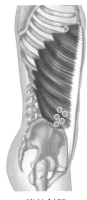

腹外斜肌

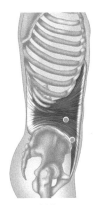

腹横肌

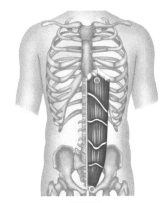

腹直肌

腹肌的扳机点能引起诸如喷射状呕吐、食欲不振、厌食、恶心、嗳气或打嗝、胃灼热、肠道疼痛、腹泻、膀胱痉挛、睾丸疼痛和痛经等症状。这些症状常与器官问题混淆，扳机点可以由器官疾病引发，并使疾病持续下去。需要先排除器官疾病，若发现任何器官疾病都需要治疗，以获得持久的缓解。

常见症状

- 见图中所示全部转移模式。这些都是常见的扳机点，位于腹肌任何位置的扳机点都可以将疼痛或不适引向腹部的对侧，甚至背部。可能会感觉疼痛发生在器官中。
- 用力呼吸可能会增加疼痛。
- 症状通常被描述为灼热、充盈、腹胀、水肿或胀气。

腹斜肌和腹横肌
- 上部的扳机点可能引起胃部疼痛或胃灼热，

以及其他与疝气有着相似症状的疼痛，但这种疼痛更可能是持续的，而与进食或排便的时间无关。下部的扳机点可能引起尿频、尿潴留、尿床、慢性腹泻、腹股沟和睾丸疼痛。

- 频繁地打嗝或呕吐，说明扳机点很可能出现在第十二肋骨末端的背部、底部或附近，也可能位于腹肌的其他位置或筋膜处。
- 躯干转体受限。

腹直肌

- 肌肉上半部分扳机点可能引起从背部中部横贯背部的水平带的疼痛。它们也可引起腹部饱胀感、胃灼热、消化不良、心脏疼痛、胆囊疼痛、消化性溃疡疼痛、妇科性疼痛、阵发的恶心和呕吐。
- 肚脐附近的扳机点通常在弯腰时加重，并可引起腹部或肠道痉挛。如果小孩子腹部因疝气绞痛，请轻轻按压肚脐附近的扳机点。
- 在腹直肌下部1/3处的扳机点可以引起横穿低腰和骶骨（腰椎和尾骨之间的三角骨）的疼痛，以及阴茎的疼痛，还可能引起痛经、肠憩室炎、肾结石和月经问题。可能还有腹泻、尿频、尿潴留、尿痉挛和括约肌痉挛等其他症状。

- 麦克伯尼点，通常在肚脐中线右侧3个手指宽度处，可以引起类似阑尾炎的症状。疼痛经常发生在月经前，在疲劳和焦虑时也会发生。切除的阑尾至少有12.4%是正常的，手术并不能消除疼痛。在这种情况下，疼痛可能是由扳机点引起的。然而，由于阑尾破裂会危及生命，发病时没有时间排除扳机点。如果突然出现腹痛，立即到急诊室就医，包括通过血液检测是否感染。如果最终做了手术，但并没有完全解决问题，那就去寻找扳机点。
- 腹直肌综合征的起因是前脊神经紊乱，会引起类似妇科问题的腹部和盆腔疼痛。

锥状肌

- 疼痛位置一般靠近身体中线，在肚脐和耻骨顶端之间。

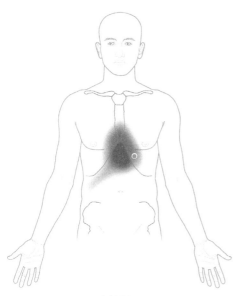

腹外斜肌

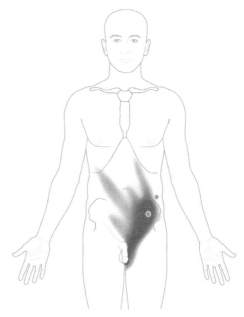

侧腹肌（腹斜肌和腹横肌）

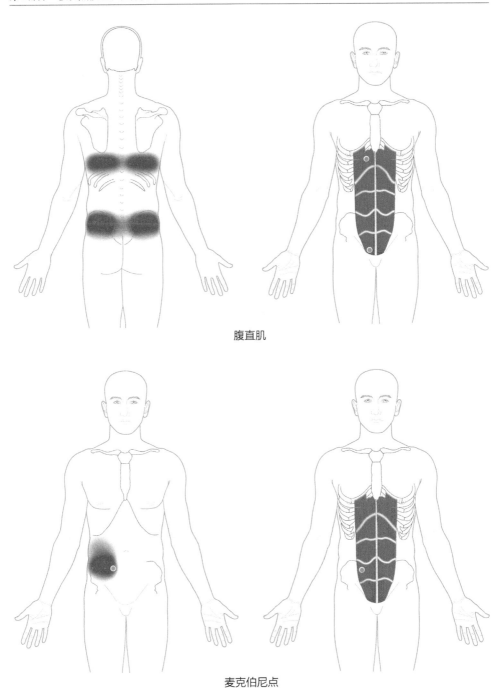

腹直肌

麦克伯尼点

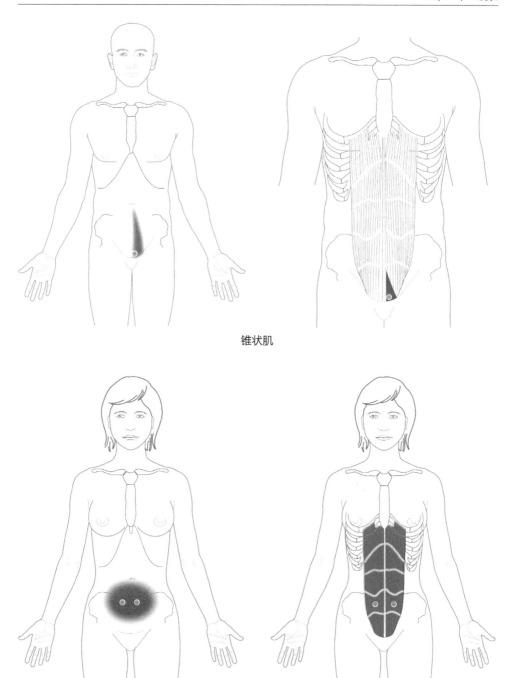

锥状肌

痛经

扳机点的成因、延续与解决方案

- 不良姿势，如长时间弯腰、背部长期无支撑、身体扭向一侧去看计算机屏幕，以及腰带过紧。

解决方案

- 在坐的地方加一个腰部支撑。改善或者更换令人不舒服的家居用品。要注意经常休息，确保腰带或弹性连裤袜不压迫肌肉。有关这些持续因素的更多信息，请参见第2章。头部前倾的姿势可能是腹直肌扳机点导致的，参见第7章。

- 扳机点可以由器官疾病引起，如消化性溃疡、肠道寄生虫（如溶组织内阿米巴和牛肉绦虫或鱼绦虫）、痢疾（饮用不洁净的水引起的腹泻）、肠憩室病、肠憩室炎和胆结石等疾病。即使在器官疾病被治愈之后，扳机点疼痛依然可能会持续。它们也可能是由其他医疗状况引起的，如病毒感染或便秘引起的紧张。

解决方案

- 治疗器官疾病如溃疡、胆结石、寄生虫和肠憩室炎，以消除持续因素（参见第4章）。治疗便秘，尝试多喝水，服用钙、镁和叶酸补充剂。

- 腹部直接创伤，包括手术，如阑尾切除手术或子宫切除手术。

解决方案

- 手术中留下的疤痕通常有很多扳机点，在其周围组织中也有一些扳机点，应寻求专业医生的帮助。

- 情绪压力或整体疲劳。

解决方案

- 了解适当的呼吸技巧（参见第7章）。请参见第4章以解决情绪因素和睡眠问题。

- 暴露在寒冷温度下会使肌肉变得很紧张。

解决方案

- 保持躯干和身体其他部分温暖。

■ 锻炼不当，如做太多快速的仰卧起坐或者长时间的收腹练习。

解决方案

■ 太多的仰卧起坐不仅会引起腹肌的扳机点，还可能引起膈肌（27）中的附带扳机点。在物理治疗师或其他受过训练的专家的帮助下学习适当的调理技术。他们可以依据病人身体条件安排锻炼。不要过度锻炼，不应该进行令人不适或者锻炼后感觉身体酸痛的锻炼。最好是慢慢地增加组数和负重，以使负荷稳步提升，而不是训练受伤后不得不停止练习，直到再次好转。有关详细信息，请参见第5章。

■ 不要试图有意收紧腹部使其平坦，这实际上具有相反的效果。因为长期的紧张状态会形成扳机点，导致肌纤维停止正常的收缩功能，进而导致腹部因无法调节肌肉而变得松弛。

■ 结构性失衡，如解剖学上的两腿长短不一或两侧骨盆（左侧或右侧半个骨盆）大小不一。

解决方案

■ 咨询相关专家获取增高垫和补偿垫。

自助疗法

腹部疼痛可能来自胸腰椎椎旁肌（18）的扳机点，背部的疼痛可能来自腹部肌肉的扳机点，因此应该同时检查这两组肌肉。胃肠道疼痛、绞痛、恶心和打嗝也可能是由胸腰椎椎旁肌的扳机点引起的。下腹部疼痛、触痛和肌肉痉挛也可能来自阴道壁上的扳机点（见第32章盆底肌）。在髋关节内收肌（67）高处的扳机点可能会引起腹股沟和下腹部的疼痛。

按压

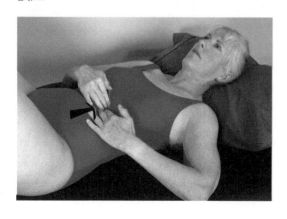

腹部按压

仰卧，用手指对整个腹部的敏感点进行按压。如果膝盖下有枕头，可能会觉得按压更容易。确保从肋骨底部到耻骨的顶部都进行检查，并向外侧检查。在按压耻骨上缘时，向脚部方向按压，而不是朝背部方向按压。可以结合使用热敷或坐在温暖的浴室里进行。

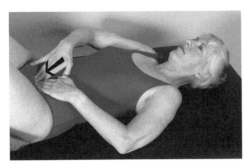
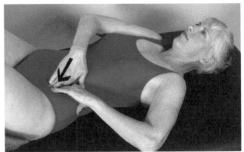

拉伸

腹部拉伸

请参见第17章，也可以尝试17章中的髋关节拉伸。

练习

骨盆倾斜练习

骨盆倾斜练习可以加强腹直肌的力量。如果扳机点最近几周没有疼痛，可以进行这个练习。注意在每次重复练习之间，要有间歇。

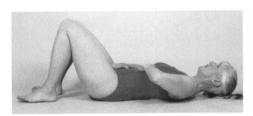
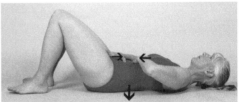
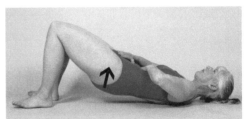

仰卧，并保持屈膝姿势，一只手放在下腹部，另一只手放在肚脐以上。首先将腰部区域平放在地板上，两只手靠在一起。然后将臀部抬离地板，只有脚和背部的中上部仍然在地板上——双手应该更靠近一点。如果双手进一步分开就会拱起背部，从而使背部不平。最后，在地板上放松一下，深吸一口气。

同时检查

前锯肌（26）、胸腰椎椎旁肌（18）、肋间肌和膈肌（27，膈肌）、髋关节内收肌（67）。

鉴别诊断

如果正在经历突发性腹痛，请到急诊室！腹部的疼痛很可能是由腹肌的扳机点导致的，肌肉带中的肌腹位置有明显的结节。腹部疼痛更可能是由于阑尾炎导致整个腹部肌肉大面积的僵硬。可以让医生检查是否患有阑尾炎，包括进行血液测试。我有一名患有轻微腹痛的患者，通过按摩和针灸缓解了一些疼痛。几个月后，她根据医生的意见切除了阑尾。她的疼痛得到缓解，即使没有患病，依然感觉到纤维组织有亚临床症状的慢性刺激。

如果医生排除了患有阑尾炎的情况，可能还需要评估是否有消化性溃疡、结肠炎、疼痛性肋骨综合征、尿道疾病、纤维肌痛、食管裂孔疝、胃癌、肾结石、胆结石、腹股沟疝、肝炎、胰腺炎、妇科疾病、肠憩室病、脐带疝、胸椎或上腰椎神经根刺激、肋软骨炎、蛔虫病、癫痫和腹直肌血肿等疾病。上腹部的疼痛可能是由蒂策综合征或肋骨滑脱综合征引起的。可能需要看脊椎治疗师或骨科医师，来评估是否存在耻骨功能障碍，或者是否是脊椎和肋骨发生了错位。

第26章 前锯肌

前锯肌从上面的第八肋骨、第九肋骨延伸到最靠近脊柱的肩胛骨边缘，用来移动肩胛骨，使手臂抬离躯干。

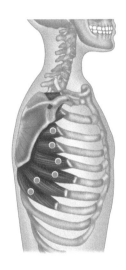

常见症状

- 疼痛位置主要在胸部一侧的腋下，肩胛骨下端附近的中间部位，并可能沿着手臂内侧延伸到手掌、无名指和中指。可能导致胸部触痛。

- 深呼吸时疼痛，可能觉得气短，甚至无法一口气说完一句话——可以将它描述为侧面的"突然刺痛"。

- 躺在有扳机点的一侧时感觉不舒服。

- 肩胛骨的"翼"疼痛，将肩胛骨的顶部从躯干拉脱，并且/或使肩膀向前绕转，并且/或肩部可能呈圆肩状态。

- 支配前锯肌的神经可能被斜角肌（42）卡压。

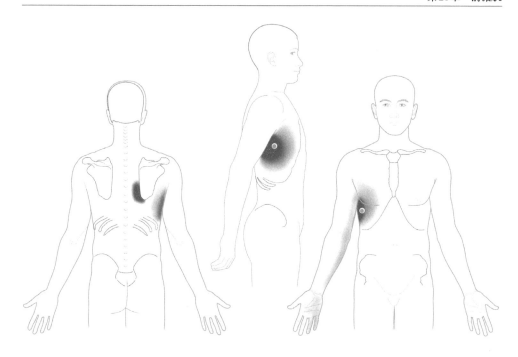

扳机点的成因、延续与解决方案

■ 做俯卧撑、快速跑、持久跑、用力地蝶泳以及做超过头顶的举重练习时引起的肌肉紧张。

解决方案

■ 避免做俯卧撑和超过头顶的举重练习。在睡觉时，躺在无扳机点的一侧。若躺在有扳机点的一侧，则手臂下垫一个枕头。学习适当的呼吸技巧（参见第7章）。

■ 剧烈咳嗽。

解决方案

■ 如果长期咳嗽，需要解决根本的问题（参见第4章）。如果无法治疗咳嗽，则需要清理喉咙，或使用止咳剂来除痰。

■ 高度焦虑。
■ 心脏病发作。

解决方案

■ 可通过心理辅导治疗焦虑症。有关减轻压力的情况，参见第4章的"情感因素"。

自助疗法

　　还可以检查一下斜方肌（8）、菱形肌（20）和胸腰椎椎旁肌（18）的扳机点，因为它们可以产生类似的转移模式，可能有对应的扳机点存在。上后锯肌（36）也可能存在扳机点。由于这些肌肉同样都用于呼吸，前锯肌的扳机点可能引起背阔肌（38）、斜角肌（42）和胸锁乳突肌（10）中的扳机点。其他可能引起侧面扳机点的肌肉是膈肌（27）和腹外斜肌（25）。

按压

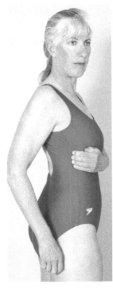

按压前锯肌

　　躺在没有扳机点的一侧，使用该侧的手指按压腋窝下方肋骨侧面。这是一个相当大的区域，所以向前检查到胸部区域，向后检查到肩胛骨，一直到肋骨的底部。

拉伸

　　深呼吸几次会有极大帮助。

胸肌拉伸

　　这个拉伸也有利于前锯肌（参见第17章）。

前锯肌拉伸

　　把胳膊悬挂在椅子的后面，并将躯干转离正在拉伸的一侧。

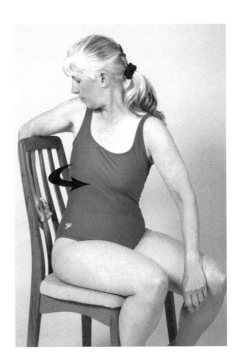

同时检查

　　背阔肌（38）、斜角肌（42）、胸锁乳突肌（10）、胸腰椎椎旁肌（18）、斜方肌（8）、菱形肌（20）和上后锯肌（36）。

鉴别诊断

　　如果无法用扳机点自助疗法缓解症状，可能需要咨询医生以排除肋骨压力性骨折、肋骨软骨炎、肋间神经卡压、C7或C8神经根病变和带状疱疹等情况。可能需要脊椎治疗师或骨科医师来评估中部胸椎是否错位。

第27章 肋间肌和膈肌

　　肋间肌在每条肋骨之间发挥作用，有助于转动躯干和呼吸。膈肌在胸腔下面，在腹腔和胸腔之间形成一个壁，并用来帮助吸气。

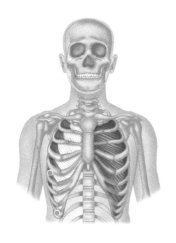

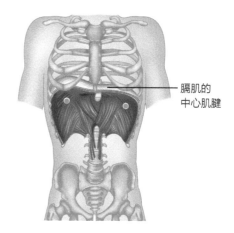

膈肌的
中心肌腱

常见症状

肋间肌

■ 肋间肌的扳机点倾向于在相邻肋骨之间引发局部疼痛，并且可能稍微引向身体前部。较活跃的扳机点可将疼痛引向相邻肋骨上方和下方的肋间隙。扳机点越远离身体的中线，越有可能将疼痛引向中线。

■ 当躯干从侧面弯曲时，扳机点会使疼痛感增强，而当朝向扳机点侧弯曲时，疼痛可能得到轻微缓解。胸椎中上背部转动时可能在方向上受限。

■ 在有氧运动、咳嗽、打喷嚏、深呼吸或完全呼气时疼痛加剧。

■ 由于疼痛，无法抬直有扳机点一侧的手臂。如果因为疼痛而避免抬起手臂，可能会发展成冻结肩——参见第33章的讨论。

■ 可能无法躺在有扳机点的一侧。

■ 心律失常，包括心房颤动，可能来自右侧肋间肌肉的扳机点。

膈肌

■ 膈肌导致的肋骨边缘下方的扳机点，在剧烈运动和完全呼气结束时疼痛感最强。膈肌中心的扳机点可以将疼痛引向同一侧肩膀的顶部。

■ 胸痛、呼吸困难、咳嗽痛、无法充分呼吸，如果呼吸严重受损，可能伴有死亡的恐惧感。

■ 情绪困扰会使疼痛加剧。

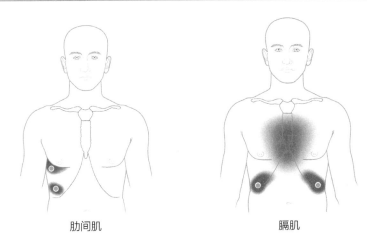

肋间肌　　　　　　　　　　　　膈肌

扳机点的成因、延续与解决方案

■ 创伤，特别是局部创伤，如造成肋骨断裂的冲击，或胸部手术（特别是开胸手术中使用了牵开器）或隆胸。

解决方案
■ 如果在创伤或手术后必须在躯干周围加支架，若条件许可，请每3个小时将其拆除5分钟，当然这需要在获得医生的准许后才能进行。除非在必要的时间内，不要过多地佩戴支架。自己尽可能轻柔地按压扳机点，不要造成伤害或额外的疼痛。

■ 疾病，如带状疱疹或过度咳嗽。

解决方案
■ 由于带状疱疹的发作，扳机点可能在肋间肌中形成，并且该疼痛有可能向肋骨的外侧和背侧延展，治疗扳机点可能是缓解局部疱疹后疼痛的关键因素。
■ 如果患有慢性咳嗽，将需要解决其根本原因。如果无法消除咳嗽，需要遵循医嘱清理喉咙或使用止咳剂来祛痰。

■ 疾病，如气胸（肺萎陷）、脓胸（胸部感染）或继发于肿瘤的胸腔积液（在肺和胸腔之间的膜间积聚的液体）可引发3个肋间肌底部的扳机点，并伴有胸下部疼痛。

解决方案
■ 在以上这些病症得到治疗之后，可以在舒适的范围内轻柔地按压扳机点，而不造成伤害或额外的疼痛。

- 胸大肌（23）中的扳机点。

解决方案

- 参见第23章和第17章如何治疗胸大肌中的扳机点的内容。恢复正确的姿势，特别是头部姿势，这对于治疗扳机点至关重要，因为头部前倾的姿势可以导致并延续多个肌肉的扳机点（见第7章）。坐在汽车里、桌子或计算机前，在吃晚饭或看电视的时候，头部前倾的姿势可能会加剧。在坐的地方使用良好的腰部支撑将有助于矫正较差的坐姿。鞋子中的矫形器可能会改善站立姿势。请参见第2章中的"工效学"和"人体力学"。

- 不合理的呼吸。

解决方案

- 参见第53页的内容，重新训练自己的呼吸技巧。

- 膈肌中的扳机点可能由有氧运动、持续性咳嗽或胃切除手术（部分或全部胃切除）引起。过度的仰卧起坐或抗阻力量练习，使胸大肌、肱二头肌负荷过重，从而使腹直肌（25）产生扳机点，并可能导致膈肌中出现扳机点。

解决方案

- 检查其他的腹肌（25）的扳机点，可以缓解呼吸困难的症状。停止做连续的有氧运动、仰卧起坐或抗阻力量练习，直到扳机点消失，参见第5章的肌肉保护部分。如果有慢性咳嗽，参见第4章的内容。

自助疗法

还需检查前锯肌（26）。深呼吸和腹部扩张时的疼痛很可能是由腹横肌（25）的扳机点引起的，完全呼气时导致的腹部疼痛很可能是由膈肌的扳机点引起的。

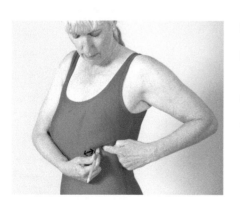

按压

按压肋间肌

按压肋间肌，需要买一个带橡皮的铅笔。将橡皮擦的尖端按在肋骨之间，用一只手握住铅笔，另一只手的食指沿着肋骨之间的空间曲线移动。

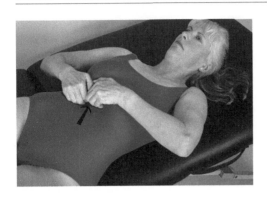

按压膈肌

仰卧，膝盖弯曲，按压膈肌的边缘处。将双手的手指从肋骨边缘一侧勾出，完全呼气时，从下向上压肋骨并将肋骨向外拉，保持放松和呼吸。

拉伸

肱三头肌拉伸

拉伸肋间肌，做肱三头肌（41）伸展运动，重点关注胸腔部位拉伸的感觉。

膈肌拉伸

拉伸膈肌，要充分呼气，注意向外推动肚脐。充分吸气，将注意力集中在胸腔下。动作之间不用停顿或保持姿势——只是有节奏地进行几次呼气吸气而已。

同时检查

前锯肌（26）和腹肌（25）。

鉴别诊断

对于类似肋间肌扳机点导致的疼痛，可能需要咨询医生以排除心脏病或心脏病突发、蒂策综合征、胸椎神经根刺激、肋软骨炎、肿瘤、胸腔积液或脓肿等情况。可能还要让脊椎治疗师或骨科医师检测肋骨或胸椎是否错位。这些情况可能与扳机点同时发现，所以即使通过扳机点治疗得到一些缓解，仍然可能需要去看医生，以确保没有更严重的状况。

对于类似膈肌扳机点导致疼痛的情况，如果仅在右侧疼痛，可能需要去看医生以排除膈肌痉挛、消化性溃疡、食管反流或胆囊疾病等情况。

第28章 腰方肌和髂腰韧带

腰方肌连接第十二肋骨，一直到骨盆顶部以及所有腰椎的侧面。当一侧腰方肌单独使用时，可以稳定腰椎，也可以抬高一侧的臀部，帮助身体完成侧屈。当两侧的腰方肌同时发力时，可以使身体从弯腰姿势转到直立姿势，并在咳嗽时辅助呼气。腰方肌扳机点导致的疼痛大约占骶骨－臀部区域疼痛的30%。

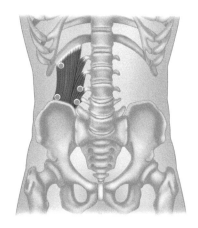

髂腰韧带从第五腰椎的侧面延伸到骨盆，但是某些具有个体变异性的案例会从第四腰椎开始。它的功能在于稳定脊柱，常常涉及腰部和骶骨－臀部区域的疼痛，特别是当L4~L5至S1区域的椎间盘或椎骨受损时。

不要以为是骨刺或腰椎间盘狭窄导致的疼痛，因为许多患有这些病症的人没有疼痛，反之亦然。要始终相信扳机点至少是疼痛的一部分原因。有时人们担心腰部疼痛是因为肾炎。然而，肾炎的症状包括高烧和寒战。如果遇到这些症状，请立即去急诊室就诊。否则，检查扳机点，看看是否可以得到缓解。

常见症状

- 根据扳机点的位置，疼痛可能发生在臀部、骶骨和髋关节，甚至延伸到前面腹股沟、睾丸、阴囊和下腹部等位置，请参阅第144页的图片。骶髂关节（骶骨和髂骨）和大转子（髋关节）的疼痛可能被误认为是关节功能障碍。

- 疼痛通常是深度的酸痛，但在运动中有时

- 是尖锐的刺痛。

- 在爬楼梯、转体和向无扳机点一侧倾斜时疼痛。向前弯腰时幅度受限。

- 疼痛有时无法忍受，不能躺在有扳机点的一侧。翻身到有扳机点的一侧、起床或起身时感觉非常疼痛。站立或直立时可能无法忍受，但可以用手和膝盖爬行。咳嗽或

打喷嚏时可能会引起难以忍受的疼痛。

■ 有人可能会感觉大腿前方疼痛，或者感觉臀部沉重、小腿痉挛、腿部和脚部灼热。

■ 按压腰方肌的扳机点和臀小肌的扳机点，可能会出现与坐骨神经痛类似的疼痛，称它为假性坐骨神经痛更为适合。

■ 髂腰韧带的扳机点会引起第四和第五腰椎周围局部的疼痛，但有时也会引起髋关节深处、腹股沟处的疼痛或大腿前部的弥漫性的疼痛。

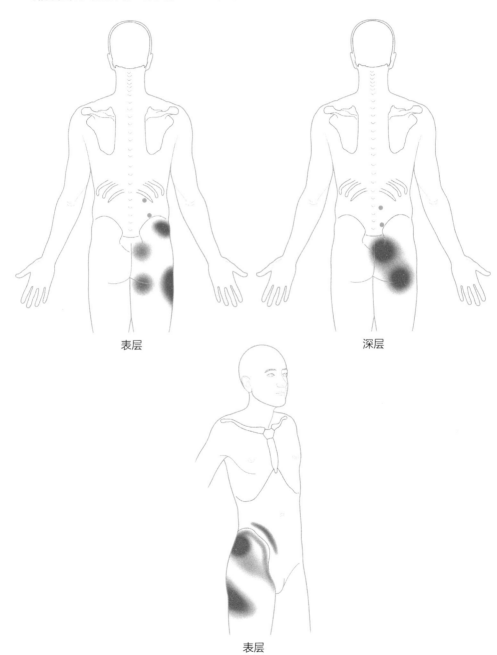

表层

深层

表层

扳机点的成因、延续与解决方案

■ 费力的动作，如抬起重物（特别是当躯干同时旋转时）；从低的椅子、汽车内或床上站起来；在站立时穿裤子、袜子和鞋子。

解决方案

■ 避免搬运重物。如果必须做，一定要屈膝，保持躯干直立，并使物体靠近身体。当从椅子上起立时，将臀部移到椅子的前方，将整个身体稍微转一下，将一只脚放在椅子的前边缘，然后直起身来，使大腿承受一定的负荷，如有需要，可以借助双手支撑。坐下时，采用相反的顺序。当坐着穿裤子、袜子和鞋子，或爬楼梯、梯子时，将整个身体旋转45度，并保持背部直立。

■ 在做园艺活、拖地、搬重物、打着石膏走路，或在倾斜的地面（如海滩或道路）上行走、跑步时造成的反复扭伤。

解决方案

■ 做园艺时，应坐在20~25厘米高的凳子上，要经常休息。避免搬运任何重物，如果必须重复搬起东西，一定要屈膝，保持躯干直立，并保持物体靠近身体。如果由于骨折而必须在一只脚上打上管型石膏，那么另一只脚最好也垫一个与石膏相同厚度的鞋垫。在平滑的水平地面上行走或跑步，直到扳机点消失。避免走倾斜的人行道、海滩和跑道。

■ 坐着的时候，盆骨斜靠在汽车座椅上，或者在裤子后面的口袋里放着钱包。

解决方案

■ 始终确保在所有的座位上，包括车上都有适当的腰部支撑。如果是下凹式座椅，请务必坐在座椅的中间，不要在裤子后面的口袋里放钱包。有关工效学和人体力学的更多信息，请参见第2章。

■ 身体前倾靠在书桌、洗涤槽或其他工作台上。

解决方案

■ 站直身体，而不是前倾靠在洗涤槽和工作台上。如果必须靠在某个地方，尽量缩短时间，并用另外一只手来支撑自己。有关工效学和人体力学的更多信息，请参见第2章。

■ 床垫太旧或者太软；睡在体重较重的人旁边，不得不尽力避免向床低处滚落与其相撞。

解决方案

■ 买一个硬一点的床垫，每5~7年更换一次。可以将胶合板放在弹簧和床垫之间，使支撑面更坚固。详细信息请参见"睡眠用具"。你可能发现仰卧或者侧卧会更舒服一些。用枕头来调整髋部的倾斜程度，或将枕头垫在膝部下方可能会有所帮助。躺在自己感觉舒服的一侧，把枕头放在腿前，把大腿放在上面。确保肌肉不会受凉，特别是在晚上。

■ 创伤，如机动车事故、坠落或摔跤。

解决方案

■ 使用下文的自助疗法。

■ 腹肌较弱。

解决方案

■ 做第25章中的骨盆倾斜练习。仰卧起坐不是一个好的练习方法，但是可以在物理治疗师或其他专业人员的监督下进行坐姿练习。

■ 结构不对称，如在解剖学上一条腿比另一条腿短，即使这个差异只有0.125英寸（约3毫米）。短的上臂会在你使用扶手时导致身体靠向一侧，一侧骨盆较小（要么是骨盆的左半边，要么是右半边）会使躯干发生倾斜。无论是哪种结构不对称，久坐都会加剧疼痛。

解决方案

■ 更多信息请参阅第4章"脊柱和骨骼因素"。如果通过鞋垫弥补两腿的长短不一，请从薄的鞋垫开始，逐渐增加鞋垫厚度，直到合适为止。在此过程中，对胸腰椎椎旁肌（18）进行训练，以帮助背部肌肉进行调整。如果你是短臂，可以购买具有可调节抓手或有带状海绵的椅子，以提高扶手高度。

如果腰方肌的疼痛持续了数周以上，或者暂时不能接受扳机点治疗，请务必解决第3章和第4章中讨论的任何系统性的持续因素。特别检查有关维生素和其他营养缺乏症、器官功能障碍和疾病（特别是甲状腺不足）、急性或慢性病毒感染、细菌或寄生虫感染，以及情绪因素和导致身体组织胺水平高的过敏等问题。

自助疗法

进行自助疗法时一定要对两侧肌肉都进行治疗！只需要治疗一侧肌肉的情况很少见，特别是腰部和臀部肌肉。检查臀中肌（31），因为这块肌肉中的扳机点可以激活腰方肌的扳机点。臀中肌和臀小肌（62）中的扳机点可能会导致腰椎间盘松弛。

将双手叉在腰部的两侧，然后向下压在骨盆的顶部可以有效缓解疼痛，可以进行一些运动，同样也可以使用拇指按压肌肉。

按压

按压胸腰椎椎旁肌

作为椎间盘自我治疗的一部分，需按压胸腰椎椎旁肌（18），因为大多数时间那些肌肉也在一定程度上参与了椎间盘的活动。

按压腰方肌

谈到腰部区域的治疗，大多数人都有明显的腰椎曲线，因此可能需要在地板上进行，使用网球或棒球，但要确保这不是太困难（参见第5章中的一般准则）。不要使用垒球，因为它太大了。可以用手来移动球，在腰部区域寻找扳机点。不要将背部压在球上，如果被诊断出有椎间盘突出，则要小心，球不要太靠近脊柱！

按压髂腰韧带

髂腰韧带在第五腰椎和骨盆边缘之间的小窝内。首先要用拇指来找到它。仰卧屈膝，躺在硬支撑面上，如木质或油毡地板或非常薄的地毯上，压在高尔夫球上利用体重进行按压。如果压力不够，将同一侧的小腿放在对侧的膝盖上。还可以继续向下延伸到骶骨的顶部，以找到S1多裂肌（参见第18章有关多裂肌的图片）。

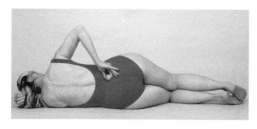
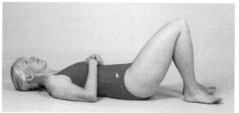

拉伸

仰卧自我拉伸

仰卧，膝盖弯曲，双手放在头后。如果不把手放在头后，身体就不会充分伸展。将一条腿放在另一条腿的膝盖上，然后用腿将另一条腿的膝盖轻轻向下拉到地板上。此过程中应该能感觉到腰部和臀部的拉伸。然后将腿从膝盖上移开，回到中立位置，并在对侧重复。可以在每一侧多重复几次。

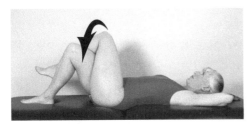

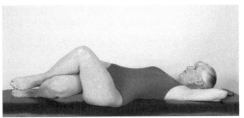

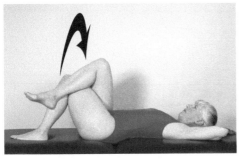

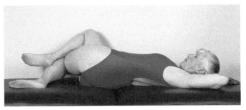

仰卧抗阻自我拉伸

当扳机点几周内都没有引起疼痛时，在仰卧自我拉伸过程中，可以短暂地施加阻力以达到额外的拉伸。使用左腿拉伸右侧时，短暂地用右膝盖向上推靠左腿，然后放松身体，并在对侧重复。

提髋拉伸

直腿仰卧。将双手放在胯部，吸气时，伸展一条腿，使一侧的骨盆向下倾斜，腰部产生拉伸感。回到中立位置时呼气，然后在另一侧重复。

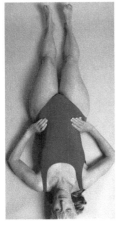

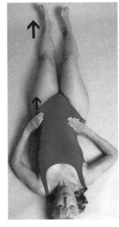

同时检查

胸腰椎椎旁肌（18）、髂腰肌（22）、腹肌（25）、背阔肌（38）、臀中肌（31，主要扳机点和附带扳机点）、臀小肌（62，附带扳机点）。

鉴别诊断

如果无法用扳机点自助疗法缓解症状，可能需要去看医生，来排除脊髓肿瘤、重症肌无力、胆结石、肝脏疾病、肾结石、尿路问题、腹内感染、肠道寄生虫、肠憩室炎、主动脉瘤和多发性硬化等疾病。找脊椎治疗师或骨科医师评估椎体脱位和骶髂关节半脱位的情况。

第29章　梨状肌

梨状肌、孖肌、股方肌、闭孔内肌和闭孔外肌

梨状肌一端附着于骶骨的内表面朝向身体的中线，另一端附着于股骨的大转子（大腿骨的上端）。腿部承重时，梨状肌可以防止大腿向中线过度旋转。当腿部不承受重量并且直立时，梨状肌将大腿向外旋转，但是当臀部弯曲到90度时，它使得腿部保持在中线位置。

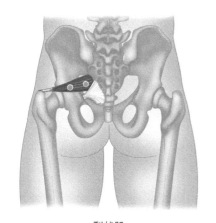 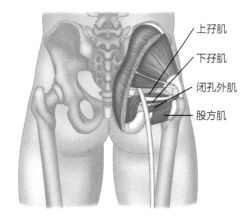

上孖肌
下孖肌
闭孔外肌
股方肌

梨状肌

梨状肌中的扳机点是非常常见的，并且通常在某种程度上涉及局部疼痛和从臀部、骨盆区域向外辐射的疼痛，通常称为梨状肌综合征。女性疼痛的概率远远超过男性，两者比例为6：1。

梨状肌的扳机点可以通过神经卡压和/或其他肌肉的牵涉引起疼痛。当梨状肌增大时，容易压迫坐骨神经及其他主要神经和血管。即使存在卡压，也有可能存在扳机点。这可能还只是一部分原因，因为扳机点会导致肌肉隆起。尽管坐骨神经的纤维在大约11%的患者中穿过梨状肌，但特拉维尔和西蒙斯推测，这实际上可以防止卡压问题，因为在他们的外科研究中，没有外科医生报道过他们的病人因为坐骨神经卡压而进行手术。

梨状肌下面还有5个短的大腿外侧旋转肌：孖肌（上孖肌和下孖肌）、股方肌、闭孔内肌和闭孔外肌。它们引起的疼痛模式与梨状肌扳机点相似。需注意的是，疼痛可能至少部分来自其他横向旋转肌之一。通过对整个臀部区域进行按压治疗，特别是从中间区域到"坐骨"（坐骨结节），可以解决短侧髋关节旋转肌中的所有扳机点。

常见症状

- 疼痛主要涉及骶髂关节、臀部和大腿后方。
- 疼痛在坐着和活动期间更严重，你可能会经常扭动并转换姿势试图让自己舒服一些。坐下时，可能难以将一条腿叠在另一条腿的膝盖上。
- 仰卧时，脚向外旋转，而不是与腿对齐。

- 如果梨状肌紧张或凸起压迫坐骨神经，所引起的疼痛可能一直延伸到小腿和脚底部，臀部肌肉可能萎缩，脚可能麻木难以行走，腿部肿胀；压迫阴部神经可能会导致肛门或肛门前部区域的疼痛。

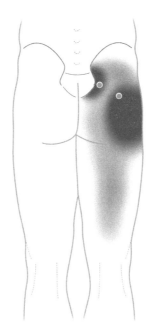

扳机点的成因、延续与解决方案

■ 坐姿较差，如屈膝坐在床上看书，或以其他方式坐着，使臀部承受身体大部分重量。坐在地板上，特别是膝盖向前弯曲，或跪坐在脚上。长时间驾驶。

解决方案

■ 不要在床上读书、坐在地板上，或以任何其他让臀部承受身体大部分重量的姿势坐着，也不要跪坐在脚上。用腰部支撑坐立，使股后肌群承担体重（参见"工效学"，第15页）。坐在枕头上可能会暂时缓解疼痛。睡觉时，将枕头垫在双腿之间，从膝盖到脚踝。不要让双腿屈曲达到90度的角度。不要长时间不休息。可以考虑给汽车配备巡航控制系统，以便可以定期活动双腿。

■ 臀部紧绷。

解决方案

■ 如上所述，梨状肌综合征患者女性比男性多。我注意到当女性压抑自己的愤怒时，往往会收紧臀部的肌肉，而这些患者往往有梨状肌扳机点。有关情绪因素和解决方案的讨论，请参见第4章。日常需要注意到臀部收紧的情况，并有意识地反复放松，重新训练自己不要紧张。

■ 肌肉负担突然过大，如坠落时突然抓住把手，体重放在一条腿上时强力旋转，或者在弯腰和抬起重物时侧身扭动。
■ 重复性运动损伤，如在向身后扔东西时反复扭转和跑步。

解决方案

■ 在扳机点消失前避免跑步、打网球、踢足球和打排球。

■ 受伤，如对肌肉的直接冲击或遭遇车祸。

解决方案

■ 可能需要先看医生来检查是否有椎间盘突出。即使有椎间盘问题，也可以通过扳机点的治疗来缓解所有的疼痛。但注意不要直接在受伤区域或附近按压。如果没有椎间盘问题，可以通过自助疗法来缓解扳机点。

- 髋关节炎或髋关节置换手术，尽管我相信在许多情况下，扳机点可能是第一次出现，并且多年未经治疗，从而导致关节卡在一起、球窝关节过度磨损。
- 骶髂关节错位。

解决方案

- 治疗扳机点，这样也许就不需要进行外科手术。如果已经进行了手术，这些自助疗法将有助于减少任何形式的残余的疼痛，防止扳机点进一步损害其他肌肉。如果涉及骶髂关节，则必须与梨状肌同时治疗。找脊椎治疗师或骨科医师进行腰椎和骶髂关节功能障碍的评估。

- 结构不对称，如第二趾较长、在解剖学上一条腿比另一条腿短，或脚内旋。
- 用较高的鞋垫过度修正较短的腿。

解决方案

- 如果在解剖学上有一条腿比另一条腿短，或者是一侧骨盆（骨盆的左半边或右半边）较小，请咨询专家以使用适当的鞋垫。如果疼痛是在一侧抬起来后才有，请重新测量一下身高。如果有一个较短的蹈趾和较长的第二趾，需使用矫形器来防止内翻。更多详细信息，请参见第2章和第4章。

- 疾病，如慢性盆腔炎或传染性骶髂关节炎。

解决方案

- 如果怀疑有任何感染，请立即去看医生，特别是伴有感冒和发烧的情况。

自助疗法

　　治疗梨状肌和骶髂关节后，如果在膈肌区域的肋骨下缘发生深度疼痛，请学习正确呼吸法（见第7章），并对膈肌（27）实施自助治疗。

按压[*]

按压胸腰椎椎旁肌

　　作为梨状肌自助疗法的一部分，也需要按压胸腰椎椎旁肌（18），因为大多数时候，这些肌肉在一定程度上都会对梨状肌的扳机点产生一定影响。

---

[*] 给按摩治疗师的提示：将患者移动到桌子边缘并将其腿部放在侧面上，对闭孔内肌的外侧部分（在闭孔上）进行按压；将小腿放在垫有枕头的椅子上，使腿部弯曲约90度，然后以约45度的角度按压闭孔内肌。

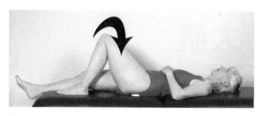

按压梨状肌

　　仰卧，弯曲腿部，在臀部区域找到扳机点，在床上用网球按压骶骨的边缘（腰椎和尾骨之间的骨三角），沿着骨盆顶部和腰部的底部曲线之间的一条直线一直向髋关节方向运动。当接近髋关节时（收紧臀部肌肉，那里会有一个大的凹陷），向一侧放平腿，同时保持膝盖弯曲，检查梨状肌是否有扳机点。

拉伸

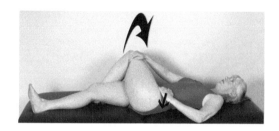

梨状肌拉伸

　　仰卧，将左脚叠放在右膝盖的外侧。用左手往下压骨盆左前方。右手将左膝盖向下压，向着地板拉伸。吸气，深呼气，着重在呼气时放松肌肉。在另一侧重复。

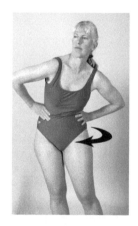

肚皮舞

　　站立时，将双手放在髋部，尽可能舒适地将臀部旋转一圈。然后沿相反方向旋转。

同时检查

　　臀小肌（62，后部）、盆底肌（32，肛提肌和尾骨肌）、臀大肌（30）和臀中肌（31）。

鉴别诊断

　　如果无法用扳机点自助疗法缓解症状，或两侧均感到疼痛，则需要用MRI来排除中枢管的脊柱狭窄（脊髓穿孔的狭窄）。如果疼痛难忍，需要进行手术治疗。

　　骶髂关节炎或其他关节炎可能会导致梨状肌产生扳机点，需排除该扳机点。

第30章 臀大肌

　　臀大肌附着在骨盆、骶骨和尾骨（尾椎）的顶部，一端连接身体的中线，另一端则连接到髂骨带和大腿骨（股骨）。它的厚度可能超过2.5厘米。它的大面积和纤维方向使得双腿得以直立，是区分人类与其他动物，包括其他灵长类动物的特征之一。臀大肌是比较强壮的肌肉，可以辅助大腿的伸展和外旋。跑步、跳跃、爬楼梯、徒步旅行、游泳以及从坐姿起立都要用到臀大肌。

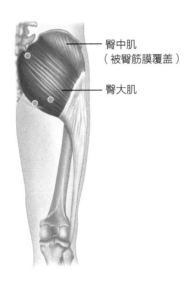

臀中肌
（被臀筋膜覆盖）

臀大肌

常见症状

- 疼痛涉及臀部、骶骨下部、骶髂关节（骶骨和大骨盆接合处）或尾骨，大多数靠近扳机点所在位置。坐下时，偏离扳机点的尾骨也可能有痛感。

- 在臀部底部的扳机点导致的疼痛，有时发生在臀部深处。在硬座位坐下时，可能会感觉像是钉子扎到了骨头上。

- 如果爬坡，疼痛就会越来越严重，特别是向前弯腰、游泳或在冷水中时。

- 股后肌群紧张时会出现动作受限的情况。

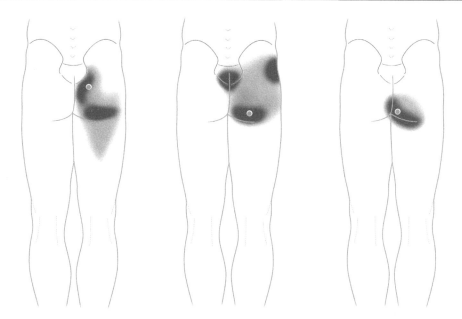

扳机点的成因、延续与解决方案

■ 违反人体力学的姿势，如长时间上坡、身体向前倾斜、经常弯腰、坐下时裤子后面的口袋里装有钱包，或者坐在一个位置上太久，特别是身体斜倚，双腿挺直。

解决方案

■ 减少工作以及远足上坡时身体向前倾斜，直到扳机点消失。搬重物时膝盖弯曲会对臀大肌造成更大的负担，因此避免搬重物，直到扳机点消失。如果必须搬重物，俯身单膝跪地，然后把手放在大腿上，辅助两腿站立。从椅子上起立时，将手放在大腿上以协助起身。
■ 不要把钱包放在裤子后面的口袋里。一次坐着的时间最好为15~20分钟，走动一会再坐下。在房间放置一个计时器可以帮助记住休息时间。

■ 侧卧睡觉，大腿屈于胸前，而且下面没有枕头垫着，或者长时间双腿直立地仰卧。

解决方案

■ 如果仰卧睡觉，可以将枕头放在膝盖下。侧卧睡觉时，双腿之间放置一个枕头。

■ 体育活动，如游泳，特别是自由泳和蛙泳；站立或躺卧时抬腿。

解决方案

■ 如果游泳，请选择仰泳或侧泳来代替自由泳和蛙泳。不要做抬腿的动作。

■ 该部位有创伤，如对肌肉的直接撞击、跌倒或差点跌倒（因为肌肉会收缩来防止跌倒），或接受肌肉注射，特别是刺激性药物。

解决方案

■ 如果以前受过伤，请使用下面的自助疗法。如果需要接受肌肉注射，请向医生咨询是否可以将注射部位换到三角肌或大腿肌肉。

■ 结构不对称，如骶髂关节不齐，站立时头部前倾，解剖学上两腿不等长，或拇趾比第二趾短，从而导致脚过度内翻。

解决方案

■ 找脊椎治疗师或骨科医师检测骶髂关节是否需要调整。见第7章，调整头部前倾的姿势。需要用增高垫校正差值大于0.25英寸（约6毫米）的长短腿，如果有较短的拇趾和较长的第二趾，请佩戴矫形器以防止足内翻，详见第2章和第4章。

自助疗法

按压

按压胸腰椎椎旁肌

　　胸腰椎椎旁肌（18）的僵硬可导致另一侧的骨盆发生倾斜并旋转，引起髋关节疼痛，并使臀部肌肉产生扳机点。首先要保证按压到两侧的胸腰椎椎旁肌，然后按压左右两侧的臀部肌肉。

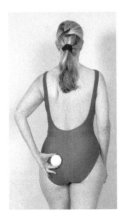
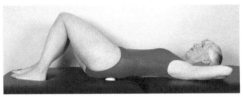
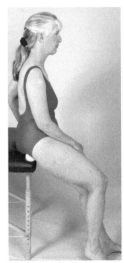

按压臀大肌

　　仰卧，在床上用网球找到髋部区域的扳机点。特别是沿着骶骨的边缘（脊柱下方的骨三角）进行搜索，一直到臀部底部。靠在如沙发扶手等有衬垫的支撑面，可能会更容易按压到较低部位的扳机点，这种姿势可以使臀部和尾骨附近压力不易抵达的部位获得压力。

拉伸

腰背拉伸

关于这一拉伸练习的详情请参见第18章，这种拉伸也有利于臀大肌。最终，应该可以无疼痛地把大腿抬到胸部。

腹部拉伸

如果腹直肌（25）和髂腰肌（22）有扳机点，放松臀大肌可引发其痉挛。如果发生这种情况，需要对这两块肌肉进行拉伸（见第17章）。

练习

骑自行车时臀大肌不要用力。在户外骑自行车或正常行走时，只能最低限度地增加做功和踩踏速度。这意味着一旦扳机点失去活性，要调理臀大肌的话，你必须进行游泳、徒步登山、跳跃或其他健体活动。调理臀大肌，将心率保持在有氧运动的最佳范围内，而不是无氧运动。可以在互联网上找到根据年龄确定的最佳心率范围的图表。

同时检查

臀中肌（31）、腘绳肌（56）、胸腰椎椎旁肌（18）、臀小肌（62）、髂腰肌（22）以及股四头肌（65，股直肌）。

第31章 臀中肌

臀中肌一端连接骨盆顶部，另一端附着于大腿骨（股骨）的大转子。当重心移动到一条腿上时，它可以稳定同一侧的骨盆。该肌肉对于在步行和其他激烈的活动中的耐力和力量来说至关重要。

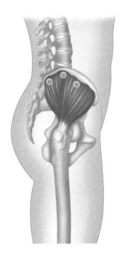

臀中肌扳机点的疼痛通常被称为腰痛或下腰痛，尽管许多人将腰部疼痛称为腰背痛。为了避免混淆，我使用术语腰部疼痛、臀部疼痛和骶骨区域疼痛，并避免使用非特异性延展的下腰痛。

常见症状

- 疼痛可以从骶骨，沿着骶髂关节，发展至臀部的其余部分，这取决于扳机点的位置。TrP3在上班族和跑步者中很常见。

- 坐在较低的位置时疼痛。走路时疼痛，特

别是那些第二趾比踇趾长的人。如果难以在有扳机点的一侧躺下，疼痛点很可能在背部。

- 扳机点可能会导致颈部疼痛和头痛。

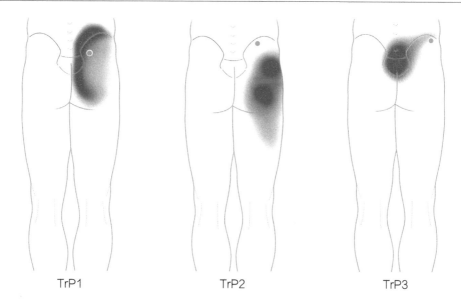

TrP1　　　　　　　　TrP2　　　　　　　　TrP3

扳机点的成因、延续与解决方案

■ 违反人体力学和工效学的姿势，如站立时重心长时间压在一条腿上、座椅太低，或坐下时裤子后面的口袋里有一个钱包，或以胎儿的姿势睡觉。

解决方案

■ 要坐着穿下衣和鞋子。避免坐在一个位置太久，不要盘腿。在房间另一侧放一个计时器，确保可以定时起来将其关闭。不要在裤子后面的口袋里放钱包。侧躺时枕头放在两腿膝盖之间。最舒服的姿势可能是躺在没有扳机点的一侧，用枕头支撑着躯干。

■ 运动造成的运动伤害，如长时间的网球比赛、进行有氧运动、在沙滩上漫步；骑自行车，如骑健身自行车。

解决方案

■ 可能需要停止或改变加剧扳机点的活动，直到将其消除为止。可能需要在活动之前和之后使用自助疗法进行治疗。

■ 该部位的创伤，如对肌肉的直接撞击，跌倒或差点跌倒（因为肌肉会收缩以防止跌倒），或接受肌肉注射，特别是刺激性药物。

解决方案

■ 如果受伤了，请使用下面的自助疗法。如果接受肌肉注射，请询问医生是否可以将注射部位换到三角肌或大腿肌肉。

■ 结构不对称，如骶髂关节不齐、站立时头部过于前倾、解剖学上两腿不等长，或跗趾比第二趾短导致的足内翻。

解决方案

■ 找脊椎治疗师或骨科医师检查骶髂关节是否需要调整。参见第7章，调整头部前倾的姿势。需要用增高鞋垫校正0.25英寸（约6毫米）或更大差异的长短腿，如果有较短的跗趾和较长的第二趾，请佩戴矫形器以防止足内翻，参见第2章和第4章。

自助疗法

如果自助疗法只能暂时性缓解疼痛，请检查腰方肌（28），因为该肌肉中的扳机点可以导致并延续臀中肌的扳机点。还需检查梨状肌（29），因为它与臀中肌经常同时有扳机点。如果在背部手术后持续疼痛，请检查整个臀部区域以找到潜在的扳机点。

按压

按压胸腰椎椎旁肌

收紧一侧的胸腰椎椎旁肌（18）可导致另一侧的骨盆倾斜并旋转，引起髋关节疼痛和臀部肌肉的扳机点。首先要按压两侧的胸腰椎椎旁肌，然后再按压左右两侧的臀部肌肉。

按压臀中肌

臀中肌的常见扳机点数量比多数人认为的要多，所以很容易被忽略。它通常很柔软，所以有可能认为自己已经找到了肌肉，但实际上已经错过了。如果穿的内裤或裤子长到腰部，扳机点刚好在内裤线或腰带以下，即在骨盆边缘以下。它们也可能在骨盆外侧，所以必须在整个边缘区域仔细检查。

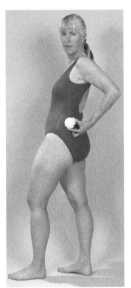

仰卧，将球放在靠近骶骨（腰椎和尾骨之间的骨三角形）的位置。沿着骨盆的边缘移动球，开始向外按压。继续向前按压直到按到边缘，确保按压了整个肌肉。

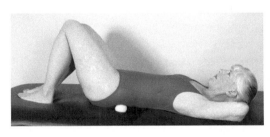

拉伸

外展拉伸

躺在床上，身体前侧靠向床的边缘。位于床上的腿弯曲，另一条腿悬在身体前侧的床边缘，借助重力让身体伸展。

然后，躺在床上，身体背部靠在床边，把上面的腿垂放在身后的床边上。对于这两种伸展，使用深呼吸来帮助延长伸展。

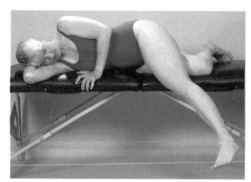 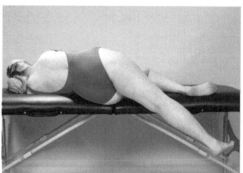

同时检查

梨状肌（29）、臀小肌（62）、臀大肌（30）、阔筋膜张肌（63）和腰方肌（28）。

鉴别诊断

如果无法通过扳机点自助疗法来缓解症状，而家人或你本人有心脏病史或循环系统问题，你可能需要看医生以排除间歇性跛行（主动脉狭窄）的情况，因为这种情况可能导致臀中肌和阔筋膜张肌的扳机点。

第32章　盆底肌

括约肌、会阴横肌、肛提肌、尾骨肌、坐骨海绵体肌、球海绵体肌和闭孔内肌

盆底肌一般位于泌尿生殖道周围的盆骨之间。除了尾骨肌作用于尾骨和骶髂关节，以及闭孔内肌作用于大腿，大部分肌肉的功能在于控制肛门、阴茎、阴道、尿道。

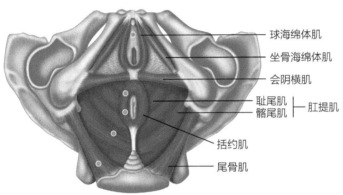

- 球海绵体肌
- 坐骨海绵体肌
- 会阴横肌
- 耻尾肌 ⎤ 肛提肌
- 髂尾肌 ⎦
- 括约肌
- 尾骨肌

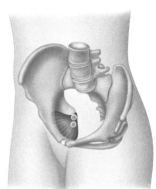

闭孔内肌

盆底肌扳机点的患者中83%是女性。因为这些症状是如此令人痛苦，诊断时往往很少联系到扳机点，我在此加入了一个章节，这样患者就能找一个专业人员来评估扳机点的存在和它们的持续因素。虽然很少有相关的自我按压和拉伸技术来治疗此扳机点，但你仍然可以解决一些潜在的持续因素。

常见症状

括约肌

■ 疼痛的区域包括尾骨部位，通常还包括肛门和骶骨（腰椎和尾骨之间的三角形骨头）下部，扳机点还可能引起排便疼痛。患者难以准确地解释疼痛的位置，通常将其描述为尾骨、髋关节或背部疼痛。

会阴横肌

■ 疼痛的区域包括尾骨，并且通常包括肛门和骶骨下部。患者难以准确地解释疼痛的位置，通常将其描述为尾骨、髋关节或背部疼痛。

肛提肌（包括*耻尾肌*和*髂尾肌*）

■ 疼痛的区域包括尾骨，并且通常包括肛门和骶骨下部。患者难以准确地解释疼痛的位置，通常将其描述为尾骨、髋关节或背部疼痛。

■ 扳机点可能导致阴道疼痛、直肠疼痛或骨盆内的疼痛。坐着会不舒服，仰卧或排便时可能会使疼痛加重。

■ 可能与便秘或排便频繁有关。

■ 疼痛可能被诊断为尾骨痛，虽然此时尾骨没有问题。疼痛也可能被诊断为肛提肌综合征或其他类似症状。

尾骨肌

■ 疼痛的区域包括尾骨，并且通常包括肛门和骶骨下部。患者难以准确地解释疼痛的位置，通常将其描述为尾骨、髋关节或背部疼痛。

■ 坐着会疼痛。

■ 扳机点可能会引起怀孕晚期和早期时的肌筋膜背痛。

■ 疼痛可能被诊断为尾骨痛，虽然此时尾骨是正常的。

坐骨海绵体肌

■ 扳机点所致的疼痛可能涉及生殖部位，如阴道、阴囊底部的阴茎处、阴囊或阴道和肛门之间的区域。

球海绵体肌

■ 扳机点所致的疼痛可能涉及生殖部位，如阴道、阴囊底部的阴茎。

■ 扳机点可能会导致妇女阴道和肛门之间的疼痛。

■ 扳机点可能会导致男性阴囊后部区域的疼痛，坐直时不舒服，有时会伴有一定程度的阳痿。

闭孔内肌（骨盆内部）

■ 扳机点可能导致阴道疼痛，也可能引起肛门和尾骨区域以及大腿上部的疼痛。可能会引起直肠疼痛和饱腹感。

术后阴道壁扳机点

■ 在子宫切除手术后，阴道壁可能形成扳机点，这会导致下腹部和子宫颈部疼痛。患者通常用他们熟悉的术语来描述：*卵巢疼痛、月经痉挛或膀胱痉挛*。对阴道扳机点施加压力会再现此症状。

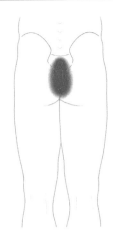 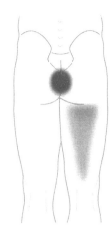

扳机点的成因、延续与解决方案

■ 肌肉痉挛和敏感可由骶髂关节功能障碍（骶骨和髂骨相接处的可移动关节不能正常移动）引起。此外，附着于骶骨的盆底肌的扳机点可能会破坏骶髂关节的稳定性。
■ 严重摔倒、机动车事故或手术会激活骨盆区域的扳机点。

解决方案
■ 让脊椎治疗师或骨科医师来治疗腰骶、骶髂关节和骶尾关节的功能障碍。一些物理治疗师专门治疗骨盆肌肉，并使用各种技术，包括增强的训练方案。

■ 大多数时候，不能识别引发疼痛的特定原因。在这些情况下，需要确认并解决营养或其他系统的持续因素。

解决方案
■ 参见第3章和第4章。

■ 肛提肌扳机点可由长时间坐姿不当引起。

解决方案
■ 坐直，并正确使用腰部支撑（参见第2章）。

■ 痔疮、子宫内膜异位症、慢性输卵管炎、慢性前列腺炎、间质性膀胱炎等与肛提肌综合征有关的慢性炎症。

解决方案
■ 找医生诊断和治疗慢性炎症。

治疗技术（对医师而言）

按压

对于尾骨区域和尾骨肌的扳机点，从阴道触诊比直肠难，这是由于直肠有两层黏膜而阴道只有一层黏膜。因此，良好的检查和治疗必须包括直肠和阴道检查。

括约肌、肛提肌、尾骨肌、闭孔内肌和骶尾神经肌最好通过直肠进行检查和治疗。首先检查痔疮，因为它们会使检查变得痛苦，并成为扳机点的成因。如果括约肌有扳机点，这也可能引起很大的痛苦。因此，让患者放松，医师慢慢伸入手指，如果这还是太痛苦，请尝试进行阴道检查。

在女性群体中，球海绵体肌只能通过阴道检查。尾骨肌和闭孔内肌部分可通过阴道更好地加以检查。男性的会阴横肌、坐骨海绵体肌和球海绵体肌扳机点可从外部检查，前两个肌肉的扳机点，女性也可以从外部检查。

关于盆底肌更详细的检查介绍可参见*Myofascial Pain and Dysfunction: The Trigger Point Manual, Vol.2, The Lower Extremities*（Travell and Simons 1992，pp.110–129）。

同时检查

臀大肌（30）和梨状肌（29）。

第33章 肩部、上臂和肘部疼痛

影响肩部、上臂和肘部的许多常见病症可以完全或部分地由扳机点引起，包括冻结肩、网球肘和胸廓出口综合征。扳机点收缩导致肌肉紧绷，突然的肌肉压力会导致肩袖受伤，扳机点会在受伤后形成，会干扰正常的愈合。

冻结肩

肩胛下肌（37）中的扳机点主要导致严重的疼痛和动作受限，常常诊断为冻结肩、黏膜性囊膜炎或偏瘫。这些是用于描述肩部疼痛和运动受限的一般术语，通常不是肩带生理上实际发生的问题的具体诊断。症状恶化后，患者无法将手臂抬高至肩膀以上，无法将手臂伸过胸部。无论使用还是不使用手臂都会感到疼痛，在运动时和夜间会更加疼痛。伴随着其他肌肉的扳机点的干扰，每个扳机点的疼痛都有所增加，并使运动进一步受限。

肩带的肌肉、滑膜、黏液囊或韧带有时会发生组织增生，但问题仍然可能是从肩胛下肌的扳机点开始的。事实上，肩胛下肌的扳机点可能导致血管收缩，降低到达肌细胞的氧气量，随后可能在相邻的肌肉中形成纤维状或增厚的组织，并导致真正的黏膜性囊膜炎。必须治疗肩胛下肌的扳机点和周围受影响的肌肉中的所有扳机点，以使治疗真正有效。通常涉及肩胛下肌扳机点的其他肌肉包括胸大肌（23）、背阔肌（38）、冈上肌（34）和大圆肌（40）。

特拉维尔和西蒙斯在*Myofascial Pain and Dysfunction: The Trigger Point Manual, Vol.1, The Upper Half of the Body*（1999年，第18章和第26章）一书中，就"冻结肩"一词的使用及肩带部位的治疗进行了详细的讨论。我强烈建议阅读此书，如果医生诊断为黏膜性囊膜炎、冻结肩或偏瘫，可与他们分享该信息。通常，这种情况若在初始阶段过度治疗，会引起更多肌肉的介入和更严重的疼痛。

如果对本节中的所有肌肉使用自助疗法进行治疗，可极大缓解或完全消除疼痛。在考虑手术之前，我建议尝试使用其他技术，除非MRI已经确定肌肉、肌腱或韧带严重撕裂，在这种情况下就需要手术了。

肩袖损伤

肩胛下肌（37）、冈上肌（34）、冈下肌（35）和小圆肌（39）是构成肩袖的4块肌肉。不幸的是，在肩部区域的疼痛往往被诊断为肩袖损伤而不去深究疼痛的原因。一定要通过MRI诊断肩袖损伤，知道哪块肌肉内含有积液才有助于实施治疗。疼痛往往是由其中一个区域的扳机点所致。即使确定了有积液，也可能存在扳机点，特别是肌肉紧张导致过度负荷，从而引起积液。

胸廓出口综合征

尽管胸廓出口综合征通常被医务人员认为是一种特殊的病症，但它只是一种症状而不是一种特定的疾病。在大多数医学文献中，对症状的定义、解释和原因认定存在广泛的分歧和混淆。扳机点经常被忽视，人们把它看作是引起斜角肌异常紧张的原因，并认为它很可能是引起胸廓出口综合征的主要原因，尽管它可以更恰当地被称为假性胸廓出口综合征。

特拉维尔和西蒙斯（1999）对胸廓出口综合征这一术语进行了大篇幅的讨论，我强烈建议读者对此内容进行阅读，如果医生已经使用这种诊断，可以跟他们分享这一信息。让有经验的医生检查下面列出的所有肌肉，看看是否隐藏有扳机点，特别是如果正在考虑是否要动手术时。胸廓出口综合征的手术成功率低于50%，有很大可能是因为忽略了扳机点。手术不成功，常常会带来更多其他问题。可能有少数解剖结构异常的患者需要进行手术矫正才能完全缓解紧张，但大多数患者的非手术干预的成功率也很高。

斜角肌（42）、胸大肌（23）、背阔肌（38）、大圆肌（40）和肩胛下肌（37）的扳机点都可以引起类似胸廓出口综合征症状的疼痛，如果有扳机点的肌肉多于一块，那么一定要检查所有这些肌肉。斜方肌（8）、胸小肌（43）和肩胛提肌（19）也可以出现类似胸廓出口综合征症状的疼痛。锁骨下肌（23）可能变大，并引起第一肋骨升高，压迫锁骨下静脉，因此也要检查该肌肉中的扳机点，找脊椎治疗师或骨科医师确定第一肋骨是否需要调整。同时检查冈上肌（34）、冈下肌（35）、胸锁乳突肌（10）和头夹肌（9）的扳机点。扳机点倾向于在肱三头肌（41）、三角肌（44）、胸大肌和胸小肌（23和43）和前臂（48）的肌肉中形成。

网球肘

网球肘是指肘部外侧的肌肉疼痛。引起该部位疼痛的扳机点可能按照以下顺序发展：旋后肌（49）、肱桡肌（48）、桡侧腕伸肌（48）、指伸肌（48）、肱三头肌（41）、肘肌（41）、肱二头肌（46）和肱肌（52）。查看有关这些肌肉的章节，看看你是否可以自行缓解网球肘的疼痛。

解决方案

躺姿

对于任何一侧的肩部、上臂或肘部问题，你可能会发现下面照片中显示的姿势之一有助于减轻晚上的疼痛和其他症状。

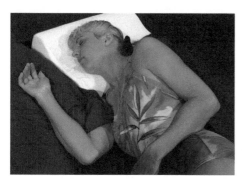 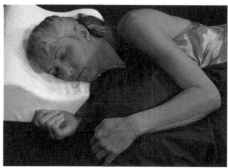

本部分中的每个讲述肌肉的章节将包含这些问题的其他解决方案以及影响身体其他部位问题的解决方案。

第34章 冈上肌

冈上肌与冈下肌、小圆肌和肩胛下肌共同构成肩袖，它附着在肩膀顶部（肩胛骨）和上臂骨（肱骨）上，可以稳定肱骨和移动手臂。

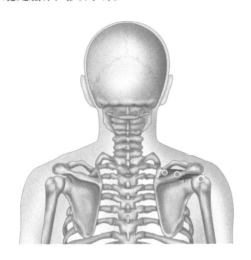

肩部疼痛可能直接被诊断为肩袖损伤（见第33章）而不再查找疼痛的原因，实际上它可能由扳机点所致。冈上肌扳机点疼痛也可能被误诊为三角肌下滑囊炎，当然滑囊炎和扳机点也可以同时存在。

常见症状

- 肩部的深度疼痛，主要在上臂上端外侧，也可能会在肘部或手臂的外侧强烈地感觉到疼痛，有时一直延伸到手腕部位。手臂休息时感觉到钝痛，当手臂抬起时疼痛加剧。

- 无法从背后伸手，无法用手指触摸对侧的肩胛骨。当手臂靠近头部或参与体育活动时，动作幅度受限也很明显。
- 肩部可能会发出声音，这可能是由于肌肉紧张干扰了正常的肩关节滑动。

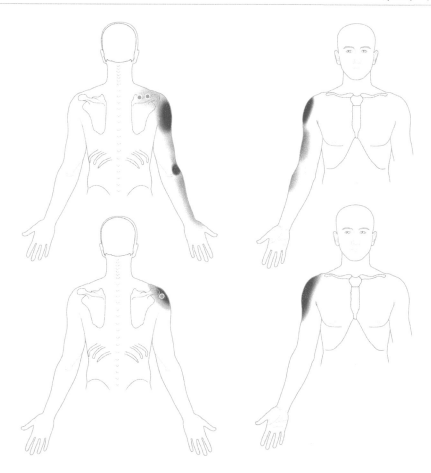

扳机点的成因、延续与解决方案

■ 手臂单侧携带重物（如沉重的手包、笔记本电脑、公文包或行李），或将重物举到肩部高度或超过肩部的高度。

解决方案

■ 购买有轮子的行李箱或搬运行李时寻求帮助。用一个双肩背包来代替一个公文包或沉重的手包，或使用肩带，从而将包斜挎起来。不要将重物举过头、持续性地外展或上举手臂。

■ 牵着狗链遛狗。

解决方案

■ 给狗装一个缚头带，可以防止大多数狗的硬拽。

自助疗法

一定要检查冈下肌（35）和斜方肌（8），因为它们几乎总是会有扳机点。治疗好这些肌肉之后再治疗三角肌（44），因为三角肌往往会发展出附带扳机点。你可能还需要对背阔肌（38）进行治疗。

按压

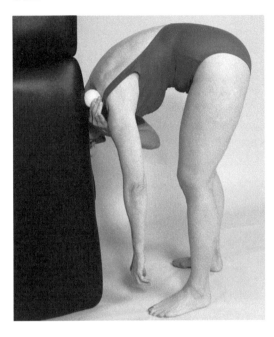

按压冈上肌

站在门口，在门框凹槽中放一个网球，用对侧手拿好球。弯腰约90度，一定要让头完全放松！无论施加多大压力，身体都要向球倾斜。继续用另一只手握住球，保持头完全放松，治疗部位在肩膀的上方。

拉伸

冈下肌拉伸

冈下肌的拉伸也会使冈上肌受益（见第35章）。如果怀疑肩袖受损，不要拉伸肌肉，直到利用MRI排除了肩袖受损的因素。在得到MRI确认之前，只做上面的技术按压。

同时检查

冈下肌（35）、斜方肌（8）、三角肌（44，附带扳机点）、背阔肌（38）、肩胛下肌（37）、小圆肌（39）。

鉴别诊断

如果无法利用自助疗法缓解扳机点的症状，可能需要咨询医生，以排除颈椎关节炎或神经根发炎的骨刺、肩胛上神经卡压，或臂丛神经损伤。三角肌下滑囊炎、肩袖损伤和冈上肌扳机点都可能导致压痛，就在肩袖肌肌腱附着肩关节处，但只有扳机点会导致冈上肌中间部分的触痛。肩袖损伤会引起剧烈疼痛，通常表现为活动范围受限，必须通过MRI诊断。你可能需要去看脊椎治疗师或骨科医师，以评估C5或C6椎骨不对齐的情况。

第35章 冈下肌

冈下肌位于肩胛骨的背部，并连接至上臂骨（肱骨）。它用于稳定肱骨末端和使上臂旋转。随着人们在计算机上花费时间的增多，尤其是在经常使用鼠标的手臂上，扳机点更为常见。

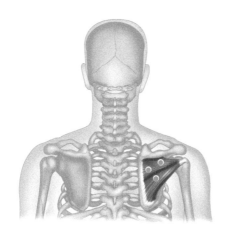

冈下肌是构成肩袖的4块肌肉之一，其他3块是冈上肌、小圆肌和肩胛下肌。不幸的是，肩胛区域的疼痛感往往被误诊为肩袖损伤（见第33章），而不再检查疼痛的原因，实际上疼痛可能是由扳机点引起。

常见症状

- 肩关节前方和关节深处疼痛。疼痛有时也发生在前臂、手指或颅底。疼痛有时发生在后背的菱形肌，有时还会激活斜方肌的扳机点。在冈下肌扳机点消除之前，必须先将斜方肌的扳机点消除。
- 夜间左、右侧卧时，都可能会引发疼痛，进而影响睡眠。
- 手臂可能在夜间感到麻木，有时甚至在白天也会出现麻木感。

- 手臂灵活性降低，包括向后移动困难，有时甚至无法向前抬高手臂。
- 肩带疲劳、握力不足和打网球时击球乏力。
- 疼痛转移部位的多汗症（通常在不应该出汗的时候会过多出汗，例如，不是因为运动或酷热而出汗）。
- 冈下肌和冈上肌压迫肩胛上神经可引起肩痛和冈下肌萎缩。

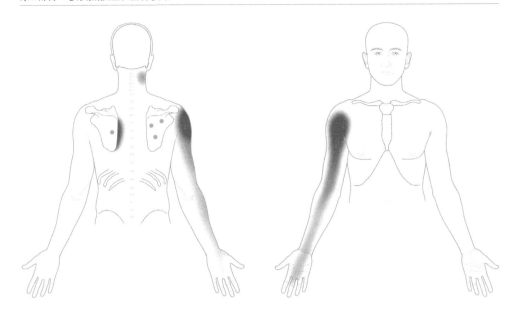

扳机点的成因、延续与解决方案

- 任何需要长时间把手臂在身前伸出或举于头上而不能很好得到支撑的动作，如用计算机（特别是"鼠标手"）、皮划艇运动、驾驶或打网球。
- 拉雪橇、马车等，或者从身后床头柜上拿东西。
- 在防止跌倒时，手臂猛然抓住某物体使得手臂肌肉过度负荷，或搬运重物。

解决方案
- 调整或更换不合适的家具，平时注意身体姿势。更多相关信息，请参见第2章，特别是在计算机前工作的人。如果不能避免做要求将手臂长时间在体侧伸出的活动，要经常休息或定期轮换手臂。不要抬起重物，直到扳机点消失。需要使用与购物车相似的工具，而不是货车或雪橇来移动物体，因为你需要推而不是拉。
- 在睡前将热水袋敷到肌肉上15~20分钟。要坚持热敷，一定要将热水袋放在肌肉上，而不是躺在热水袋上，以免切断特定循环并引起灼伤。躺在无扳机点的一侧，将受影响的手臂放在枕头上。

- 打网球时用力发球或用滑雪杖滑雪。

解决方案
- 停止或调整体育活动，打网球时尝试换另一只手来发球或减轻发球力度，用滑雪板发力，而不是用滑雪杖发力。

自助疗法

还需检查小圆肌（39）、冈上肌（34）、三角肌（44）、肱二头肌（46）、大圆肌（40）、胸大肌（23）、肩胛下肌（37）和背阔肌（38）的扳机点，因为在这些肌肉中通常也会出现一些扳机点。

按压

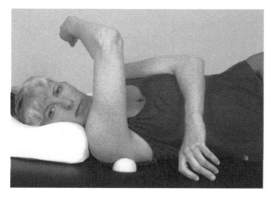

按压冈下肌

按压冈下肌更具挑战性，患者一开始几乎总是在按压菱形肌，并认为自己已经成功地找到了冈下肌，因为菱形肌几乎总是柔软的。躺在受影响的一侧，手臂以大约90度的角度前伸，彻底地搜索肩胛骨的背部区域。如果仰卧，可能会朝向脊椎方向。我发现让患者放下手臂，先用指尖定位肌肉对正确寻找冈下肌很有帮助。一定要一直按压到腋下，然后就会知道你正在按压正确的部位。大多数人需要一个非常柔软的球在床上做这个练习，因为这个肌肉通常很柔弱。

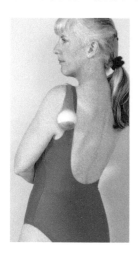
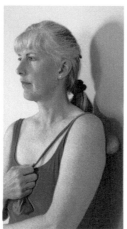

如果躺在受影响的一侧太痛苦了，另一种选择是将球放在长袜子里，将袜子悬挂在肩膀上，靠着墙壁或沙发，施加一个让你感到舒适的压力。记住，需要倾斜身体与墙壁或沙发形成一点角度，否则会太靠近脊椎，从而按不到冈下肌。受影响的手臂应该完全放松。当触痛减轻时，开始在床上进行自我治疗，因为这是理想的姿势。

拉伸

冈下肌拉伸

通过抓住受影响的手臂肘部上方并将手臂拉向胸部来进行拉伸。

然后将受影响的手臂放在背后，用对侧的手握住手腕，轻轻拉动手臂。可以在淋浴时进行拉伸，以帮助舒展身体。

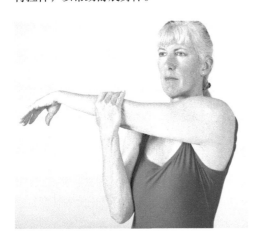
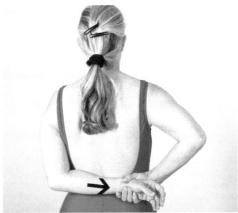

同时检查

冈上肌（34）、小圆肌（39）、三角肌（44，前部和后部，附带扳机点）、肱二头肌（46）、胸大肌（23）、大圆肌（40）、背阔肌（38）和肩胛下肌（37）。

鉴别诊断

如果无法通过扳机点自助疗法来缓解症状，可能需要去看医生以排除肩胛上神经（连接冈上肌与冈下肌的神经）在冈盂切迹处受压迫的可能性。这可以通过延长的神经传导潜伏期和/或冈下肌萎缩的测试来诊断，并且通过MRI或超声检查其是否有异常。肩关节炎也可引起类似的疼痛症状。

冈下肌扳机点转移模式与由椎间盘问题引起的C5、C6和C7神经根刺激相似，后者需要根据一些神经系统问题和肌电图来确认。如果未能成功治疗肱二头肌肌腱炎或肩胛骨综合征，请检查冈下肌、肱二头肌、胸大肌和胸小肌的扳机点。肩袖损伤会引起严重的疼痛，通常表现为运动范围受限，并且必须通过MRI来确认。

第36章 上后锯肌

上后锯肌一端附着在中线处连接C6~T2椎骨的筋膜（结缔组织）上，另一端与第二至第五肋骨下方的肩胛骨相连。肩胛骨下的扳机点会因来自肩胛骨的压力而加重。

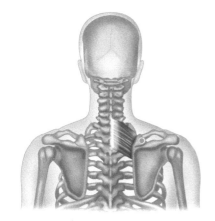

肩胛骨下的扳机点

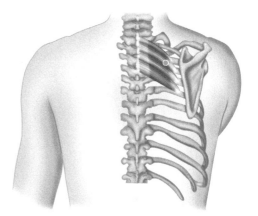

向前移动肩胛骨和手臂可以触诊扳机点

这块肌肉经常包含扳机点，并且往往被治疗师遗漏，因为需要移开肩胛骨才能检查到扳机点。将手臂放在按摩台的一侧，向前移动肩胛骨，就会暴露扳机点。

常见症状

- 肩胛骨疼痛（通常是深处的疼痛），从手臂的后部延伸到小指。搬动面前的物体或躺在有扳机点的一侧时，疼痛可能会加剧，因为肩胛骨对扳机点施加了压力。
- 上胸部区域有时会感到疼痛。
- 有可能出现手指麻木。

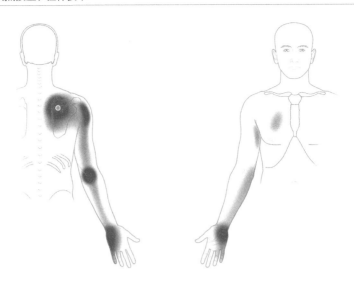

扳机点的成因、延续与解决方案

■ 在过高的办公桌或课桌上写字，或经常向前尽力伸手臂。

解决方案

■ 在工作中、家里和旅行时使用腰部支撑，参见"工效学"部分，调整办公室桌椅。调整办公室物品的摆放，使一切物品都很容易被拿到，以避免频繁地向前伸手去拿。

■ 咳嗽、哮喘、肺气肿和不合理的呼吸。

解决方案

■ 请参见本书慢性咳嗽的解决方案部分；请参见本书适当的呼吸技术部分。

■ 严重的脊柱侧凸。

解决方案

■ 某些脊柱侧凸应该用按压扳机点自助治疗法来纠正，还可能需要去看脊椎治疗师或骨科医师。如果双腿不一样长或一侧骨盆（左侧骨盆或右侧骨盆）较小，请求助专家用合适的增高垫进行纠正。详细信息请参见"脊柱和骨骼因素"。

■ 躺卧时，肩胛骨将肌肉压向下面的肋骨。

解决方案

■ 躺在不受影响的一侧，在受影响的手臂下垫一个枕头作为支撑。

自助疗法

还要检查斜角肌（42），因为这些肌肉中的扳机点可能会导致上后锯肌的扳机点，反之亦然。菱形肌（20）和胸髂肋肌、胸最长肌和多裂肌（18）可能也有类似的扳机点。

按压

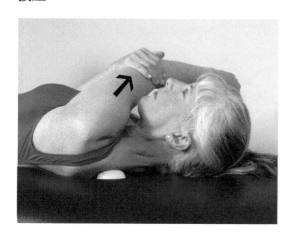

按压上后锯肌

该肌肉用球按压有点棘手。躺在球上时，双臂必须交叉于胸前，并确保手臂沿着肩胛骨内侧缘顶部的方向一直向上移动。扳机点的实际位置可能比你感觉到的略高，所以你可能认为自己已经控制了扳机点，但实际上却错过了它。如果双臂交叉于胸前，手臂略向下滑动，肩胛骨就会覆盖扳机点。可以寻求按摩治疗师的帮助，以确保自己找到这个扳机点。

同时检查

斜角肌（42）、菱形肌（20）和胸腰椎椎旁肌（18）。

鉴别诊断

如果无法通过扳机点自助疗法缓解症状，可能需要让医生诊断是否有胸廓出口综合征、C7/C8神经根刺激、鹰嘴滑囊炎和尺骨神经病变。从上后锯肌的扳机点到手指C8/T1的麻木可能被误认为神经根刺激，因此如果已经给出此诊断，请再检查扳机点。可能需要去看脊椎治疗师或骨科医师，以评估T1椎骨不齐的情况。如果确实是这种情况，通常椎骨上会有压痛。

第37章 肩胛下肌

肩胛下肌附着在肩胛骨的前表面，在肩胛骨和肋骨之间，手指按压只可以接触到一小部分肌肉。它还附着在上臂骨（肱骨）上，在手臂运动时，它能将肱骨保持在肩关节中，同时还辅助移动上臂。

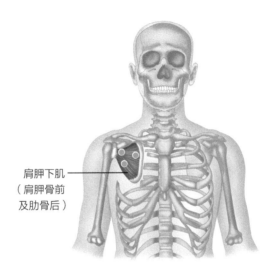

肩胛下肌
（肩胛骨前
及肋骨后）

肩胛下肌是组成肩袖的肌肉之一，是涉及冻结肩的主要肌肉。肩胛下肌、背阔肌（38）、大圆肌（40）、斜角肌（42）和胸大肌（23）的疼痛可能被误诊为胸廓出口综合征。有关这两个问题的讨论，请参见第33章。

常见症状

■ 剧烈疼痛主要发生在三角肌区域的后面，可能在肩胛骨上有一些疼痛，在肱三头肌区域下方，以及在手腕周围的带状区域也有疼痛和压痛，仰卧时疼痛会略有加剧。

■ 运动范围受限，随着症状的发展，运动范围会受到严重限制，包括无法将手臂向后伸展到与肩膀水平的位置，如投掷球的动作。

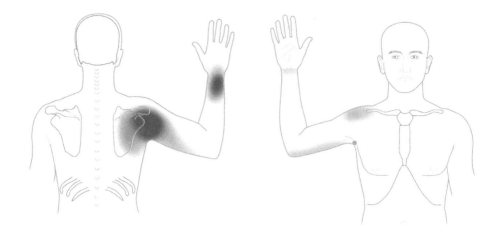

扳机点的成因、延续与解决方案

- 过度使用那些不习惯于重复运动的肌肉，如自由泳、投球，或重复性且高负荷的过度提拉，如将孩子上下举起。
- 倾斜的姿势。

解决方案

- 请参见第2章的"工效学"和"人体力学"，纠正坐姿和工作时的姿势。请参见第7章恢复正确姿势的练习。需要停止做上述任何重复性动作，直到扳机点消除。
- 在受影响的一侧或仰卧睡觉时，请在躯干与上臂之间放置一个枕头以将手臂保持在90度。当受影响的一面朝向天花板时，将手臂搭在枕头上。坐着时，经常活动胳膊，把它放在沙发或汽车座椅的后面或扶手上。站立时，将拇指钩在皮带上。

- 突然的创伤，如抓住物体阻止自己坠落、接住物体阻止其坠落、肩膀脱位、手臂骨折、肩膀关节囊撕裂。
- 长期固定，如石膏固定或肩夹板固定。

解决方案

- 除了阅读第33章之外，还可以诊治下面列出的所有肌肉。

自助疗法

相关的扳机点也可以在大圆肌（40）、背阔肌（38）、胸大肌（23）、冈下肌（35）和小圆肌（39）中找到，所以一定要检查那些肌肉。

按压

治疗这种肌肉将需要治疗师的帮助，因为肩胛下肌难以自行按压。

拉伸

胸肌拉伸

拉伸胸肌可帮助治疗肩胛下肌。在肩胛骨和胸大肌区域进行热敷后，做第17章中列举的拉伸动作。

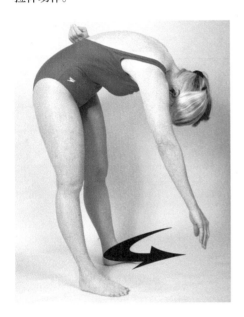

肩胛下肌拉伸

弯下身子并使手臂下垂，左手臂沿着顺时针方向摆动出一个大圆圈，右手臂逆时针方向摆动出一个大圆圈。一定要保持头部完全放松。

还可以通过将手臂放在汽车座椅或沙发的后部，或者向上伸手臂，让手臂靠近头部或靠近天花板来伸展肌肉。

同时检查

胸大肌（23）、大圆肌（40）、背阔肌（38）、肱三头肌（41，附带扳机点）、三角肌（44，附带扳机点）、冈上肌（34）、冈下肌（35）和小圆肌（39）。

鉴别诊断

肩胛下肌扳机点的疼痛可以与肩袖损伤、黏膜性囊膜炎、C7神经根刺激、胸廓出口综合征或神经冲击同时发生，因此可能需要医生用MRI或其他诊断测试来检查确认。在真正的黏膜性囊膜炎中，关节造影显示，正常圆形轮廓被又宽又方的收缩贴块代替，并伴随着关节腔容积受限，囊附着物出现锯齿，肱二头肌腱鞘填充失败，以及部分肩胛下肌和腋窝闭塞。黏膜性囊膜炎比由扳机点引起的疼痛和僵硬程度低。肩袖损伤引起严重的疼痛，通常会使运动范围受限。

第38章 背阔肌

　　背阔肌附着在身体中线的T7椎骨至L5骶骨上，沿着骨盆顶部边缘，至最后3~4根肋骨。肌纤维在腋下的后壁聚集，附着在上臂骨（肱骨）上。它使得手臂可以沿各个方向移动，并可带动肩胛带向下。

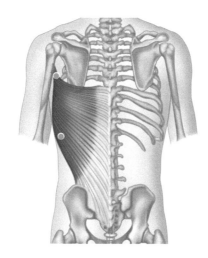

　　这块肌肉的扳机点经常被忽视，主要是因为有许多其他肌肉同样会导致这块肌肉疼痛。如果背阔肌感觉疼痛，并且治疗其他肌肉没有或仅暂时缓解了疼痛，请务必检查背阔肌是否有触痛感。如果无法确定任何加重中背部疼痛的特定活动，这块肌肉的扳机点可能是罪魁祸首。

　　背阔肌可能与冻结肩有关，背阔肌和其他肌肉的牵涉性痛可能会被误诊为胸廓出口综合征。有关这些症状和可能涉及的其他肌肉的讨论，请参见第33章。

常见症状

■ 主要是在肩胛骨底部下方并且与肩胛骨底部相邻的恒定区域的钝痛。疼痛有时可能会沿着手臂向下移动，延伸到无名指和小指。

■ 背部上方的扳机点更常见。在腰部上方有一个较不常见的扳机点，会引起肩部前面的疼痛，有时恰好在臀部区域之上。

■ 最初的疼痛可能只是由于在前方举起一个沉重的物体，而在休息时并没有痛感。想要通过四处走动来缓解疼痛是很困难的，而且当拿着一个很重的物体上举或外推时，疼痛会变得更加严重。

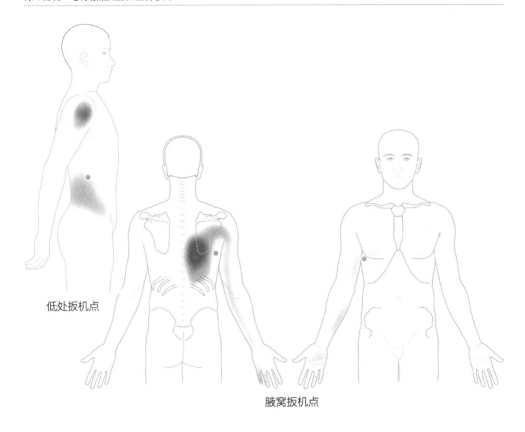

低处扳机点

腋窝扳机点

扳机点的成因、延续与解决方案

■ 搬运面前的箱子或其他重物，或在肩膀上使用重型电锯或其他工具。
■ 举重或用力拉重物、悬挂在秋千或绳子上运动、强有力的蝶泳、扔棒球、反复扔很重的
衣物袋或其他物品等动作，或花园除草类的劳作。

解决方案
■ 避免伸手去够物品、在头上方举物体或拉下物体。如有必要，请使用脚凳或梯子。如果
必须拉下东西，将上臂贴近身体。改变或停止任何加重扳机点的活动。
■ 晚上睡觉时，避免将手臂压在身体下面。要尽量保持肘部远离身体——可以尝试把一个
枕头放在身旁。

■ 胸罩过紧。

解决方案
■ 穿合适的胸罩。如果在取下胸罩后看到皮肤上有弹性勒痕，则束带太紧。详细信息请参
见"服饰"部分。

自助疗法

　　检查上后锯肌（36），因为该肌肉的疼痛可能会引发背阔肌的扳机点。同时检查大圆肌（40）和肱三头肌（41），因为这些肌肉通常会与背阔肌同时形成扳机点。

按压

按压背阔肌

　　将受影响一侧的手臂搁在沙发背上，将对侧的手伸到腋下，捏住腋下约2.5厘米的区域。确保尽可能靠近肋骨，捏紧，而不是仅仅捏住皮肤。用手指按压可能对某些人来说效果更佳，也可以有效地到达下方的扳机点。

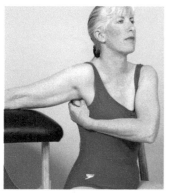 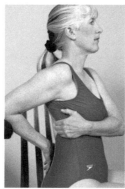

　　如果肌肉僵硬，可以尝试躺在网球或壁球上。躺在床上，手臂在头上方伸直——扳机点可能就在腋下。

拉伸

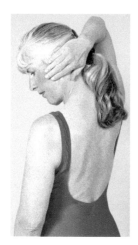 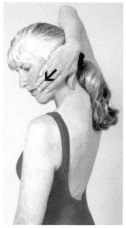

背阔肌拉伸

　　将受影响一侧的手绕向头的后面，如果可以，手指触摸到对侧的耳朵。如果感觉这样不吃力，还可以向前伸一点。理想情况下，最终能将手伸到嘴角处。

胸肌拉伸

　　拉伸胸肌可帮助治疗背阔肌（见第17章）。

　　在这两个拉伸动作之后，热敷15~20分钟。将热水袋放在肌肉上，而不是躺在热水袋上，躺在上面会影响所需的循环并可能引起灼伤。

同时检查

大圆肌（40）、肱三头肌（41，附带扳机点）、腹肌（25，腹直肌，上部）、肩胛下肌（37）、胸腰椎椎旁肌（18，胸髂肋肌，附带扳机点）、前锯肌（26）、上后锯肌（36）、下后锯肌（21）、腕屈肌和指屈肌（51，附带扳机点）以及斜方肌（8，下部，附带扳机点）。

鉴别诊断

如果无法通过扳机点自助疗法来缓解症状，可能需要去看医生，以排除肩胛上神经卡压、C7神经根刺激或尺神经病变的可能，这些均可通过电诊断检查诊断。肱二头肌肌腱炎可能由肱二头肌的扳机点引起。可能需要看脊椎治疗师或骨科医师，以评估T7~L4之间的脊椎是否有功能障碍或错位。还可能需要检查肱骨（上臂骨）头在肩关节的位置。

第39章 小圆肌

小圆肌附着在肩胛骨的外侧缘和上臂骨（肱骨）附近。它有助于稳定肱骨，同时帮助手臂移动，并使上臂可以环绕肩关节旋转。

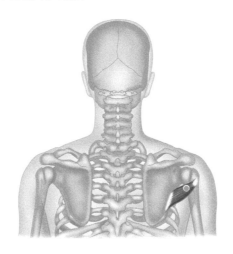

小圆肌是构成肩袖的4块肌肉之一，其他3块是冈下肌、冈上肌和肩胛下肌，通常只有在冈下肌也参与时才会出现扳机点。不幸的是，在肩部区域感到疼痛常常被误诊为肩袖损伤（见第33章），而没有进一步检查疼痛的原因，实际上疼痛可能是扳机点所致。

常见症状

■ 三角肌后束深处局部的疼痛，这可能只有在下肢的扳机点失活后才有明显感觉。

■ 无名指和小指的麻木和刺痛，手臂伸展超过肩膀高度或者向后伸展时疼痛会加重。

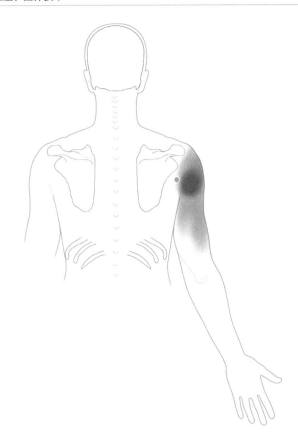

扳机点的成因、延续与解决方案

- 肌肉突然超负荷、在试图防止跌倒时抓住物体、在车祸中抓住方向盘等东西，或试图抓住重物。
- 任何需要在前方或上方长时间伸出手臂的动作，并且手臂没有得到很好的支撑，如使用计算机（特别是"鼠标手"）、划皮划艇、驾驶车辆或打网球。反复地去够身后的东西。

解决方案

- 更换不合适的家具，并注意身体姿势。有关详细信息，请参见第2章，特别是使用计算机的地方。如果不能避免那些需要将手臂长时间放在前面的活动，要做到经常休息或定期轮换手臂。不要抬起重物，直到扳机点消失。
- 睡前给肌肉敷上热水袋15~20分钟。和往常一样，在使用热水袋的时候，一定要把热水袋放在肌肉上，而不是躺在热水袋上，这样会切断需要的循环，并可能导致灼伤。睡觉时，将手臂伸直成90度角，必要时将枕头放在上臂和躯干之间。

自助疗法

按压

按压冈下肌

阅读冈下肌（35）章节，一定要先在这个肌肉上进行自我按压，然后才能在小圆肌上实施按压。

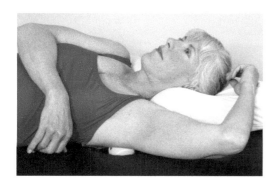

按压小圆肌

在冈下肌上按压之后，继续朝着上臂移动。待按压的肌肉处于躯干与上臂之间，腋下后方。躺着时手臂向上伸出头部一点点。如果想要更少的压力，把头放在上臂后面的枕头上。如果想要更多的压力，把头靠在上臂上。使用网球或壁球，从肩胛骨的外侧缘一直按压到上臂的1/4处。

拉伸

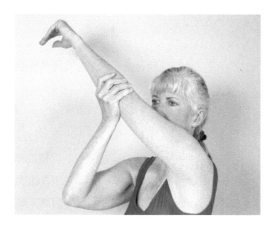

小圆肌拉伸

抓住受影响手臂的肘部上方进行拉伸并伸出手臂。

同时检查

冈下肌（35）。

鉴别诊断

如果无法通过扳机点自助疗法来缓解症状，可能需要去看医生进行进一步的诊断测试。四边形空间综合征的症状包括由于纤维带穿过四边形空间而压迫腋窝神经，因此可以通过MRI诊断出肩胛痛和小腿肌肉的选择性萎缩。无名指和小指的麻木和刺痛容易与尺神经病变或C8神经根刺激相混淆，可以通过电诊断检查来诊断。三角肌下滑囊炎可引起类似小圆肌扳机点引起的疼痛症状。如果曾受过撞击伤，可能需要排除肩锁关节分离的因素。肩袖损伤引起的严重疼痛，通常会使运动范围受限，并且必须通过MRI确认。

第40章　大圆肌

　　大圆肌附着在肩胛骨底部和肱骨上，与背阔肌一起形成了腋下"后壁"。它使上臂可以朝向各个方向运动。

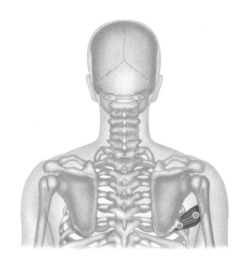

　　大圆肌的疼痛可能被误诊为胸廓出口综合征。有关这种情况的讨论和可能涉及的其他肌肉，请参见第33章。

常见症状

■ 疼痛主要在肩部的外侧、背部以及上臂的后部，有时在前臂的后部。通常在前方使用手臂或向前向上伸直手臂时会感到疼痛。

■ 当手臂伸直过头时，运动范围受到轻微限制，但对于大多数人来说，通常不会很明显。如果三角肌后束、小圆肌和肩胛下肌也产生了扳机点，则会大大限制你的运动范围，并且肩部区域可能变得异常疼痛，导致冻结肩——参见第33章的讨论。

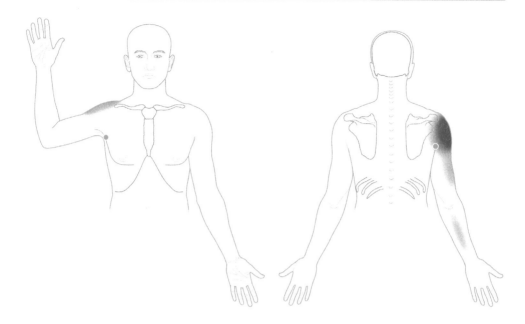

扳机点的成因、延续与解决方案

- 任何需要持续抗阻的活动，如驾驶难以控制的汽车或举重超过头顶。
- 与同伴跳舞时对方手臂姿势放置不当。

解决方案
- 避免进行加重扳机点的剧烈活动，如举重，直到自助疗法大大减轻了疼痛。确保汽车易于驾驶，对目前经常进行的活动进行必要调整，直到扳机点消失。晚上将受影响的手臂放在枕头上。

自助疗法

扳机点通常也会在背阔肌（38）和肱三头肌（41）中找到。如果三角肌后束（44）、小圆肌（39）和肩胛下肌（37）的肌肉也参与并导致了肩关节疼痛，那么还需要检查和处理这些肌肉。

减轻大圆肌的扳机点可能会释放菱形肌（20）的肌肉张力，这可能会使大圆肌拉紧背部中部，从而产生扳机点。

按压

按压大圆肌

side躺，伸出胳膊，使它直接贴在头上。记住，大圆肌形成了腋下的后壁，所以要确保在这一区域进行按压。

还可以将手臂放在沙发或相邻椅子的背部，并用拇指和其他手指"捏住"该肌肉。

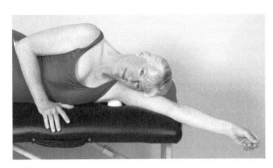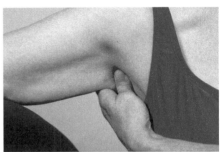

拉伸

肱三头肌拉伸

肱三头肌拉伸也有利于缓解大圆肌的扳机点（见第41章）。

同时检查

背阔肌（38）、肱三头肌（41）、三角肌（44，后部）、小圆肌（39）和肩胛下肌（37）。

鉴别诊断

如果无法通过扳机点自助疗法来缓解症状，可能需要去看医生，以确定是否有肩胛下肌或三角肌下滑囊炎、冈上肌肌腱炎、C6或C7神经根刺激，以及胸廓出口综合征，以上任何一种疾病都可能导致类似的疼痛模式。

肱三头肌和肘肌

肱三头肌上端有3个附着点：两个头附着在上臂骨（肱骨）上，跨越一个关节；第3个头连接到肩胛骨，跨越两个关节。另一端，3个头都附着在肘关节下方的前臂的两个骨头（尺骨和桡骨）上。肘肌是一块小肌肉，勉强跨越肘关节，连接到两端的骨头。肱三头肌和肱三头肌的所有头都用于伸直肘部。穿过肩关节的肱三头肌的头也用于移动上臂。

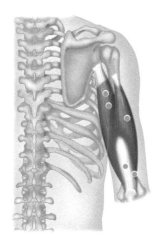

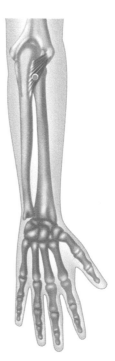

这些肌肉的扳机点非常普遍，不幸的是，医务人员常常将其忽略。这些肌肉的扳机点往往导致肘部疼痛，参见第33章有关网球肘的讨论。

常见症状

- 请参考第194页的图片以了解各种疼痛转移模式。肘部疼痛是常见的转移模式之一，常常导致并延续相邻肌肉的扳机点。按压或轻敲肘部的骨质部分可能会感到疼痛。

- 某些扳机点的疼痛可能仅在某些运动中用力伸肘时才被激活，如网球和高尔夫。
- 如果肱三头肌压迫桡神经，可能会在下前臂、手腕和手背到中指处感觉到刺痛和麻木。

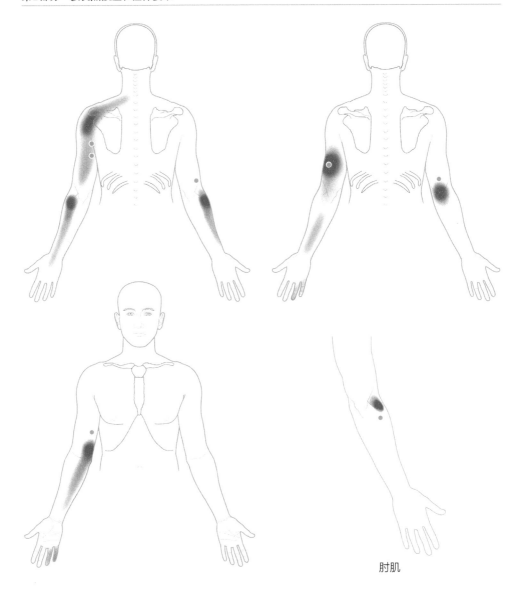

肘肌

扳机点的成因、延续与解决方案

■ 违反人体力学的姿势，如长时间驾驶（特别是手动变速用得过多时）、没有肘部支撑的手动缝纫，或长时间悬着手臂使用计算机。

■ 需要手臂承受很大压力的职业，如按摩治疗。

解决方案

■ 在打字、写作、阅读和缝纫时尽可能地做到双臂有支撑。尽可能使用高度适当的臂托。不应该偏向一边坐，前臂应该和肘部在同一高度。有关详细信息，请参见第2章。

■ 运动期间肌肉的持续紧张，如打网球、高尔夫球或某些特殊的锻炼（如俯卧撑、引体向上）活动。

解决方案

■ 使用较轻的网球球拍或采用短握式。避免做引体向上和俯卧撑。

■ 使用的前臂拐杖或手杖过长。

解决方案

■ 如果可能，逐渐减少使用前臂拐杖。确保手杖没有高过肩膀或迫使肱三头肌承受过多的体重。

■ 上臂短。

解决方案

■ 有关短臂补偿的解决方案，请参见"工效学"和"骨骼不对称"部分。

自助疗法

要想得到彻底的根治，可能还需要治疗背阔肌（38）、大圆肌（40）、小圆肌（39）、旋后肌（49）、桡侧腕长伸肌（48）、肱桡肌（48）和上后锯肌（36）。

按压

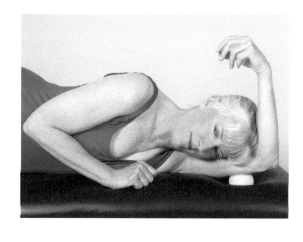

按压肱三头肌

侧卧，手臂伸到头顶上。如果想要更少的压力，把头放在上臂后面的枕头上；如果想要更多的压力，头靠在上臂上。使用网球或壁球，将上臂放在球上，一直从背部肩膀按压到肘部。一定要通过在两个方向上旋转一下手臂来治疗肌肉的前后缘，因为这块肌肉覆盖了上臂的后部，并且可能在整块肌肉中都有扳机点。也可以捏这块肌肉。

拉伸

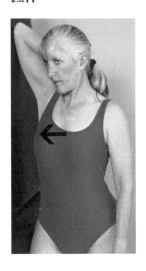

肱三头肌拉伸

　　侧面靠墙站立，把肘部放在头顶的墙上，前臂弯曲，手放在头的后面。轻轻地靠近墙壁，轻轻拉伸。

同时检查

　　肱二头肌（46）、肱肌（52）、背阔肌（38）、大圆肌（40）、小圆肌（39）、旋后肌（49）、腕伸肌和肱桡肌（48，桡侧腕长伸肌，肱桡肌）以及上后锯肌（36）。

鉴别诊断

　　肱三头肌扳机点导致的疼痛可能被误诊为网球肘、肌腱炎、外侧或内侧上髁炎、鹰嘴滑囊炎、胸廓出口综合征、关节炎或C7神经根刺激，尽管这些情况可能同时发生。如果扳机点自助疗法不能缓解疼痛，可能需要医生帮助确认是否存在以上这些情况。

第42章 斜角肌

斜角肌由3对肌肉组成：前斜角肌、中斜角肌和后斜角肌。50%或以上的人群至少在身体的一侧具有斜角肌。肌肉部分附着在颈椎及其下方的第一和第二肋骨上，有时后斜角肌也附着在第三肋骨上。斜角肌能稳定颈椎，并在吸气期间升高第一和第二肋骨。

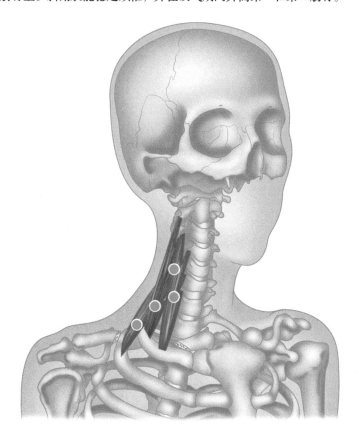

斜角肌扳机点是背部、肩部和手臂疼痛的主要原因，并且普遍被医生所忽视。它们也可能与颈后肌和咀嚼肌的扳机点相结合，引起头痛。胸部左侧的疼痛可能被误认为是心绞痛。

有关胸廓出口综合征的讨论，请参见第33章，有关腕管综合征的讨论见第47章。除了上述所提及的疼痛模式之外，斜角肌扳机点导致的许多症状都会成为上述两种症状的原因。

因为这些肌肉位于颈部的前方，为了避免损伤不提倡在此进行按压。要到训练有素的医生处就诊，检查斜角肌的扳机点并对其进行治疗。但仍然可以采用下面的方式进行拉伸，以解决导致扳机点激活和延续的持续因素。

常见症状

- 疼痛发生在胸部、中后背、手臂的外侧和背部以及手臂前部，以及手腕和手。可以通过将头转向侧面，然后将下巴朝向肩膀来再现疼痛。将前臂的背部放在前额上并将肘部向前移动，从而将锁骨从斜角肌肌肉中移开，就可以缓解疼痛。

- 疼痛可能会影响睡眠，但可以通过坐着睡觉或撑着睡觉来缓解。

- 在转动头部时可能会有轻微的运动受限，歪头时则感受到更大的运动限制。

- 紧张的斜角肌可能升高第一肋骨，压迫神经、动脉、静脉和淋巴管，引起第4、第5根手指以及手背的麻木、刺痛和感觉的丧失，手指和手背变得僵硬和肿胀，早上情况更糟。

- 可能会感觉拇指（但实际上并不是）麻木和刺痛。

- 可能出现手指僵硬或抓不住物品的情况。

- 截肢者感到幻肢疼痛。

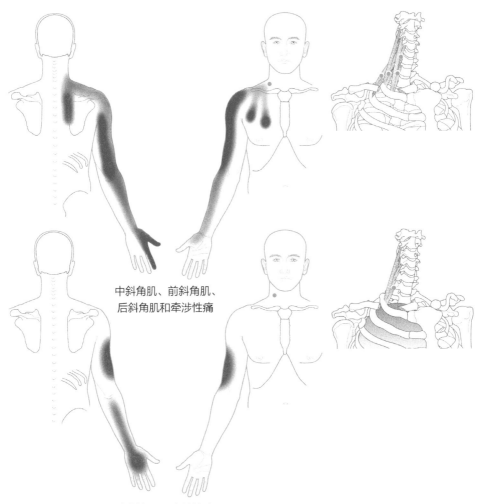

中斜角肌、前斜角肌、后斜角肌和牵涉性痛

中斜角肌和牵涉性痛

扳机点的成因、延续与解决方案

■ 活动中肌肉超负荷，如拉或抬的动作（特别是双手与腰齐高）、马术表演或骑马、拔河、航行时牵引绳索或参加游泳竞赛。

■ 违反工效学或人体力学的姿势，如搬运重大物体、演奏某些乐器、扶手太高或太低，或者睡觉时头颈部比身体其他部位更低，如睡在倾斜的床上。

■ 受伤，如在车祸中被甩出或摔倒时头着地，或颈椎间盘突出带来的疼痛，即使在手术后可能仍会疼痛以及受伤后跛行。

■ 胸锁乳突肌（10）或肩胛提肌（19）中的扳机点。

■ 手术切除乳房。

解决方案

■ 避免加剧斜角肌扳机点的活动，直到它们消失。解决跛脚的根源，如果可能，处理所有相关的扳机点。避免在身体前方提行李或用力拉任何东西。使用围巾保暖。

■ 确保坐着阅读时有良好的照明，头部不用转向侧面。将手肘放在扶手或其他支撑面上，不管做什么活动都要坐直而不是倾斜身体。使用耳机打电话，而不是把电话放在耳边，也不要把电话夹在耳朵和肩膀之间。使用计算机时，确保显示器正前方和眼睛保持水平，并将肘部舒适地放在椅子扶手上，扶手高度适当。如果听力有问题，侧听会更方便，请将整个身体转到侧面，或者可能的话使用助听器。有关详细信息，请参见第2章。

■ 不要在床上读书，把床头抬高7.5~9厘米以提供轻微的牵引力。多个枕头不会产生相同的效果，可能会导致更多的疼痛。应该找一个很好的非弹性枕头，为颈椎提供支持，并保持脊柱齐整，按摩院通常会备有精心设计的枕头。睡前对脖子前面热敷。从卧位起床时，首先移动到侧卧位，在床上移动时，保持头在枕头上，而不是抬起头。

■ 不正确的呼吸方法，或由于急性或慢性疾病引起的咳嗽。

解决方案

■ 学会正确呼吸（见第7章）。尽快治疗潜在疾病并消除导致咳嗽的因素，请参见第4章有关急性和慢性感染的信息。

■ 不对称，如一条腿较短、一侧骨盆（骨盆的左半部或右半部）较小、脊柱侧凸（脊柱不直）、顶部有额外的肋骨（颈肋），或失去一只手臂。

解决方案

■ 如果有长短腿或骨盆小的情况，即使差距只有约9.5毫米或更小，都需要找专家配一个增高垫，否则无法解决斜角肌的扳机点问题。更多信息请参见"脊柱和骨骼因素"。即使有额外的颈部肋骨，缓解斜角肌扳机点也足以消除此症状。

自助疗法

首先检查胸锁乳突肌（10）和肩胛提肌（19），因为这些肌肉可以激活和延续斜角肌的扳机点。

胸大肌（23）、背阔肌（38）、大圆肌（40）和肩胛下肌（37）的扳机点都可引起类似胸廓出口综合征症状的疼痛。如果产生扳机点的肌肉超过一块，情形可能会更加复杂，因此请务必检查所有肌肉。斜方肌（8）、胸小肌（43）和肩胛提肌（19）引起的疼痛也可能被诊断为胸廓出口综合征。锁骨下肌（23）可能会增大，并导致第一肋骨被抬高，压迫锁骨下静脉，因此也要检查这块肌肉中的扳机点，并要让脊椎治疗师或骨科医师进行检查，以确定第一肋骨是否需要调整。

按压

因为所有主要神经和动脉均在颈的前部，所以我不会教你如何对这些肌肉进行自助按压。按压技术的实施需要找一位训练有素的医生，如理疗师或按摩治疗师。

拉伸

如果做胸肌拉伸（参见第17章），在斜角肌的扳机点得到改善前，只需针对顶部的两个位置进行，而底部则不需要。如果有一块额外的颈椎肋骨，则只针对顶部位置进行拉伸。

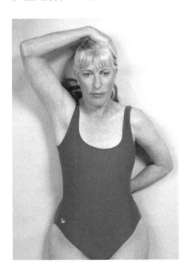

侧弯颈部拉伸

拉伸之前进行热敷效果更佳。仰卧，将要拉伸一侧的手伸到腰下。

把另一只手放在头顶上，直视天花板，轻轻地朝肩膀方向拉，然后放松并深吸一口气。

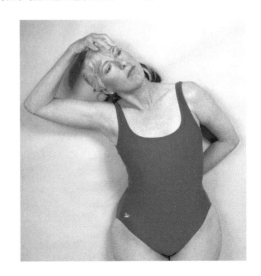

将头稍微向左转，重复上面的动作；然后将头稍微向右转，再重复上面的动作。这会拉伸颈部肌肉的不同部分。

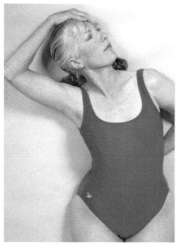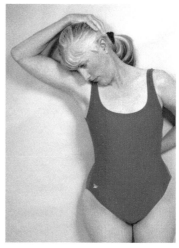

按照相同的顺序拉伸对侧。你可以每一侧多重复一次。

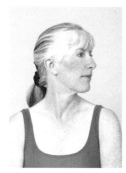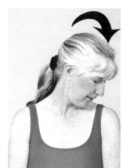

斜角肌拉伸

坐立，将头部旋转到一侧，低头，将下巴放下。转回到前面的位置，深吸一口气。换另一侧重复。你可以在每一侧练习4次。

同时检查

胸锁乳突肌（10）、肩胛提肌（19）、斜方肌（8，上部）、颈后肌（9，头夹肌）、胸大肌和锁骨下肌（23，两块肌肉）、胸小肌（43）、背阔肌（38）、大圆肌（40）、肩胛下肌（37）、肱三头肌（41，附带扳机点）、三角肌（44，附带扳机点）、肱肌（52）、腕伸肌（桡侧腕伸肌、尺侧腕伸肌）和指伸肌（48）。

鉴别诊断

如果无法用扳机点自助疗法缓解疼痛，可能需要医生帮助排除C5~C6神经根刺激，其疼痛模式可能非常类似于斜角肌扳机点疼痛，两者也可能同时存在。可能需要脊椎治疗师或骨科医师来评估T1、C4、C5和C6椎骨的错位，或第一肋骨的升高问题。

第43章 胸小肌

胸小肌附着在肩胛骨的顶部外侧一角（肩胛骨的喙突）和第三、第四和第五肋骨上。它也可能附着在与第一肋骨一样高和与第六肋骨一样低的位置。它将肩胛骨和肩带向前拉，协助上胸部肌肉用力吸气。

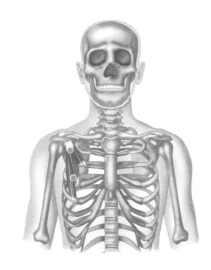

胸小肌中的扳机点很常见，疼痛经常被误诊为腕管综合征。胸小肌阻滞，扳机点或其他原因导致肌肉长期僵硬，其肌腱夹紧腋动脉和臂丛神经，也可被误诊为腕管综合征。臂丛神经阻滞导致无名指和小指、手背、前臂外侧以及拇指、指甲和中指掌侧出现麻木和不适感。由于肌肉紧张和扳机点引起的疼痛等症状更适合称为假性腕管综合征，而腕管手术无法解决问题。有关腕管综合征的其他讨论，请参阅第47章。

常见症状

■ 疼痛主要在肩膀前方，有时在胸前或手臂内侧并涉及中指、无名指和小指，出现类似于心绞痛的疼痛。

■ 肩膀一般向前倾斜，可能造成深呼吸困难。

■ 手臂向前和向上移动时，运动范围受到限制，手臂在肩膀水平处向后移动时也受限。

■ 由于扳机点引起的胸小肌肌纤维的缩短可能导致手臂疼痛、喙突压综合征（肌肉压迫臂丛神经纤维引起的手臂疼痛），以及部分斜方肌和菱形肌的中下部肌无力。

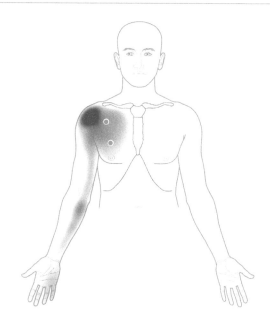

扳机点的成因、延续与解决方案

■ 违反工效学的姿势，特别是坐着时。

解决方案

■ 调整或更换家具。有关工效学和人体力学的讨论，请参见第2章。

■ 携带没有胸带的日用包或背包、肩带压迫肌肉，或穿着肩带太紧的胸罩。
■ 使用腋窝支撑的拐杖。
■ 园艺劳动，如拿铁锹挖地。

解决方案

■ 使用一个带有合适肩垫和胸带的背包，将重量从腋窝区域分散到其他部位。避免胸罩压迫胸小肌。尝试选择一款肩带较宽或垫带含有填充物的背包。正确使用拐杖，用手来支撑身体的重量，而不是腋窝。在扳机点解除之前，需要避免任何加重疼痛的园艺活动。

■ 斜角肌或胸大肌扳机点，或斜方肌下部较虚弱。

解决方案

■ 检查胸大肌（23）和斜角肌（42）中的扳机点，因为它们会致使扳机点在胸小肌中被持续激活。如果扳机点自助疗法不能缓解疼痛，可能需要去看物理治疗师，尝试通过加强斜方肌力量来改善。

■ 受伤，如肋骨骨折、颈椎过度屈伸损伤，或通过胸骨而不是肋骨进行的心脏手术。

解决方案

■ 检查躯干周围的肌肉、肩带和颈部区域的扳机点。

■ 咳嗽或呼吸不适，胸小肌辅助呼吸。

解决方案

■ 找出急性或慢性咳嗽的原因（见第4章），学会正确呼吸（见第7章）。

■ 虽然胸小肌扳机点引起的疼痛类似于心绞痛，但真正的心绞痛的疼痛可能导致和延续胸小肌的扳机点。

解决方案

■ 根据医生的建议，解决心绞痛的根本原因，及时治疗相关的扳机点。

自助疗法

检查胸大肌（23）和斜角肌（42）中的扳机点，因为它们会激活和延续胸小肌中的扳机点。此外，检查胸锁乳突肌（10）和三角肌前束（44）。

按压

按压胸大肌

按压胸大肌（23）也能顺便治疗其下面的胸小肌。

拉伸

胸肌拉伸

参见第17章。

同时检查

胸大肌（23）、斜角肌（42）、三角肌前束（44）、胸锁乳突肌（10）和胸骨肌（24）。

鉴别诊断

如果无法通过扳机点自助疗法缓解症状，可能需要医生帮助排除真正的胸廓出口综合征、C7和C8神经根刺激、冈上肌肌腱炎、腱内膜炎和内侧上髁炎等情况。可能需要脊椎治疗师或骨科医师来评估第三、第四和第五肋骨的高度。

第44章　三角肌

　　三角肌连接在肩关节附近，覆盖在上臂的前面、侧面和背部，到达上臂外侧的中点。它的不同肌纤维使上臂向不同的方向移动。

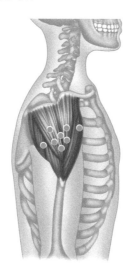

　　三角肌中的扳机点是很常见的，经常作为转移其他肌肉疼痛的附带扳机点出现。

常见症状

- 疼痛通常位于三角肌区域。手臂运动时疼痛加剧，休息时疼痛减轻。

- 运动范围受限，大多数情况下难以将手臂抬高至90度以上的位置，情况严重的可能难以抬高到90度，同时可能伴随力量的丧失。

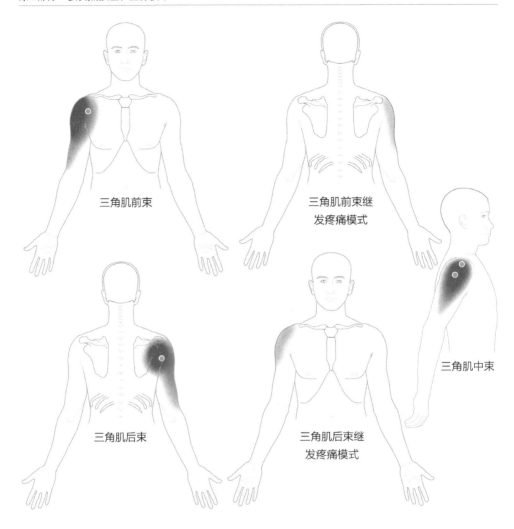

三角肌前束

三角肌前束继
发疼痛模式

三角肌中束

三角肌后束

三角肌后束继
发疼痛模式

扳机点的成因、延续与解决方案

- 剧烈的、重复性的动作，如钓一条大鱼时转钓竿或者用滑雪杖助推。
- 对该部位直接的冲撞或突然的压力，如运动伤害或坠落。
- 长时间地将某物（如电动工具）举在肩膀处或肩膀以上。

解决方案

- 避免用受影响的一侧抬起重物，调整或停止任何加重疼痛的活动，直到扳机点消除。
- 下楼梯时小心，防止跌倒，握住栏杆，留心脚的位置。

■ 注射，如将疫苗、维生素或抗生素注射入三角肌可以激活潜在的扳机点。

解决方案

■ 如果需要接受肌肉注射，请向医生咨询，是否可以注射到另一块肌肉内。

自助疗法

检查冈上肌（34）、冈下肌（35）和斜角肌（42）的扳机点，它们可能导致三角肌中扳机点被激活。这些扳机点需要首先治疗，以便消除三角肌扳机点的持续因素。

如果在三角肌的前面发现扳机点，检查胸大肌（23）靠近腋窝的部位、肱二头肌（46）和三角肌的背部。如果在三角肌的背面发现扳机点，请检查肱三头肌（41）、背阔肌（38）和大圆肌（40）。

按压

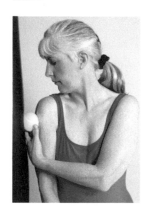

按压三角肌

在门框里使用网球，将网球放在门框的边缘上，以更好地稳定网球，并用另一只手按住网球，以便在寻找扳机点时网球不会掉落。确保对肌肉正面、侧面和背面进行按压，并从顶部到底部，对整个三角肌进行按压。

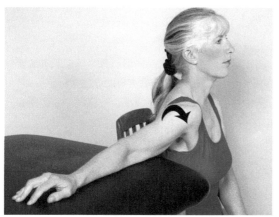

拉伸

借助沙发拉伸

将手臂放在沙发上，并将肩膀向前旋转，拉伸三角肌前束。

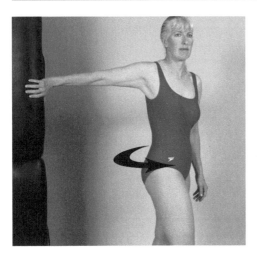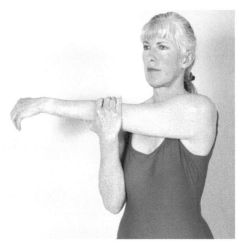

倚靠门框拉伸

　　站在门口，手臂伸直或略高于水平线，手掌扶在门框上，拇指朝下。将同一侧的脚向前迈一步，将身体轻轻向外（离开手臂）旋转。向前和向下转动肩膀时，会感觉到三角肌、肱三头肌和肱二头肌的前部肌肉得到拉伸。

三角肌后束拉伸

　　针对三角肌的后部，将手臂拉过胸部，用另一只手抓住手臂肘部的位置向内压。

胸肌拉伸

　　胸部中下位置的拉伸也有助于三角肌的拉伸（见第17章）。

同时检查

　　胸大肌（23）、肱二头肌（46）、肱三头肌（41）、背阔肌（38）、大圆肌（40）、冈下肌（35）、冈上肌（34）和斜角肌（42）。

鉴别诊断

　　三角肌中扳机点导致的疼痛通常被误诊为肩袖损伤、肱二头肌肌腱炎、三角肌下滑囊炎、盂肱关节炎、神经冲击或C5神经根刺激。如果无法通过扳机点自助疗法来缓解疼痛，则可能需要求助医务人员，用MRI、X线片或其他诊断测试确认或排除上述病症。即使只有这些问题中的一项，也有可能存在扳机点。

　　除非在急性损伤之前肌肉中就存在扳机点，否则肩关节扭伤、脱臼或错位等问题只会导致在关节而不是在三角肌中存在局部压痛。

第45章 　喙肱肌

　　喙肱肌位于肩前部、躯干与上臂之间的折痕处。肌肉两端分别连接到肩胛骨的顶部外角（肩胛骨的喙突）和上臂骨（肱骨）。它辅助肩关节移动上臂，但并不是每个人都有这块肌肉。

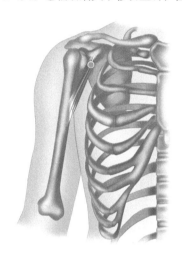

　　如果在检查并排除了三角肌、胸大肌、背阔肌、大腿、上颌、肱三头肌和肱二头肌的扳机点之后，仍然有一些症状，请检查喙肱肌的扳机点。它本身很少产生扳机点，而更有可能发展出次生的附带扳机点。

常见症状

- 三角肌前束、上臂后面的肱三头肌、下臂的后面会疼痛，有时手和中指的背部也会疼痛。
- 如果仅涉及喙肱肌扳机点，则当手臂平直向前、向上伸到耳朵上方时会感觉到疼痛，运动范围受到限制。如果还涉及其他扳机点，手臂在其他方向移动时也会感觉到疼痛。

- 将受影响的手臂置于背部时，很难在无疼痛的情况下将手伸过脊柱位置，而通常情况下，应该能够用手指触摸另一只手臂。
- 肌肉压迫神经可能导致肱二头肌萎缩，下臂后部触觉功能减弱。

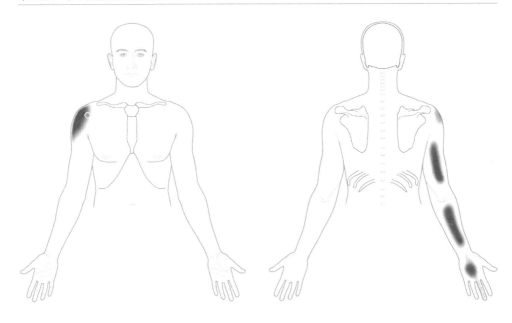

扳机点的成因、延续与解决方案

▓ 喙肱肌扳机点的激活和延续，可能还因为在"同时检查"部分列出的肌肉上的附带扳机点。

解决方案

▓ 为了从喙肱肌的扳机点引起的症状中获得持久性缓解，首先对其他肌肉的扳机点进行治疗。

▓ 当抬起物体时，尽可能地让手掌朝上，同时让物体靠近身体。

自助疗法

首先检查三角肌（44）、肱三头肌（41）、胸大肌（23）、背阔肌（38）、冈上肌（34）、大圆肌（40）和肱二头肌（46），并根据需要治疗这些扳机点。

按压

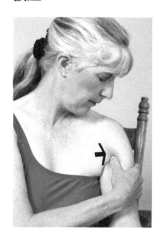

按压喙肱肌

使用不受影响一侧的手，将手指环绕在三角肌上。拇指弯曲，让拇指的末端从折痕的外侧钩住肩膀的前方，朝上臂骨按压。我的病人发现，某些类似于按压小工具的物品更好用，这些东西经常在按摩店或网店有售。

拉伸

在进行这些拉伸之前，先对肩膀前部进行热敷。

胸肌拉伸

使用胸肌拉伸方法，采用低手位（参见第17章）。

借助沙发拉伸

参见第44章。

倚靠门框拉伸

参见第44章。向前和向下转动肩膀，会感觉到三角肌和喙肱肌前部的拉伸。

同时检查

冈上肌（34）、三角肌（44）、肱三头肌（41）、肱二头肌（46）、胸大肌（23）、大圆肌（40）和背阔肌（38）。

鉴别诊断

来自喙肱肌的扳机点的症状可能类似于C7神经根刺激、腕管综合征、肩峰下滑囊炎、上棘肌腱炎和肩锁关节功能障碍。如果无法通过扳机点自助疗法来缓解症状，可能需要求助医生，通过MRI、X线片或其他诊断测试，以确认或排除上述病症。

第46章 肱二头肌

　　肱二头肌位于上臂前方。在肩锋（肩胛骨）上有两个附着点，一个附着点在桡骨（下臂两个骨头中较大的一个）上。因为这块肌肉穿过肘关节和肩关节，所以它的功能是移动上臂和前臂，包括前臂的旋转。

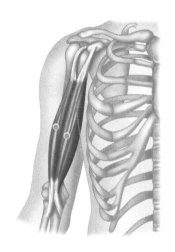

常见症状

■ 肱二头肌的扳机点通常位于肌肉的中下部，疼痛发生在上臂前部和肩部前方表面，并且可能导致上斜方肌的疼痛或肩膀、肘部折痕处的酸痛。

■ 屈肘、手抬起到头部时，感觉肌肉疲劳和疼痛。

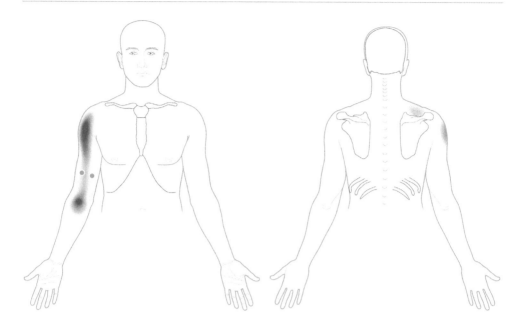

扳机点的成因、延续与解决方案

■ 重复的运动伤害，如参加体育运动（投掷球、打篮球或打网球），使用钢笔或键盘进行书
　写，长时间使用螺丝刀，演奏小提琴或吉他，手掌向上或向前伸出手臂铲雪或抬起重物。
■ 在将要跌倒时抓住某物。

解决方案

■ 可能需要调整或停止加重疼痛的活动，直到扳机点消失。将要搬动的物体放在背包中，
　或手掌朝下搬动。
■ 晚上睡觉时，一定不要把手臂压在身体下面。相反，尽量使肘部远离身体——可以尝试
　将枕头放在身旁。

■ 冈下肌中的扳机点可以导致肱二头肌形成扳机点。

解决方案

■ 检查冈下肌（35）的扳机点。

自助疗法

肱肌（52）、旋后肌（49）、肱三头肌（41）、三角肌（44，前部）、冈上肌（34）、斜方肌（8，上部）和喙肱肌（45）中的扳机点通常与肱二头肌的扳机点同时形成或在肱二头肌形成扳机点后几周内形成，所以也应该检查这些肌肉。

按压

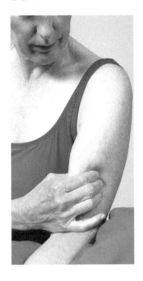

按压肱二头肌

用另一只手的拇指、食指和中指捏住肱二头肌，或者只用拇指按压。

拉伸

倚靠门柱拉伸

倚靠门柱拉伸（参见第44章）将有助于治疗肱二头肌的扳机点。

同时检查

冈下肌（35）、肱肌（52）、旋后肌（49）、肱三头肌（41）、三角肌（44，前部）、斜方肌（8，上部）和喙肱肌（45）。

鉴别诊断

如果无法通过扳机点自助疗法来缓解症状，可能需要去看医生，通过MRI、X线片或其他测试来排除或确认肱二头肌肌腱炎、三角肌下滑囊炎、C5神经根刺激、肱二头肌滑囊炎和盂肱关节炎等的情况。

第47章 前臂、手腕和手的疼痛

计算机的使用使前臂肌肉扳机点疼痛的患者数量大量增加。患者往往会抱怨肘部或手腕背部疼痛，随后可能会被误诊为*网球肘*、*肌腱炎*或*腕管综合征*。他们经常戴上护具，这可能会有一定的缓解，但并不能解决扳机点造成的问题。

有关网球肘的讨论，请参见第33章。

腕管综合征

腕管综合征可能与胸廓出口综合征（见第33章的讨论）同时发生，或者说腕管综合征的症状与扳机点症状类似，更适合被称为假性腕管综合征。腕管由手腕下方手掌侧的腕韧带和另外3侧的8块腕骨组成。当通过腕管的9个长屈肌腱中的一个膨胀、退化或因其他某些因素导致通道变窄时，腕管的狭窄会导致正中神经被压迫。这会引起手和手指的灼热、麻木、刺痛、乏力或肌肉损伤。

真正的腕管综合征很可能是由于使用振动工具或者先前受伤引起的，如手腕断裂或扭伤后肿起。有些人拥有较小的腕管，因此更容易产生此类问题。有几种系统性易感因素可能也发挥了作用，如脑垂体过度活动、甲状腺功能减退、类风湿关节炎、怀孕期或更年期期间的液体保留。

事实上，一旦腕管综合征诊断是误诊，则疼痛实际上是由扳机点引起的。如果被诊断患有腕管综合征，应该检查斜角肌（42），胸小肌（43），肱二头肌（46），肱肌（52），喙肱肌（45），腕伸肌、肱桡肌和指伸肌（48），腕屈肌和指屈肌/旋前圆肌（51），掌长肌（50），拇收肌和拇指对掌肌（53）。

胸小肌阻滞

胸小肌阻滞、扳机点或其他原因导致肌肉长期紧张，肌腱压迫腋窝动脉和臂丛神经，可能会被误诊为腕管综合征，这种问题无法通过腕管手术解决。臂丛神经阻滞会导致无名指和小手指、前臂外侧以及拇指、食指和中指手掌侧出现麻木和不适感。可检查胸小肌（43）、肱二头肌（46）、喙肱肌（45）和斜方肌（8）的扳机点。

解决方案

工匠拉伸

把手放在面前，手心朝下，手指伸展。同时，慢慢地将手旋转到掌心朝上，从小指开始慢慢握成拳头。当手完成旋转时，拳头是完整的，手腕是弯曲的。

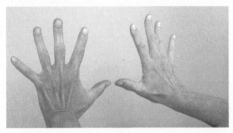
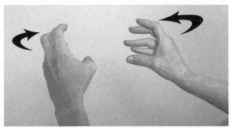

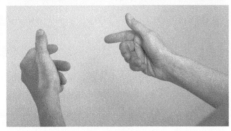
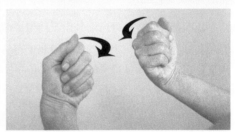

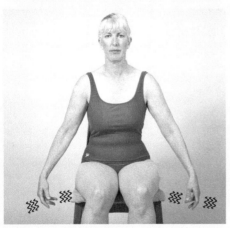

手指震颤练习

把手臂放在身体两侧，摇晃手，保持手腕和手指松动，这样前臂就会得到放松。

本部分的每一章都将包含更多的解决方案。

第48章 腕伸肌、肱桡肌和指伸肌

桡侧腕长伸肌、桡侧腕短伸肌、尺侧腕伸肌、指伸肌、示指伸肌和小指伸肌

　　腕伸肌附着在肘部周围的上臂肱骨上，并且通过肌腱附着在手的掌骨上。使得手腕活动自如，并且在手指发力时稳定手腕。

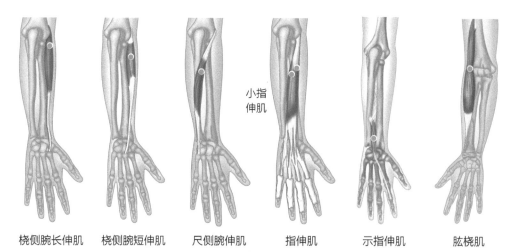

小指
伸肌

| 桡侧腕长伸肌 | 桡侧腕短伸肌 | 尺侧腕伸肌 | 指伸肌 | 示指伸肌 | 肱桡肌 |

　　指伸肌的解剖结构非常复杂，但是最上端的指伸肌和小指伸肌组合附着在上臂的肱骨上，肌腱附着在手指的骨头上。示指伸肌附着在手腕上方的前臂尺骨上，通过肌腱附着在食指上。指伸肌使得手腕活动自如，并将手指一起移动或分开移动。

　　肱桡肌附着在肘部上方的肱骨和手腕附近的前臂桡骨上，用于肘关节处移动下臂。

　　通常扳机点在上面列出的肌肉中形成，自助疗法都是一样的，所以为了阅读便利，将它们在同一章中列出。

常见症状

- 见图中各种转移模式，可以想象这些疼痛涉及的肌肉可能不止一块，导致复合的疼痛模式而不是单独的某一模式。
- 握手、转动门把手、使用螺丝刀，或执行任何类似的动作时，疼痛加剧。疼痛可能让人晚上无法入睡。
- 指伸肌的扳机点会导致手指僵硬，疼痛可能延伸到前臂、手、手指甚至可能到肘部区域的背部，并导致手指关节处产生关节炎

似的疼痛。指伸肌和肱桡肌疼痛很可能首先出现在肘部的外侧，然后传到手腕和手。
- 导致手的抓力减弱，使物品掉落，在倒水或饮水时水意外溢出。物体越大，问题越严重。重复运动过程中可能会失去协调性和增加肌肉疲劳。
- 桡神经的痉挛可能导致前臂肌肉背部虚弱或手背上出现麻木和刺痛感。

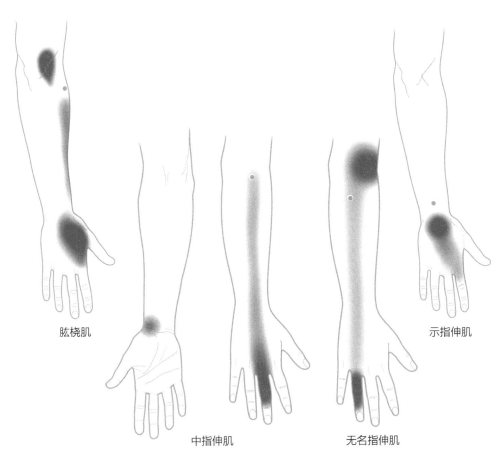

肱桡肌

中指伸肌

无名指伸肌

示指伸肌

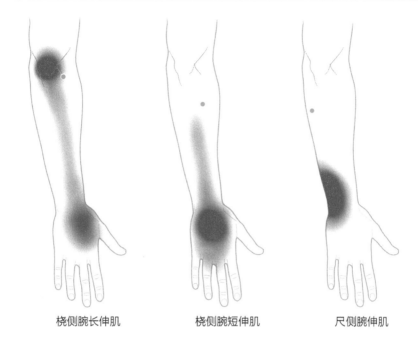

桡侧腕长伸肌　　　　　　　桡侧腕短伸肌　　　　　　　尺侧腕伸肌

扳机点的成因、延续与解决方案

- 用力或重复抓住一个物体——物品越大，问题就越严重。比如写作、除草、洗车、握手、使用工具、熨烫、扔飞盘、划皮划艇、刮挡风玻璃上的冰或按摩。重复的手臂运动，如使用计算机（特别是"鼠标手"）、拉小提琴或弹吉他，或使用计算器。
- 尺侧腕伸肌更容易在创伤后形成扳机点，如手臂骨折或肩关节、肘关节手术或创伤后。
- 指伸肌可能会在重复的手指运动中产生扳机点，如弹钢琴、做木工或机械修理，以及玩手珠或橡皮筋。

解决方案

- 避免扭转前臂或长时间反复持握的动作，直到扳机点消失。学会交替用手，如学习用双手交替使用计算机鼠标。购买符合工效学的键盘。

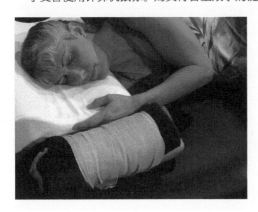

- 如果睡觉时倾向于在下巴下握拳，做一个软的夹板来防止这种情况。使用绷带将毛巾卷在前臂、手腕和掌上。可以暂时佩戴护腕，直到扳机点消失，但此方法不应被视为长期的解决方案。

- 在斜角肌（42）中的扳机点可能导致桡侧腕伸肌、尺侧腕伸肌或指伸肌中形成扳机点。冈上肌（34）中的扳机点可引起桡侧腕伸肌的扳机点。上后锯肌（36）的扳机点可引起尺侧腕伸肌的扳机点。旋后肌（49）和肱桡肌的扳机点通常同时形成。

解决方案

- 检查上面列出的肌肉的潜在扳机点。

自助疗法

按压

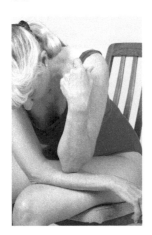

按压腕伸肌和指伸肌

把受影响的手的前臂放在大腿上。如果胸部过大，可以把手臂放在面前的一张桌子上。用另一只手的肘部对前臂外侧和背部的肌肉进行按压。将拇指侧的肌肉（肱桡肌）推向躯干，还可以按压下方的桡侧腕长伸肌，这是一块非常重要的肌肉。

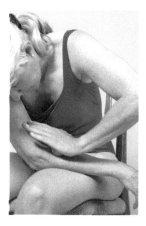 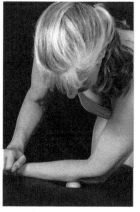

还可以在手中夹一个高尔夫球，将肘部旋转到面前，以免压到手臂的前臂肌肉，然后在手臂上按压高尔夫球。

为了治疗肘部的不能触及的扳机点，将前臂放在平坦的支撑面上，手掌朝上，将高尔夫球垫在前臂下，用另一只手辅助前臂按压高尔夫球。做这个按压时，不要伤害背部肌肉。

拉伸

工匠拉伸

参见第47章。

手指震颤练习

参见第47章。

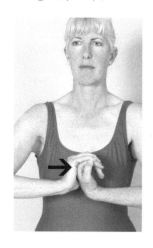

指伸肌拉伸

拉伸指伸肌，将前臂放在下胸部的前方，肘部弯曲约90度，手掌朝上，手腕向上弯曲，握拳。用对侧的手来缓和地拉伸。

同时检查

肱三头肌（41）、肱二头肌（46）、旋后肌（49）、肱肌（52）、斜角肌（42）、上后锯肌（36）和冈上肌（34）。

鉴别诊断

如果无法通过扳机点自助疗法缓解症状，可能需要去看医生来检查是否有外侧上髁炎、C5~C8神经根刺激、腕管综合征、桡骨茎突狭窄性腱鞘炎或关节炎。可能需要让脊椎治疗师或骨科医师检查手腕骨是否存在半脱位或远端桡尺骨关节的功能障碍。

第49章 旋后肌

　　旋后肌连接在下臂的尺骨和桡骨上，恰好在肘部下方。因为它包裹着桡骨，其主要功能是旋转前臂，使拇指远离身体的中线。它还有助于将前臂在手肘处弯曲，将手伸向肩膀。

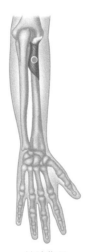

前臂背面

　　旋后肌扳机点的疼痛经常被诊断为网球肘，因为许多医疗人员通常缺乏扳机点是致病因素的知识。腕伸肌和指伸肌通常也会涉及。有时可能并不需要进行手术，所以先尝试扳机点自助疗法。

常见症状

- 疼痛通常出现在肘部外侧、拇指，也可能出现在前臂的背部。即使在剧烈活动停止后，疼痛也有可能持续。

- 轻击肘部外侧时异常疼痛。

- 扳机点可能会压迫桡神经，导致手腕和前臂背部产生不适感。

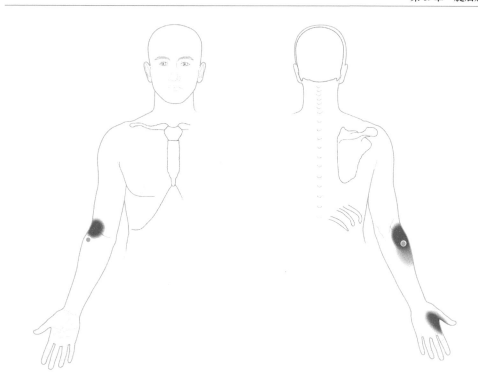

扳机点的成因、延续与解决方案

■ 重复的手臂伸直动作，如打网球或牵着绳子遛狗。手臂伸直提重的公文包，或举起公文
　包放在桌子的某一特定位置。

■ 重复抓握运动，如拧衣服、转动牢固的门把手、拧开密封的罐头盖、握手、洗墙、用耙
　子拢树叶、给车打蜡、按摩或熨烫。

■ 肌肉突然拉伤。

解决方案

■ 如果打网球，保持肘部轻微弯曲，拍头略微抬起。使用较轻的球拍和较小的球拍手柄也
　会有所帮助。为了让肌肉康复，不要每天打球。

■ 遛狗不要拉动皮带，注意换手，或用一个缚头带防止狗乱跑。购买一个有肩带的公文包，
　便于斜挎，而不是用一只手拎着。用双手将公文包放在桌子上，而不是摇摇晃晃地只用
　一只手。握手时，试着双手交替，手掌朝上。不要耙树叶。选择手掌朝上捧着包裹。

■ 在做那些加重旋后肌疼痛的活动时，可以戴上肘部有洞的弹性支撑，但这种支撑只能戴
　很短的时间，因为它会阻碍血液流入肌肉。

自助疗法

扳机点也经常在肱三头肌（41）、指伸肌和肱桡肌（48）中同时被发现，所以也要检查这些肌肉。有时也可能涉及肱肌（52）、肱二头肌（46）、掌长肌（50）。

按压

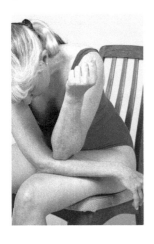

按压旋后肌

把受影响的手的前臂放在大腿上，手掌朝下。如果胸部较大，可能需要把手臂放在面前的一张桌子上。用另一只手的肘部对前臂前1/3处的肌肉进行按压，特别是靠近肘部弯曲的部位，沿前臂中部到外侧按压。

或者，使用夹在手中的高尔夫球，将肘部旋转到面前，以免压到手臂的前臂肌肉，然后按压高尔夫球。有关在前臂上使用高尔夫球的示例，请参见第48章。

同时检查

肱三头肌（41），腕伸肌、肱桡肌和指伸肌（48），肱肌（52），肱二头肌（46）和掌长肌（50）。

鉴别诊断

如果无法通过扳机点自助疗法缓解症状，可能需要去看医生，以排除肱骨外上髁炎、后骨间神经阻滞、C5~C6神经根刺激、桡骨茎突狭窄性腱鞘炎或关节炎。可能需要让脊椎治疗师或骨科医师评估是否有远端桡尺骨关节的功能障碍。

第50章 掌长肌

掌长肌可能缺失，或沿着前臂发生位置的变化。如果有掌长肌，它通常从上臂的肱骨延伸到手掌腱膜的结缔组织，覆盖了皮肤下面的大部分手掌。它的主要功能是控制手掌活动，它也有助于手腕活动。

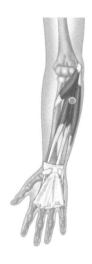

由于手掌和手腕疼痛与掌长肌扳机点相关，症状可能会被误认为腕管综合征。然而，由于这块肌肉的位置容易发生变化，如果它延伸到腕韧带下方，则可能导致真正的腕管综合征。肌肉中的扳机点会增加肌腱的张力，加重腕管综合征的症状，而自助疗法可能只能缓解部分症状。有关腕管综合征的更多信息，请参见第47章。

未经治疗的扳机点和掌长肌紧张最终会影响手掌中的皮肤组织，并且可能是导致结节、纤维带和掌腱膜挛缩症疼痛的原因。掌腱膜挛缩症在男性以及嗜酒人群、糖尿病和癫痫患者中更常见，往往在其40多岁时才显现出来。扳机点自助疗法可能有助于阻止结节的形成和掌腱膜挛缩症的发展。目前的医学手术指南是，如果仍然可以将手掌平放在支撑面上，则不需要手术。如果病情发展到干扰日常活动，而且无法用自助疗法或其他疗法获得足够的缓解，那么请咨询外科医生。

常见症状

- 牵涉性痛都是表层的疼痛, 感觉像被针扎一样, 在手掌和前臂的前面能感觉到。
- 由于手掌压痛而导致使用工具困难。

- 掌长肌的结构变化可能会导致前臂背部的疼痛、压迫神经, 或前臂坏死的感觉。
- 掌腱膜挛缩症的晚期患者, 手掌严重萎缩, 不能平展。

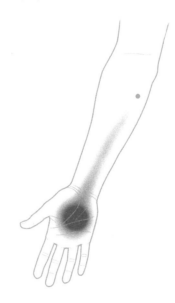

扳机点的成因、延续与解决方案

- 靠近肘部的肱三头肌的牵涉性痛会导致掌长肌扳机点的形成。

解决方案
- 一定要检查肱三头肌 (41) 的扳机点, 并首先对它们进行治疗。

- 直接的创伤, 如跌倒时, 手掌落地且过于外展; 使用工具不当导致用力挖掘时压迫到手掌, 或挥拍时球拍的手柄端压入手掌。

解决方案
- 不要使用任何会压到手掌的工具或运动设备。

自助疗法

按压

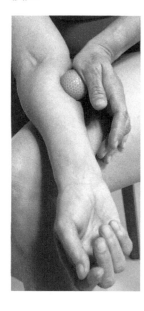

按压掌长肌

把受影响的手的前臂放在大腿上。如果胸部过大，可能需要把手臂放在面前的一张桌子上。另一只手用高尔夫球或其他按压工具进行按压。

或者，使用另一只手的肘部，对前臂前方的肌肉进行按压，特别是靠近肘部的弯曲处。有关在胳膊上使用肘部进行按压的示例，请参见第51章。

拉伸

前臂拉伸

参见第51章。

同时检查

腕屈肌和指屈肌（51）。

第51章 腕屈肌和指屈肌

桡侧腕屈肌、尺侧腕屈肌、指浅屈肌、指深屈肌、拇长屈肌和旋前圆肌

　　腕屈肌和指屈肌，取决于具体的肌肉，附着在上臂的肱骨或者是前臂的桡骨或尺骨上，靠近肘关节或者在肘关节处。这些肌肉大多数通过肌腱附着在拇指和手指的骨骼上，尽管旋前圆肌附着在前臂中部的桡骨上，桡侧腕屈肌通过它们各自的肌腱附着在手腕的豌豆骨上。腕屈肌使手在腕部活动。指屈肌帮助手在手腕处活动，其中一些肌肉也可以活动手指。

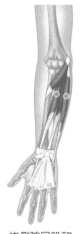

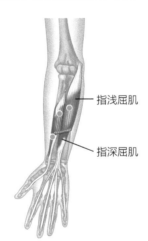

指浅屈肌

指深屈肌

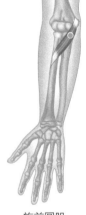

桡侧腕屈肌和
尺侧腕屈肌

旋前圆肌

常见症状

■ 在小臂、手腕、手掌、手指和拇指的前部有不同的疼痛模式。疼痛感觉就像是扎到拇指和手指的末端，像一道"闪电"，详见常见转移模式图片。

■ 手指僵硬和疼痛抽筋。使用剪刀、单手园艺剪、白铁剪、卷发器、发夹或夹头发困难。当手掌朝上的时候不能让手下凹呈杯状，如你从桌台上把某个东西扫下来，想用手呈杯状接住这个东西时。

■ 症状会随着压力、冷风和噪声而加剧。

■ 在握拳时出现"扳机指"，这是由手掌中的肌腱收缩引起的，手掌和手指之间的折痕大约有一拇指的宽度。

■ 肘部的尺骨神经阻滞可引起第4和第5根手指感觉不舒服、灼痛、麻木、感觉丧失，并可能导致笨拙和手握力不足。

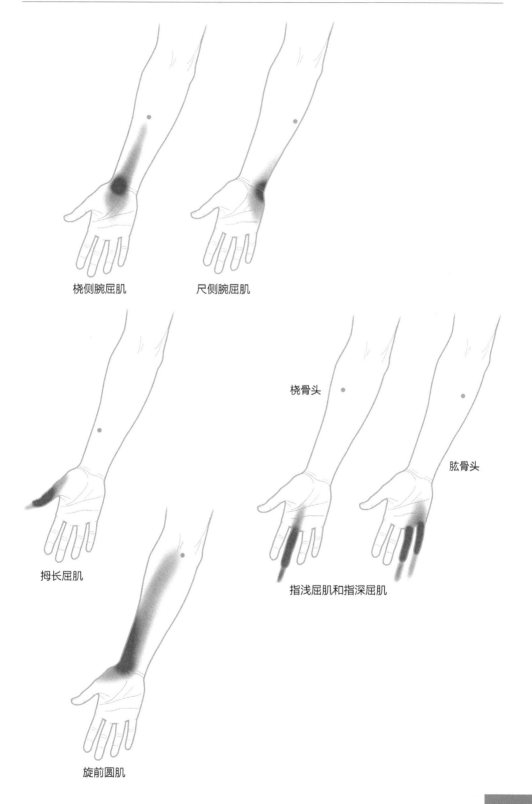

桡侧腕屈肌　　　尺侧腕屈肌

拇长屈肌

旋前圆肌

桡骨头

肱骨头

指浅屈肌和指深屈肌

扳机点的成因、延续与解决方案

- 重复抓握小型工具、球拍或船桨，如划皮划艇或独木舟。过于用力抓握方向盘或滑雪杖。单手使用打孔机，如在活动或商店入口处给票或收据打孔。按摩。
- 给花园除草可能会导致拇长屈肌的扳机点。
- 手腕或肘部骨折可引起旋前圆肌中的扳机点。

解决方案

- 经常拉伸手指，坐着时手和前臂要有支撑。
- 使用小型工具时，要注意定时休息和拉伸，如有可能更换一下活动种类。避免手掌反复按压任何东西。如果使用单手打孔机，要经常换手，可与其他工作人员交替进行。
- 划船回桨时，手指要伸直。划皮划艇时，顺桨可能会有所帮助。学习在滑雪或驾驶转向时放松握力，驾驶转向时按住方向盘的两侧。球拍的拍头应该略微向上而不是向下。

- 斜角肌（42）、胸小肌（43）、胸大肌和锁骨下肌（23）、前锯肌（26）、冈上肌（34）、冈下肌（35）、背阔肌（38）、上后锯肌（36）、肱三头肌（41）、腕伸肌和肱桡肌（48）、掌长肌（50）或拇收肌和拇指对掌肌（53）的扳机点可导致腕屈肌和指屈肌形成附带扳机点。

解决方案

- 检查这些肌肉的扳机点。

- 造成扳机指的原因不清楚，但可能是由于用手掌重复按压相对尖锐的东西。

解决方案

- 扳机指可以通过按压接近受影响手指的手掌的痛点（大约在从你这一侧看向手掌与指关节正相对的位置）来解决。

自助疗法

在前臂的前后部（48）同时进行按压是一个不错的选择，因为前臂前部扳机点的缓解会重新激活前臂后部的扳机点。

按压

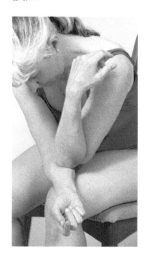

按压腕屈肌和指屈肌

把受影响的手的前臂放在大腿上，手掌朝上。如果胸部过大，可以尝试将手臂放在面前的桌子上。使用另一只手的肘部，对前臂前2/3处的肌肉进行按压。

或者，使用高尔夫球按压痛点处。有关在前臂上使用高尔夫球进行按压的示例，请参见第50章。

拉伸

经常拉伸肌肉。

工匠拉伸

参见第47章。

手骨间肌拉伸

参见第54章。

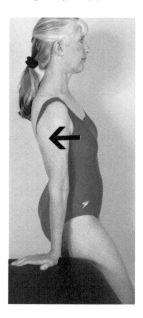

前臂拉伸

找一个与手掌高度相当的支撑面。手指向后，保持手臂直立，将手掌按到支撑面上，这样就可以对前臂的前面进行拉伸。随着肌肉的放松，可能需要稍微向后倾斜一点，以获得进一步的拉伸。

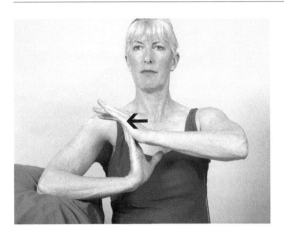

指伸肌拉伸

　　将待拉伸手臂的肘部置于一个柔软的支撑面上。使用另一只手的手掌轻轻拉伸手指，直到手指、手掌和前臂充分伸展。

同时检查

　　斜角肌（42）、胸小肌（43）、胸大肌和锁骨下肌（23）、前锯肌（26）、冈上肌（34）、冈下肌（35）、背阔肌（38）、上后锯肌（36）、肱三头肌（41）、腕伸肌和肱桡肌（48）、掌长肌（50）、拇收肌和拇指对掌肌（53）。

鉴别诊断

　　如果无法用扳机点自助疗法消除症状，可能需要医生帮助排除内侧上髁炎，尺骨神经病变，手腕骨关节炎，C5、C7、C8或T1神经根刺激，或腕管综合征。腕管综合征必须通过正中神经传导研究证实。腕屈肌和指屈肌的扳机点疼痛可能被误诊为胸廓出口综合征。可能需要脊椎治疗师或骨科医师进行远端桡腕综合征功能障碍或手腕骨背侧错位的评估。

第52章 肱肌

肱肌附着在上臂肱骨下半部、前臂尺骨处，位于肘关节附近。其功能是使前臂朝向肩膀活动，但也可以将上臂朝向前臂活动（如在做引体向上时）。扳机点通常由急剧的过度负荷和重复的压力引起。

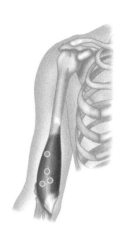

常见症状

■ 拇指和拇指垫附近有疼痛或压痛。有些疼痛可能存在于肘部折痕处，也可能在上臂的前方。

■ 如果桡神经被肱肌的扳机点压迫，拇指背部可能会有刺痛感和麻木感。

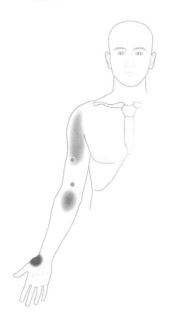

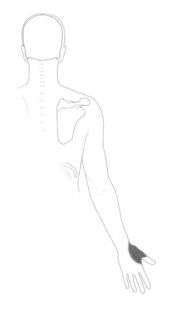

扳机点的成因、延续与解决方案

- 对肌肉造成压力，如举重、拿着电动工具、携带杂物或钱包、弹吉他或拉小提琴、手持电话靠近耳朵，或细致地熨烫。
- 使用拐杖。

解决方案

- 避免举过重的物品，当提起较轻的物品时，请将手掌保持正面向上。演奏乐器时，尽可能伸直手臂。避免过多地携带杂物。买一个有长带的包，便于斜挎，而不是拿在手中。手机通话时使用耳机或扬声器，或用对侧的手将手机靠近这一侧的耳朵。
- 晚上，一定不要把手臂压在身体下面。相反，尽量保持肘部远离身体——可以试试在身旁放一个枕头。

- 旋后肌的扳机点可能会导致肱肌和肱二头肌的附带扳机点。

解决方案

- 检查旋后肌（49）的扳机点。

自助疗法

按压

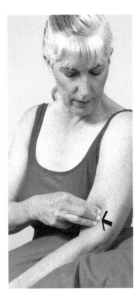

按压肱肌

　　用另一只手捏住需按压的上臂内侧，并将肱二头肌向拇指和躯干的方向拉，同时按压下面的肌肉。按压区域从上臂的中部延伸，一直到肘部弯曲处。

拉伸

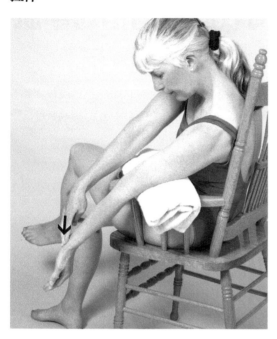

肱肌拉伸

坐在椅子或沙发上，在手肘上方支撑上臂，手掌向上，用另一只手轻轻按压手腕内侧。

同时检查

肱二头肌（46）、肱桡肌（48）、旋后肌（49）、拇收肌和拇指对掌肌（53）。

鉴别诊断

肱肌的扳机点的症状与C5、C6神经根刺激、髌腱炎、冈上肌肌腱炎和腕管综合征相似。如果无法从扳机点自助疗法中获得疼痛的缓解，可能需要让医生进行MRI检查，以排除其他原因。

第53章 拇收肌和拇指对掌肌

拇收肌附着在食指和中指的掌骨上，并与拇指相连，跨越食指和拇指之间的腹板。拇指对掌肌附着在手腕的斜方骨上，并连接于腕骨上的结缔组织（屈肌支持带）。拇收肌可以使拇指朝向食指，而拇指对掌肌则使拇指可以越过手掌触及无名指和小指。

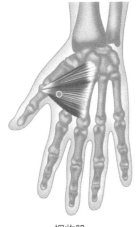

拇收肌

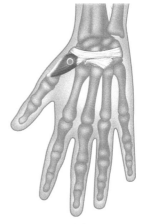

拇指对掌肌

常见症状

- 拇指垫、拇指和手腕的酸痛，可能错误地被归因于关节问题，人们也经常会将其自行诊断为关节炎。
- 进行需要拇指抓握的任何精细动作都有困难，如缝纫、扣上衬衫扣、书写或抓牢物品。
- 拇指锁定在关闭位置的"扳机指"，可能由位于拇指垫下方的前臂屈肌腱内部或拇指和食指之间的腹板中的疼痛点引起。

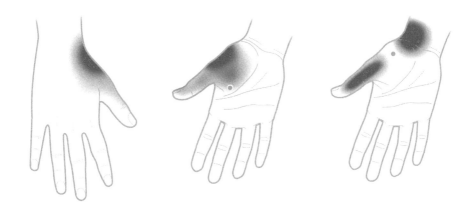

扳机点的成因、延续与解决方案

- 用拇指和手指抓握物品，如给花园除草（特别是难以拔除的杂草）、使用小画笔制作艺术品、缝纫、手写、钩编或编织，以及按摩。
- 骨折后的余痛。

解决方案

- 除草时，先用铲子松泥，一次除草的时间不要太长，两手交替进行。进行缝纫、钩编、编织、写作和画画时要经常休息。

自助疗法

还需检查斜角肌（42）、肱肌（52）、旋后肌（49）以及桡侧腕伸肌和肱桡肌（48），因为它们也导致该部位疼痛，并且应该在治疗拇指肌肉之前处理这些肌肉的扳机点。这些扳机点几乎总是在拇指和食指之间的手骨间肌（54）中被同时发现。

按压

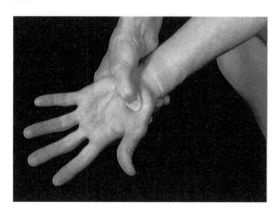

按压拇指

如果另一只手的拇指无扳机点，可以用它对受影响的一侧的拇指垫进行按压。如果两个拇指都受到影响，请使用铅笔末端的橡皮擦按压。一些按摩店会销售容易握在手掌中的按压装置。确保使用的按压物不要大于铅笔顶部的橡皮擦就可以，否则扳机点不能得到足够的压力。

拉伸

工匠拉伸

参见第47章。

手指震颤练习

参见第47章。

手骨间肌拉伸

参见第54章。

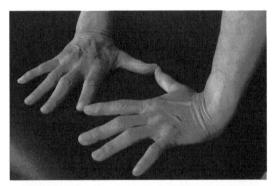

拇收肌拉伸

将双手手掌平坦地放在面前的一个支撑面上，食指对食指，拇指对拇指，拇指指向自己。也可以在温水中这样做。

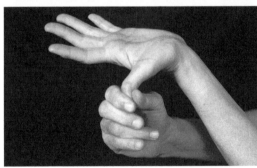

拇指对掌肌拉伸

手掌朝上，另一只手放在正在治疗的手下，轻轻地把拇指往下拉。

前臂拉伸

参见第51章。

同时检查

斜角肌（42），肱肌（52），旋后肌（49），腕伸肌、肱桡肌和指伸肌（48，桡侧腕伸肌、肱桡肌），手骨间肌（54）。

鉴别诊断

如果无法用扳机点自助疗法缓解症状，可能需要医生帮助排除腕管综合征、桡骨茎突狭窄性腱鞘炎和骨关节炎。如果有拇长屈肌（不是每个人都有），可能会导致前骨间神经的压迫性神经病变。可能需要脊骨治疗师或骨科医师来评估掌骨或腕骨是否发生了错位，特别是在拇指腕掌关节这个地方。

第54章 手骨间肌和小指展肌

手骨间肌位于手腕腕骨之间，小指展肌位于无名指的外侧。这些肌肉使手指内收和外展。

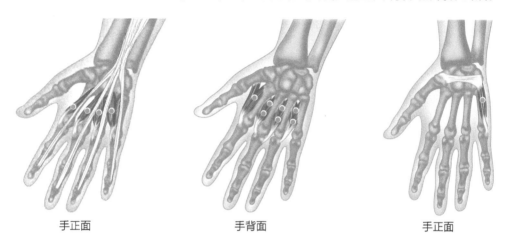

手正面　　　　　　手背面　　　　　　手正面

由于关节周围的疼痛，人们经常错误地将其自行诊断为关节炎。消除手骨间肌的扳机点并解决持续因素可能有助于延缓或停止某些骨关节炎的发展。

手骨间肌中的扳机点可能会导致"赫伯登结节"——一种硬块，它最初是柔软的，并且靠近指尖，豌豆大小。赫伯登结节在女性中更常见，并且经常在绝经后3年内出现。如果有赫伯登结节，请查找手骨间肌的扳机点。一旦扳机点消失，触痛则会立即消失，随着时间的推移，结节也可能会消失。

常见症状

■ 一般手背和手掌、一根或多根手指疼痛。在关节一侧稍微靠近指尖的地方疼痛较严重。

■ 手指僵硬，妨碍精细动作，如系纽扣、书写和抓住物体，难以将手指并在一起或握拳。

■ 手骨间肌僵硬或者扳机点可能会压迫指神经，引起手指一侧的表层麻木。

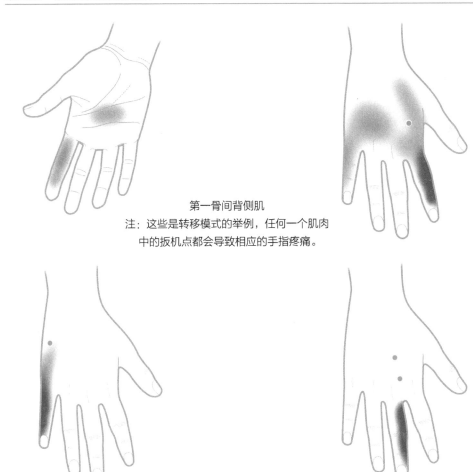

第一骨间背侧肌

注：这些是转移模式的举例，任何一个肌肉中的扳机点都会导致相应的手指疼痛。

小指展肌　　　　　　　　　　　　　　　第二骨间背侧肌

扳机点的成因、延续与解决方案

■ 需要手指反复捏握的动作。例如，使用小工具、油漆刷和针头，除草，紧紧抓住高尔夫球杆或按摩。

解决方案
■ 抓握物品时不要过于用力，要经常休息，限制活动时间。

自助疗法

还需检查拇收肌和拇指对掌肌（53）、腕屈肌和指屈肌（51）、腕伸肌和指伸肌（48）、背阔肌（38）、胸大肌（23）、胸小肌（43）、斜角肌（42）及肱三头肌（41）的扳机点。

按压

按压手骨间肌

购买合适的末端有橡皮擦的铅笔。用橡皮擦的尖端，在手背和手掌手骨之间分别进行按压。也可以用橡皮擦来回擦拭。

用另一只手的拇指在手的外侧按压，或用另一只手的拇指和手指捏住肌肉。

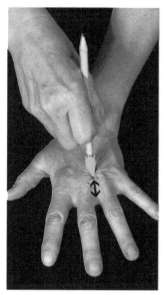 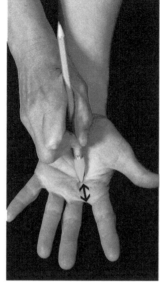 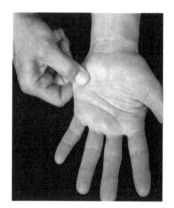

拉伸

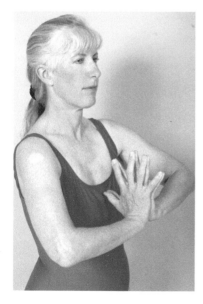

手骨间肌拉伸

将前臂放在胸前，两手的手掌和手指相对，手指分开。手指向上，按压手掌，这样手指和前臂都得到了很好的拉伸。

工匠拉伸

参见第47章。

手指震颤练习

参见第47章。

前臂拉伸

参见第51章。

拇收肌拉伸

参见第53章。

同时检查

拇收肌和拇指对掌肌（53），腕屈肌和指屈肌（51），腕伸肌、指伸肌和肱桡肌（48），背阔肌（38），胸大肌（23），胸小肌（43），斜角肌（42）及肱三头肌（41）。

鉴别诊断

这些肌肉的扳机点的疼痛可能被误诊为C6、C8或T1神经根刺激、尺神经病变或胸廓出口综合征。手指疼痛和麻木可能是由于斜角肌或胸小肌的臂丛神经被卡压。可能需要脊椎治疗师或骨科医师来评估手骨是否错位。

第55章 腿、膝盖和足部的疼痛

扳机点所引起的一些问题可以通过自助疗法得到缓解,包括足底筋膜炎、姆外翻、姆囊炎、胫骨夹痛(或许应该称为疲劳性骨膜炎)、筋膜间隔综合征。

足底筋膜炎

虽然足底筋膜炎含有"炎"字,但是它本身并不是炎症,而是由足底腱膜上的张力过大引起的,腱膜是脚后跟(跟骨)上的筋膜。它是由腓肠肌(58),比目鱼肌(59),姆展肌、趾短屈肌和小趾展肌(71)肌肉紧张引起的。跖方肌(72)的肌肉紧张也包括在内。

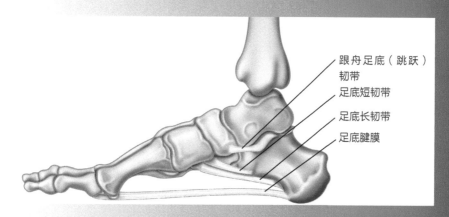

跟舟足底(跳跃)
韧带
足底短韧带
足底长韧带
足底腱膜

使用矫形器可以有效治疗扳机点和矫正足弓高度。应当尽可能避免跑步、跳跃,如果有可能也要尽量减少行走,直到症状有所减轻。如果必要,应适当减肥,因为肥胖会给腿和脚带来较大的压力。大剂量重复注射类固醇可能导致足底筋膜断裂,所以应当先尝试使用矫形器。处于不良状态的时间越长,跛行就会越严重,就会有更多的肌肉产生问题,甚至影响到背部和颈部。所以应该尽可能早地进行自助治疗。

跗外翻和跗囊炎

　　跗外翻令人非常痛苦，它是由于挤压使得跗趾向内侧靠拢，从而发生变形。跗长屈肌（61）的扳机点和紧张会造成跗外翻，由于跗长屈肌施加的压力，骨骼会进一步扩张，加剧跗外翻，最终产生恶性循环。跗短屈肌、跗收肌（72）、跗展肌（71）力量变弱，会进一步导致骨骼外展和畸变。跗外翻或跗趾一侧的保护性润滑垫肿胀就此形成并引起额外的疼痛。

　　在儿童和青年时期不穿高跟鞋对于预防跗外翻有显著的作用。如果一个年轻的女性在20岁以前拇指的异常角度小于10度，她之后几乎不可能产生跗外翻。通过扳机点的治疗可以有效地减轻跗外翻，矫正不良的结构，但是如果情况过于严重，外科手术也是一种有效的治疗手段。

胫骨夹痛

　　前筋膜间隔综合征有时被称为前胫夹痛（anterior shin splints），它很容易与通用术语胫骨夹痛（shin splints）混淆。胫骨夹痛过去用来指与运动有关的小腿前部或中部的慢性疼痛。近年来，胫骨夹痛是指胫骨表面的肌肉及组织受到刺激而产生的炎症或疼痛。腿前部的疼痛可能是由于跑步者首次尝试改变跑步姿势（缓冲姿势、开始高强度的训练、越野训练等）所导致的，也可能是因为鞋底太硬或是太软。扳机点的自助疗法将有助于解决骨膜炎问题。

筋膜间隔综合征

　　肌筋膜是包裹肌肉的特定的纤维组织。筋膜间有血液循环和神经穿行。小腿肌肉包括以下4个部分。

- 后侧浅层肌肉：比目鱼肌（59）、腓肠肌（58）。
- 深层肌肉：趾长屈肌（61）、跗长屈肌（61）、腘肌（57）、胫骨后肌（60）。
- 前侧肌肉：胫骨前肌（69）、趾长伸肌（70）、跗长伸肌（70）、第三腓骨肌（64）。
- 侧面肌肉：腓骨长肌、腓骨短肌（64）。

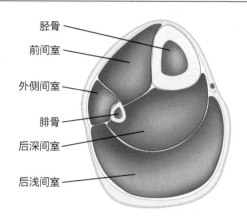

胫骨
前间室
外侧间室
腓骨
后深间室
后浅间室

筋膜间隔综合征是由于肌肉肿胀而使得肌肉内压力升高，导致血液和淋巴循环不畅。引起前筋膜间隔综合征的原因之一是小腿后侧肌肉过紧，小腿肌肉收缩，使前筋膜室肌肉超负荷。急性筋膜间隔综合征的产生原因有很多，如骨折、手术、包扎过紧或打石膏、烧伤、蛇毒和药物等。

筋膜间隔综合征的症状会随着时间的推移而加重，更糟糕的是，这些症状会伴随运动越发严重。其中最明显的症状是钝痛、肌肉发紧、难以言喻的疼痛感和弥漫性疼痛（甚至可能延展到腹腔）。如果出现了以上的症状，应当尽快去看医生。如果不及时治疗，筋膜间隔综合征最终可能导致肌肉和神经的疤痕以及其他永久性伤害，最严重的情况可能是需要截去小腿。进行肌肉内压力的测试是非常重要的。

一旦医生帮助缓解了肌肉内的压力，应当随即检查扳机点的情况，因为它们很有可能是由筋膜间隔综合征引起的。

解决方案

- 矫形器：在任何情况下，在脚上穿戴矫形器都有助于缓解腿和脚的疼痛症状。查看"服饰"部分。
- 椅子：确保椅子不会挤压到大腿和小腿。查看"工效学"部分。
- 运动：确保在运动前进行热身，在运动后进行拉伸。

关于这类研究更多的信息请查看 *Trigger Point Therapy for Foot, Ankle, Knee & Leg Pain: A Self–Treatment Workbook*（DeLaune, 2010）。

这一部分的每个肌肉章节都将包含针对这些情况和影响身体这一部位的其他问题的更多解决方案。

第56章 腘绳肌

股二头肌、半腱肌和半膜肌

腘绳肌附着在坐骨（坐骨结节）、胫骨、腓骨和膝盖上。它们的功能主要是伸展髋部，这使腿能够从中间位置开始向后伸展，膝盖能够弯曲。这些肌肉是行走、跑步、跳跃和向前弯腰的必要条件。

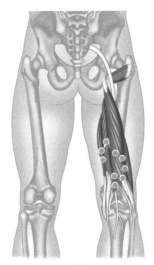

后视图

不要仅仅因为疼痛点与这一章的图片相契合就断定疼痛是源于腘绳肌的扳机点，虽然此类疼痛确实常常源于此类扳机点，但在其他几块不同肌肉中的扳机点也可能有类似症状，重要的是按照检查清单检查这块肌肉，并且检查其他相关的肌肉，而不是只检查腘绳肌或其中一部分肌肉。

在腿部的肌肉中，由于肌肉分布情况复杂，由扳机点引起的牵涉性痛经常被医生和患者断定为坐骨神经痛。至少80％的腘绳肌和臀小肌的扳机点牵涉性痛不是来源于"神经痛"、椎间盘突出、椎管狭窄（脊椎上的大洞或是脊神经穿行的小洞狭窄）。坐骨神经痛通常被认为是由于神经被压迫所导致的，由扳机点引起的牵涉性痛可以形象地被称为"假性坐骨神经痛"。

如果在进行了椎板切除手术后仍然感到疼痛，那就应该检查一下腘绳肌是否存在扳机点。

常见症状

- 牵涉性痛出现在大腿的后侧、膝盖的后面，有时也会出现在小腿上。坐着时由于挤压到了扳机点，情况会更糟。走路时如果疼痛严重，可能会导致跛行，从凳子上站起来时会产生疼痛（尤其是跷二郎腿时）。
- 股二头肌的疼痛会干扰睡眠。
- 出现在股四头肌的疼痛实际上可能来源于腘绳肌，是腘绳肌的扳机点诱发了股四头肌产生扳机点。

- 当椅子太高或是做前屈运动达到限制范围去触摸脚趾时，会出现刺痛和麻木感。
- 在膝盖以上截肢的患者，可能会出现由腘绳肌扳机点引起的幻肢疼痛（尤其在肌肉被拉伸的情况下）。

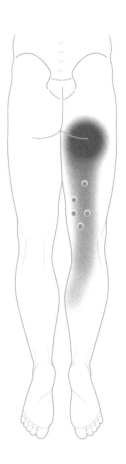
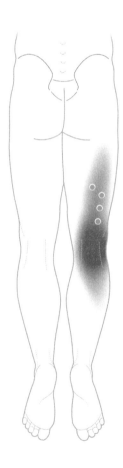

扳机点的成因、延续与解决方案

- 由于在运动前拉伸不够充分或是机动车事故等情况导致腿扭伤或是肌肉撕裂。
- 座椅太高导致脚离开地面，孩子坐在没有脚踏板的高椅子上或是坐没有脚踏板的滑雪专用缆车。

解决方案
- 确保在体育活动之前进行热身。如果游泳，尽可能不要爬泳，而使用其他的划水姿势。如果骑自行车，确保座椅高度足够高，这样就可以伸直双腿。
- 如果椅子过高，建议购买或做一个带有斜面的脚凳。人坐在椅子上面，应该能够轻松地用手指在椅子和大腿之间滑动。确保孩子在坐车时有脚踏，学校的椅子高度合适或前方有脚踏。在长时间驾驶时，使用辅助控制系统并且经常休息。

- 结构性不对称，如一侧骨盆（无论是左侧还是右侧半骨盆）较小或是上臂与躯干的比例问题使得身体重心偏移。

解决方案
- 参见第4章"骨骼不对称"。

- 治疗股四头肌扳机点时没有关注腘绳肌。

解决方案
- 检查股四头肌（65）的扳机点并且确保同时治疗股四头肌和腘绳肌。

自助疗法

警告：如果有静脉曲张，不要对腿进行按压。这样做可能会导致血块脱落并到达心脏或大脑。按摩有助于腿部治疗，并且可以避免静脉曲张。拉伸运动也是可以做的。

除了治疗股四头肌的肌肉外，可能还需要治疗胸腰椎椎旁肌（18）、臀大肌（30）、臀中肌（31）和/或臀小肌（62），因为这些肌肉限制了运动的范围。也应当考虑到梨状肌（29）、腘肌（57）、腓肠肌（58）和跖肌（59），因为这些肌肉的扳机点通常会出现相似的转移模式，除此之外还有臀中肌（31）、臀小肌（62，后部）和股外侧肌（65）。

紧绷的腿会导致腰椎扁平以及头部姿势不正，导致腰方肌（28）、胸腰椎椎旁肌（18）、髂腰肌（22）、腹直肌（25）、颈后肌（9）、胸小肌（43）、冈下肌（35）、肩胛下肌（37）、小圆肌（39）、冈上肌（34）出现问题。应当检查这些肌肉是否有扳机点，特别是当身体的症状只能暂时得到缓解时。请参见第7章，了解更多关于头部前倾姿势的信息。

按压

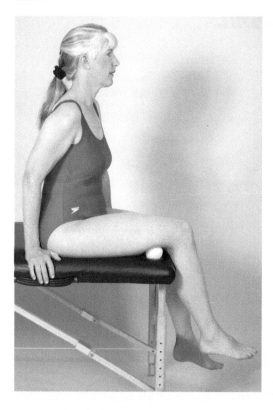

按压腘绳肌

坐在一个支撑面上，你的腿可以伸直，并且大腿全部落在支撑面上。在大腿下放置一个网球，用手温柔地移动网球以治疗扳机点。另一条大腿重复相同的动作。

你也可以用另一只手的大拇指和食指去捏腘绳肌的深层肌肉。

拉伸

浴缸拉伸

参见第17章。

练习

为了治疗腘绳肌的扳机点，可能需要治疗臀大肌肌腱的扳机点。为了治疗臀大肌扳机点，必须进行游泳、徒步上坡（这些肌肉在正常走路时很少用到）、跳跃或是做一些剧烈的运动，同时将心率保持在有氧呼吸的范围内。

同时检查

梨状肌（29，梨状肌和闭孔内肌）、臀中肌（31）、臀小肌（62，后部）、股四头肌（65，股外侧肌）、腘肌（57）、比目鱼肌和跖肌（59）、腓肠肌（58）、髋关节内收肌（67，大收肌）、髂腰肌（22）。

鉴别诊断

如果使用自助疗法不能缓解扳机点的疼痛症状，可能需要去看医生，进行膝盖骨关节炎的检查。骶髂关节错位和L4~L5及L5~S1椎骨错位会导致腿部肌肉的运动受限和痉挛。让脊椎治疗师或骨科医师进行评估和治疗。

第57章　腘肌

腘肌位于膝盖的后面，附着在股骨和胫骨上。其主要功能是在负重开始时"解锁"膝盖。

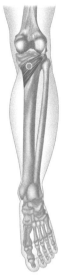

后视图

腘肌扳机点通常要等腓肠肌（58）或股二头肌（56）处的扳机点治好后才能被发现，所以如果有需要，应当优先解决腓肠肌（58）和股二头肌（56）处的扳机点。

常见症状

■ 当蹲、跑或是走路时，膝盖后面产生疼痛，尤其是当下楼梯或下坡时，疼痛会加剧。腿伸直时，膝盖也会疼痛。

■ 运动范围有轻微的缩减，但可能不明显。

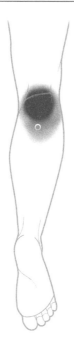

扳机点的成因、延续与解决方案

■ 需要旋转、侧倾和突然变向的运动，如足球、棒球、跑步或是高山速降。

解决方案

■ 如果参与以上提到的这些运动，可能首先需要在物理治疗师的帮助下循序渐进地锻炼这些肌肉。逐步增加跑步或远足的距离，而不是突然地增加。避免在向一侧倾斜的地面上跑步，或者至少应定期改变运动方向，以保持身体的平衡。例如，在马路的同一侧往返，而不是穿过路口到对侧再返回。在进行大量运动之前，确保腿部保持温暖。

■ 足内翻，同时还参与上述活动。

解决方案

■ 不要穿高跟鞋，使用矫正足部的矫形器。更多信息请参见第2章和第4章。

■ 膝盖后的十字韧带创伤或是拉伤。
■ 跖肌（59）撕裂并且有扳机点。

解决方案

■ 当伤口正在愈合，或正从撕裂或手术中恢复时，可以全力对扳机点进行治疗。

自助疗法

按压

警告：如果有静脉曲张，不要对腿进行按压。这样做可能会导致血块脱落并到达心脏或大脑。按摩有助于治疗，并且可以避免静脉曲张。拉伸运动也是可以做的。

按压腓肠肌

首先进行腓肠肌的自助治疗（参见第58章），当按压到膝盖后侧时应当小心操作。

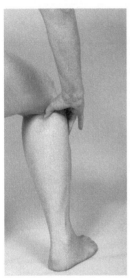 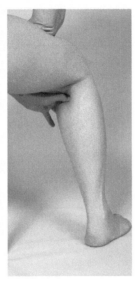

按压腘肌

坐在椅子上，身体稍微向前倾，用一只手撑在大腿上。想要对靠近膝盖外侧的肌肉进行治疗，请使用同侧手的拇指。想要治疗膝盖内侧（大部分肌肉所在的位置）的肌肉时，就用对侧手的拇指。如果保持拇指伸直，则更容易接触到腘肌的深层。一定要按压靠近膝盖的折痕位置来治疗整块肌肉，但是不要按压膝盖后面的折痕处，那里有靠近表面的静脉和神经。此操作可能需要一位按摩师的帮助。

同时检查

腓肠肌（58）、腘绳肌（56）。

鉴别诊断

如果使用自助疗法不能缓解症状，可能需要让医生排除腘窝囊肿、腘静脉血栓、膝关节不稳、腘肌肌腱撕裂或是半月板撕裂的情况。

第58章 腓肠肌

腓肠肌的一端连接膝盖上方的股骨。腓肠肌和比目鱼肌都连接在跟骨上。腓肠肌连同其他肌肉控制小腿向前行走，同时也帮助固定膝盖。

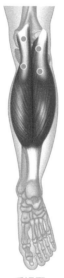

后视图

足底筋膜炎是由筋膜张力过大引起的。与腓肠肌、比目鱼肌（59）、姆展肌、趾短屈肌和/或小趾展肌（71）有关，也有可能与跖方肌（72）有关。由于腓肠肌位于小腿后侧的表面，也有可能涉及"筋膜间隔综合征"，参见第55章以获得有关这种病症的更多信息。如果有筋膜间隔综合征，需到专业医疗机构进行必要的治疗。

如果做了腰椎椎板切除术之后，仍然感到腿部、背部疼痛，试着在腓肠肌中寻找扳机点。

常见症状

■ 疼痛出现在足弓和腿的背面、膝盖的后面，也有可能在小腿的背部。

■ 在陡峭的斜坡或是岩石上攀行时，或是在倾斜的地面上行走时感到疼痛。

■ 站立时腿不能完全挺直，很难快速行走，有扁平足、行走时有步态僵硬的倾向。

■ 睡觉时小腿抽筋。

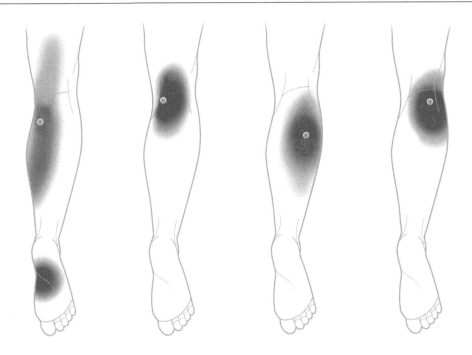

扳机点的成因、延续与解决方案

■ 体育运动，如散步、攀爬，或是在陡峭的斜坡上跑步，或是骑自行车时座位过低。

解决方案

■ 在扳机点治愈之前，避免在斜坡或是倾斜的地面上行走。运动前热身、运动后拉伸。确保自行车车座不会太低。如果游泳，避免爬泳，因为踢脚会加重症状。

■ 使肌肉长时间处于缩短或是拉长状态的身体姿势，如身体长时间处于前倾状态，长时间用脚后跟站在凳子上，穿高跟鞋，驾驶汽车的油门踏板太平，长时间不动脚尖（如睡觉时），或是所做工作需要做很多的下蹲动作，如机械师，这些都有可能引发扳机点。

解决方案

■ 不要穿高跟鞋，避免把脚后跟钩在凳子上。如果需要长时间站立，通过纠正不良站姿以站得更直（参见第7章）。不要蹲着或是坐在较低的凳子上休息。避免穿鞋底光滑的皮鞋，特别是在湿滑的地板上行走时。睡觉时，放置一个枕头在小腿下，使大腿和小腿成90度。

■ 油门踏板不要太硬。如果对车的油门踏板感到不适应，尝试使用楔形踏板以改变这一情况。使用巡航控制系统并每隔30~60分钟休息一次，也有助于缓解这一症状。

- 穿短袜、袜带或是带有紧绷的松紧带的齐膝长筒袜，或是打着石膏。
- 坐在躺椅上，使小腿受到挤压，或是坐在前沿很高的椅子上挤压到了大腿后侧。

解决方案

- 如果脱下袜子时腿上留有勒痕，说明袜子太紧，阻碍了血液循环，应该选择更宽松的袜子。
- 坐在高度适当的凳子上，不会阻碍大腿或小腿的血液循环，必要的话使用一个倾斜的脚凳来搭小腿。使用摇椅可以避免长时间不动，以增进血液循环。

- 肌肉温度低，尤其是患有甲状腺功能减退症的人。

解决方案

- 睡觉时，腿上盖一个温暖的毯子，穿长袜或是齐膝的袜子，使用电热毯或是加热垫。白天的时候保持小腿和身体的温暖。在靠近腿部的位置使用小型取暖器。参见第4章有关甲状腺不足的信息。

- 病毒感染或是血液循环不良等病症。

解决方案

- 治疗潜在病因。参见第4章关于治疗病毒感染的信息。和医生讨论治疗循环不良的问题。

- 小腿抽筋可能是扳机点引起的症状，也可能是产生和延续扳机点的原因。

解决方案

- 小腿抽筋是腓肠肌扳机点的常见症状之一，经常发生在入睡或是久坐不动时。当抽筋发生时，不要立即站立和行走，而是轻轻勾脚使脚趾向躯干弯曲，然后放松。为了减少小腿在睡觉时抽筋的可能性，晚上睡觉时使用加热垫或电热毯来保暖。
- 小腿抽筋可能是由脱水、电解质损失或是电解质摄入不足（包括钾、钙、镁和钠）、甲状腺功能减退症、帕金森病甚至糖尿病引起的。如果有小腿抽筋的症状，可以试着摄入更多的水和矿物质。特拉维尔和西蒙斯（1992）研究指出，每天服用400国际单位的维生素E有助于缓解小腿抽筋的症状。服用一些药物可能会导致小腿抽筋，需要咨询医生，决定是否更换药物。

自助疗法

检查臀小肌（62）是否有扳机点，以及由臀小肌扳机点引起和延续的腓肠肌扳机点。同时，胫骨前肌（69）和踇趾也应当进行相应检查。

如果感觉跟腱紧张，按摩腓肠肌和比目鱼肌（59）以放松肌肉。

按压

警告：如果有静脉曲张，不要对腿进行按压。这样做可能会导致血块脱落并到达心脏或大脑。按摩有助于腿部治疗，并且可以避免静脉曲张。拉伸运动也是可以做的。

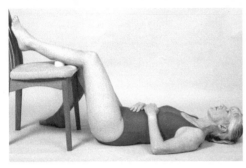

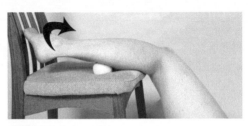

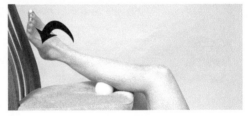

按压腓肠肌

仰卧，臀部紧靠在椅子、咖啡桌或其他表面坚硬的物体上，将需治疗的腿放在物体上，这些物体的高度应刚好可以使你的膝关节弯曲90度。把网球放在物体的支撑面上，将小腿放在网球上，重力会让小腿肌肉承受一定的压力。一定要尽可能地从上到下完整地进行按压，并将腿旋转到一边，使肌肉尽可能多地与网球接触。可以让腿在网球上移动，也可以用手来移动网球。

然后，坐起来并将腿弯向一边，使用网球、高尔夫球或是其他按压工具轻柔地按压小腿内外侧的肌肉。

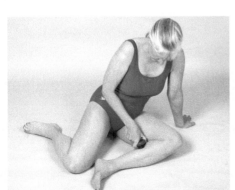

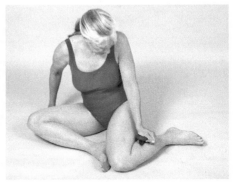

拉伸

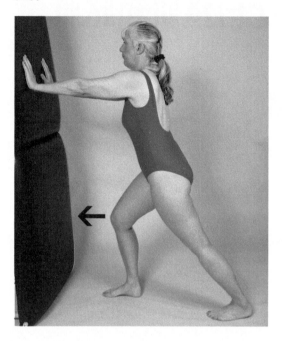

腓肠肌拉伸

靠近墙站立，将双手放在墙上，双手大致与头同高。一条腿伸直放在身后，脚跟贴地，脚趾方向朝前。臀部向前移动，直到小腿背面感受到温和的拉伸感。直视前方，避免脖子弯曲。

练习

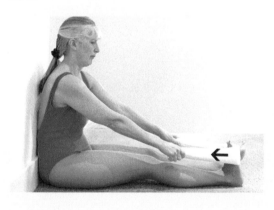

坐姿腓肠肌拉伸

背靠墙坐下，双腿伸直。把一条长的薄毛巾套在一只脚上，用手握住毛巾的两端，将一个球放在脚与毛巾之间。慢慢吸气的同时，轻轻拉毛巾让球在脚上压5秒。呼气时，释放脚上的压力，用毛巾把脚上的球拉向自己，这会使小腿的背部有轻柔的拉伸感。在每个脚上重复3~4次。

同时检查

比目鱼肌和跖肌（59）、腘绳肌（56）、臀小肌（62）、胫骨前肌（69）、趾长伸肌（70）。

鉴别诊断

如果自助疗法不能有效消除扳机点问题，可能需要寻求医生的帮助来排除S1级别以上的神经根的损伤。可能还需要排除部分肌肉撕裂（网球腿）、后筋膜间隔综合征、血栓性静脉炎、间歇性跛行、动脉硬化或是腘窝囊肿。

第59章 比目鱼肌和跖肌

比目鱼肌起自胫骨和腓骨后上部，比目鱼肌内、外侧头分别起自股骨内、外上髁，都止于跟骨结节。它们的作用是使小腿弯曲，协助伸膝盖。比目鱼肌被称为人体的"第二心脏"，因为它的泵血作用能使血液从小腿回流到心脏。弯曲和伸展足部可以极大地改善腿部的血液循环。

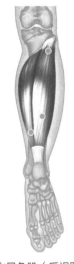
比目鱼肌（后视图）

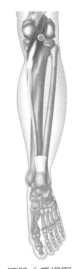
跖肌（后视图）

跖肌较为瘦弱，力量较小。每个人的跖肌在结构和位置上都有所不同，有的人可能没有跖肌。

跟腱炎可能是由扳机点导致比目鱼肌和腓肠肌（58）肌肉长度缩短所致。疼痛会扩散，可能会在跟腱内或跟腱周围有灼烧感，并且会因为活动而加重。如果病情严重，也可能会出现肿胀、撕裂或是在肌腱上出现一个小的结节。原因通常是训练不当或是过度训练。使用鞋底更加柔软的矫形鞋，对缓解症状有很大的帮助。

足底筋膜炎是由筋膜张力过大引起的。与腓肠肌（58），比目鱼肌，踇展肌、趾短屈肌或小趾展肌（71）相关。也有可能与跖方肌（72）有关。参见第55章"筋膜间隔综合征"以获得更多信息，由于比目鱼肌位于小腿后侧的表面，也有可能涉及这种病症。如果有筋膜间隔综合征，立即向医生寻求帮助。

如果脚跟疼痛、出现骨刺或是发现脚跟变大，不要以为外部刺激是疼痛的来源。同样的刺激作用于他人时可能并不会引起疼痛，因此疼痛的来源应该是扳机点而不是外部刺激。血清尿酸水平升高会导致脚跟受到刺激时产生疼痛感，可能会加重比目鱼肌和其他肌肉的扳机点。

　　一般的胫骨夹痛在过去是指任何与运动相关的小腿前部或中部的慢性疼痛。现在胫骨夹痛具体指刺激骨膜或比目鱼肌所导致的炎症或疼痛，这一疾病是由重复运动所导致的，如跑步或是有氧舞蹈。一开始疼痛是轻微的，随后会在运动时出现，休息时疼痛会得到缓解。随着病情的发展，疼痛会更加剧烈，在运动刚开始不久就会出现，疼痛不会随运动的停止而减轻。骨的表面，即比目鱼肌附着的骨膜，有可能会与骨骼分离。应力性骨折也可能会引起类似的症状。

常见症状

■ 扳机点会导致行走困难，尤其是上坡和上下楼梯时。
■ 扳机点会导致膝盖难以弯曲，难以下蹲或是从地上捡起东西。如果经常弯腰可能会导致背部疼痛。

比目鱼肌

■ 最常见的比目鱼肌扳机点疼痛出现在脚跟的背部、底部以及跟腱处。第2个比较常见的比目鱼肌扳机点出现在膝盖的后面以及小腿后面的上半部分。一个较为不常见的扳机点出现在同侧骶髂关节。
■ 比目鱼肌扳机点可能会造成儿童的"生长痛"。

■ 扳机点和比目鱼肌紧张可能会压迫胫后静脉、胫后动脉和胫神经，造成足部和踝部的肿胀，严重的时候还会造成脚跟的疼痛和刺痛。

跖肌

■ 跖肌扳机点可能会引起膝盖和小腿上半部分的疼痛。
■ 跖肌的扳机点和随后产生的跖肌紧张可能会压迫腘动脉，进而使小腿疼痛。

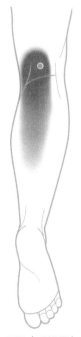

跖肌（后视图）

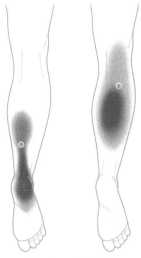

比目鱼肌（后视图）

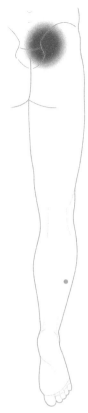

比目鱼肌（后视图）

扳机点的成因、延续与解决方案

- 体育活动，如跑步、慢跑、穿着没有脚跟支撑的硬底靴子滑雪和滑冰等。在陡峭的斜坡、岩石或倾斜的地面上行走、攀爬、跑步，尤其是在不习惯这种运动时。

解决方案

- 运动前进行热身，运动后进行拉伸。在解决好扳机点问题前，避免在斜坡或是倾斜的地面上行走。如果上楼梯时感觉疼痛，那么试着将身体旋转45度而不是正对前方，保持身体直立，将整个脚迈向下一个台阶而不是只用脚前部。

- 穿高跟鞋、鞋底太硬的鞋子，或者在光滑的地板上穿鞋底光滑的鞋子。

解决方案

- 不要穿高跟鞋或是鞋底光滑的皮鞋，尤其是在光滑的地板上。如果鞋底太硬了，便无法很好地弯曲脚趾，你需要一双柔软的鞋子。合适的鞋子对于缓解跟腱的扳机点非常重要，如果不愿意换鞋，可能需要经常治疗。请参见第2章"服饰"部分，以了解更多信息。

■ 袜子、袜带或是长筒袜太紧。

解决方案

■ 如果袜子在皮肤上留下勒痕，说明袜子太紧，影响了血液循环。买更宽松的袜子。

■ 小腿上的持续压力，如坐在躺椅上，导致腿的大部分重量压在小腿上。坐在椅子的高沿上，阻碍大腿的血液流通，或是椅子太高，脚不能平放在地上。

解决方案

■ 选择高度适合的椅子，避免其阻碍大腿的血液循环，使用倾斜的脚凳以便小腿放松。使用摇椅可以避免长时间不活动，以增进血液循环。大多数的躺椅和椅子对小腿的压力比较大，应当选择一些可以支撑小腿的用具，避免一个部位受到很大的压力。

■ 受伤，如对肌肉的直接撞击、跌倒或是差点跌倒。

解决方案

■ 参见第4章"医治新伤"的信息，然后对比目鱼肌和腓肠肌（58）进行自助治疗。

■ 臀小肌后部的扳机点。

解决方案

■ 参见臀小肌（62）的主要扳机点。

■ 脚趾长时间保持一个姿势，如开车或睡觉；工作时大多时候需要蹲着，如机修工。
■ 小腿寒冷，尤其是经常不动。

解决方案

■ 晚上睡觉时，在小腿下放置一个枕头，保持大腿和小腿之间的角度为90度。如果仰卧着，试着在膝盖下放一个小枕头。晚上穿齐膝的羊毛袜，以防止小腿着凉。
■ 在长时间开车时，要定时休息，并使用巡航控制系统。

■ 在解剖学上一条腿比另一条腿短，那么短腿将会承受更多的身体重量。

解决方案

■ 如果在解剖学上一条腿比另一条腿短，那么需要找一位专家进行诊疗。参见第4章"脊柱和骨骼因素"，获得更多信息。

自助疗法

　　检查跖方肌（72），因为它也可能引起脚跟的痛感。如果比目鱼肌有扳机点并且膝盖疼痛，检查股四头肌（65），因为小腿肌肉功能的衰退会给大腿前部增加额外的压力。

　　如果感觉跟腱紧张，对腓肠肌（58）和比目鱼肌进行放松，会有效缓解症状。

按压

　　警告：如果有静脉曲张，不要对腿部进行按压。这样做可能会导致血块脱落并到达心脏或大脑。按摩有助于腿部治疗，并且可以避免静脉曲张。拉伸运动也是可以做的。

按压腓肠肌

　　参见第58章，对腓肠肌的放松同样会作用于深层的比目鱼肌。

拉伸

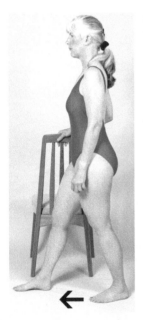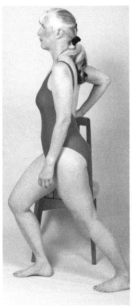

比目鱼肌拉伸

　　抓住某物作为支撑，一只脚放在前面，另一只脚放在后面，两只脚的脚趾都指向前方。保持脚跟贴在地板上，弯曲前腿膝盖，直到比目鱼肌被轻柔地拉伸。直视前方，这样脖子就不会弯曲。

同时检查

　　跖方肌（72）、姆展肌（71）、腓肠肌（58）、胫骨后肌（60）、趾长屈肌（61）、胫骨前肌（69）、足部长伸肌（70，趾长伸肌和姆长伸肌）、腓侧的肌肉组织（64，腓骨长肌、腓骨短肌和第三腓骨肌）。

鉴别诊断

　　如果使用自助疗法无法缓解扳机点的症状，可能需要向医生寻求帮助，排除小腿肌肉撕裂、S1神经根刺激、血栓性静脉炎、腘囊肿破裂或是系统性的病毒感染。肌肉撕裂会导致受伤时出现剧烈的疼痛，过一到两天后会出现瘀青。血栓性静脉炎会带来持续的疼痛，不论你是做一般活动还是剧烈活动，并且发炎的地方会持续发红、发热。

第60章 胫骨后肌

胫骨后肌位于小腿的骨头之间，其肌腱连接脚底部的几块骨头，它有助于将身体重量均匀地分布在脚底。

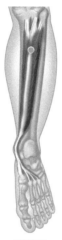

后视图

胫骨后肌的无力或缺失会导致严重的足内翻，这意味着身体更多的重量落在脚的内侧，而脚和脚踝的力线将会改变。这就导致了足弓断裂的潜在风险，这是一种严重的畸形。如果不及时治疗，胫骨后肌的肌腱将变得细长，甚至断裂，走路时伴随着剧烈的疼痛和骨头移位。这种情况通常需要用MRI来诊断。此类问题应当在几个月内进行纠正，以免产生不可挽回的损伤。

胫骨夹痛（shin splints），作为过去的通用术语，用以描述任何出现在小腿前面或中间的与运动相关的慢性疼痛，现在通常指刺激骨表面的肌肉或是骨膜的疼痛。对于胫骨后肌，小腿的疼痛通常出现在跑步新手或是运动状态不佳的运动员中。一开始，疼痛是轻微的，并且只在运动后期出现，休息时会得到缓解。随着病情的发展，疼痛会更加剧烈，在运动的早期就会发生，运动停止，疼痛也不会减轻。骨的表面，胫骨的骨膜有的时候可能会松弛或是脱落。参见第55章"筋膜间隔综合征"的内容，如果有上述症状，立即向医生寻求帮助。

需要专业的方法来治疗这块肌肉，因为胫骨后肌的扳机点很少单独产生，治疗其他肌肉的扳机点可以加快对这块肌肉扳机点的治疗并防止永久性的伤害。

常见症状

- 疼痛主要是跟腱疼痛，脚后跟、脚和脚趾底部的疼痛，以及小腿后部的疼痛。
- 跑步、走路时脚会疼痛，尤其是在不平坦的地面上。

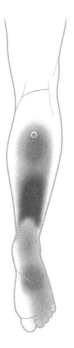

扳机点的成因、延续与解决方案

- 跑步或是慢跑，尤其是在凹凸不平或是向一侧倾斜的地面上，使得扳机点出现和延续。

解决方案
- 在光滑、平整的地面上行走或奔跑，直到扳机点问题得到解决。如果不能行走或是奔跑，试着游泳或是骑自行车。

- 鞋底不平，鞋底向内侧或是外侧倾斜，或是足内翻。
- 第二趾过长，导致踝关节和脚不稳。

解决方案
- 避免穿着不合适的鞋子。穿有足弓支撑的矫正鞋，防止足内翻。请参见第2章以了解更多信息。

■ 系统性持续原因，如有高尿酸血症（有时伴有蹈趾痛风的症状），或是风湿性肌肉痛，这两种问题都可以通过血液测试诊断出来。肥胖、高血压、红斑狼疮、糖尿病、周围神经病变、吸烟和风湿性关节炎也能诱发胫骨后肌的疼痛。

解决方案

■ 如果已经诊断出患有此类疾病，需要进行治疗，以缓解扳机点的症状。可能需要定期对扳机点进行治疗。

自助疗法

按压

警告：如果有静脉曲张，不要对腿部进行按压。这样做可能会导致血块脱落并到达心脏或大脑。按摩有助于腿部治疗，并且可以避免静脉曲张。拉伸运动也是可以做的。

按压腓肠肌

对腓肠肌（58）实施按压将有助于治疗胫骨后肌的扳机点。胫骨后肌位置较深并且在骨骼旁，很难通过自助疗法对整个肌肉进行治疗。不推荐使用肌肉注射，因为不适用于腓肠肌。超声波和拉伸也很有效，可能需要寻求物理治疗师或是其他专业人士的帮助。

同时检查

脚趾的长屈肌（61，趾长屈肌和蹈长屈肌）、腓侧的肌肉组织（64，腓骨长肌、腓骨短肌）。

第61章 脚趾的长屈肌

趾长屈肌、姆长屈肌

姆长屈肌连接腓骨和姆趾。趾长屈肌附着在胫骨和4个小脚趾的骨头底部。当重心在前足时，这些肌肉有助于保持平衡，并且在走路时帮助稳定脚和脚踝。它们的主要作用是在每个脚趾的最后一个关节处弯曲尾骨，并协助弯曲脚趾的其他关节。

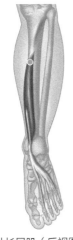

趾长屈肌（后视图）

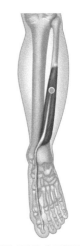

姆长屈肌（后视图）

当脚趾的长屈肌试图弥补足内翻引起的扁平足时，会形成锤状趾和爪状趾。当比目鱼肌（59）和腓肠肌（58）肌肉力量较弱，并伴有高足弓和足外翻时也会出现这种状况。这可能会导致小腿外部和深层的肌肉进行代偿，但这并不常见。

参见第55章关于拇外翻的讨论。姆长屈肌扳机点的治疗可以终止甚至是逆转一些骨头和关节的变形和错位，从而缓解拇外翻，如果情况较为严重，可能需要进行外科手术。

过去使用通用术语胫骨夹痛（shin splints）描述任何出现在小腿前面或中间的与运动相关的慢性疼痛，现在通常指刺激骨表面的肌肉或是骨膜的炎症或疼痛。这种被称为骨膜刺激的现象，在这些肌肉中也被称为胫骨内侧应力综合征。一开始疼痛是轻微的，出现在运动后，休息时会减轻。随着病情的发展，疼痛会愈加严重，在运动的早期就会发生，停止运动疼痛也不会减轻。骨的表面、胫骨的骨膜有的时候可能会松弛或脱落。应力性骨折也会引起类似的症状。

如果超负荷运转，姆长屈肌肌腱可能在之前没有受伤或疾病的情况下突然撕裂，这时必须进行手术才能修复。

常见症状

- 趾长屈肌的扳机点会引起脚趾拇指和前半足弓的放射性疼痛。有时疼痛也会影响到第2~5根脚趾，疼痛有时也会出现在小腿和脚踝的内侧。

- 踇长屈肌的扳机点会引起踇趾底部附近的疼痛。
- 与行走时的疼痛类似，扳机点有时会导致类似腓肠肌痉挛的疼痛。

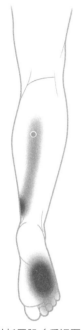

趾长屈肌（后视图）

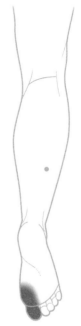

踇长屈肌（后视图）

扳机点的成因、延续与解决方案

- 在凹凸不平的地面、沙滩或一侧倾斜的地面上走路、跑步、慢跑。

解决方案
- 在解决扳机点问题以前，只在平整的地面上行走或奔跑，先从短距离开始，逐渐增加距离。尝试进行划船、游泳或是骑自行车等运动。

- 穿不太有弹性的鞋子，鞋底磨损严重并且没有缓冲。
- 足内翻，或者第二趾比踇趾长，导致足踝和脚的不稳定。
- 腓肠肌和比目鱼肌肌肉无力并且有高足弓和足外翻。

解决方案

■ 不要穿高跟鞋，应当穿舒适、鞋底有弹性并且减震效果好的鞋。

■ 确保鞋子不会挤到脚趾，并且脚后跟不会太松。鞋子如果已经磨损，应当及时更换。

■ 如果脚的活动受到限制，应当首先去找脊椎治疗师或是骨科医师来增加关节的灵活性。如果脚的活动度过大，矫形器可以提供很好的支撑，并且可以帮助稳定脚。可能需要专业的指导来加强腓肠肌和比目鱼肌的肌肉力量。

自助疗法

检查胫骨后肌（60）、足部浅层肌肉（71，趾短屈肌、小趾外展肌）、足部深层肌肉（72，蹈收肌、足骨间肌、蹈短屈肌），因为它们有类似的转移模式。

按压

警告：如果有静脉曲张，不要对腿进行按压。这样做可能会导致血块脱落并到达心脏或大脑。按摩有助于腿部治疗，并且可以避免静脉曲张。拉伸运动也是可以做的。

按压腓肠肌

对腓肠肌进行按压（参见第58章），这对治疗趾长屈肌同样有益。

拉伸

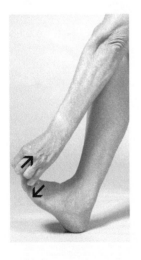

趾长屈肌拉伸

坐姿，将脚后跟放在凳子或是地板上，将脚踝弯向身体。用手指将脚趾拉向自己，再用脚趾对抗拉力，放松，然后重复这个过程。

练习

在齐腰深的水里进行长距离的行走。

同时检查

胫骨后肌（60）、足部浅层肌肉（71）、足部深层肌肉（72，蹈收肌、足骨间肌、蹈短屈肌）、趾长伸肌（70）。

鉴别诊断

趾长屈肌的扳机点引起的疼痛与踝关节内侧的疼痛类似，易被误诊为跗管综合征。如果无法使用自助疗法缓解疼痛，那么应当向医生寻求帮助。

第62章 臀小肌

臀小肌是臀部最深层的肌肉，穿越髋关节连接骨盆和股骨。当身体的重心从一条腿转移到另一条腿时（如走路时），臀小肌有助于保持骨盆的水平。

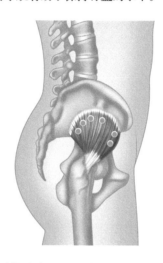

臀小肌扳机点所引起的牵涉性痛容易被误诊为坐骨疼痛，因为疼痛的点在腿的侧面和后面。至少80%的腿部疼痛来自腘绳肌（56）和臀小肌，而不是神经痛、椎间盘突出或椎管狭窄。坐骨神经痛通常被认为是压迫到神经引起的，扳机点引发的疼痛可以被形象地称为"假性坐骨神经痛"。

如果疼痛出现在髋关节深处，那么它很有可能来自阔筋膜张肌而不是臀小肌。如果疼痛出现在骶骨（脊柱与尾椎之间的三角形骨头）或是骶髂关节，那么扳机点更有可能是在臀中肌（31）。如果椎板切除手术后仍然感觉疼痛，那应当检查臀小肌的扳机点。

常见症状

■ 牵涉性痛从腿前侧的肌肉延伸到脚踝，甚至可能延伸到臀部，可能会导致跛行。

■ 牵涉性痛会从侧面和背面的肌肉延伸到臀部、腿和小腿，也会引起跛行。

■ 当跑步、爬山或是侧躺时会感觉疼痛，甚至会被疼醒。

■ 久坐之后很难从坐姿转换成站姿，站立、行走或是躺下时都很难找到一个舒服的姿势。

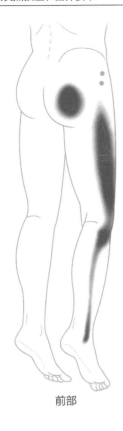

前部

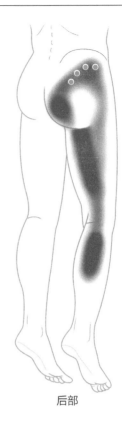

后部

扳机点的成因、延续与解决方案

■ 突然或长期的超负荷运动，如壁球、手球、跑步时步幅过大或跑得太快，尤其是在崎岖不平的地面上跑步时。

解决方案

■ 热爱跑步和徒步的人臀小肌经常出现扳机点。如果在使用自助疗法时发现了扳机点，降低跑步或徒步的强度直到扳机点症状有所改善。可以慢慢地增加距离，避免产生不适。建议在运动前后都进行拉伸并使用球进行自助治疗。

■ 坐姿问题，如长时间坐着时裤子后面的口袋里放着钱包，长时间站立时重心只在一条腿上或双脚并拢，或因为受伤导致跛行或是久坐不动，特别是开车时。

解决方案

■ 不在裤子后面的口袋里放钱包。如果必须长时间站立，那么经常转移身体的重心。如果长时间坐着，每隔15~20分钟，站起来活动一下。设置一个30分钟的定时器，把它放在房间的另一边，确保自己会走过去关掉。睡觉时两脚之间放一个枕头。

■ 肌肉受伤，如摔倒、肌肉注射（尤其是刺激物）。

解决方案

■ 进行肌肉注射时尽量避免注射到臀小肌。注射到臀中肌和三角肌比较不容易出现扳机点。

■ 骶髂关节错位或是神经根受刺激。

解决方案

■ 找有相关资质的医生进行治疗。

■ 肥胖导致臀小肌压力过大。

解决方案

■ 如果存在肥胖的情况，不要过度使用臀小肌，直到扳机点消失并且肌肉力量得到恢复为止（参见"肌肉保护的一般准则"部分）。以较舒展的姿势走路。

■ 身体或臀小肌受凉。

解决方案

■ 保持身体温暖。

■ 结构性不对称，如骨盆侧倾。

解决方案

■ 如果有结构性不对称或是骨盆侧倾的问题，向有相关资质的医生寻求帮助。详细信息请查看第4章。

自助疗法

对侧胸腰椎椎旁肌肉过紧，可以导致骨盆旋转和倾斜、髋关节疼痛、扳机点出现在臀大肌上。确保先对脊柱旁的肌肉（18）进行检查，然后对两侧臀部肌肉（30、31）进行检查。

如果自助疗法只能够暂时缓解疼痛，检查腰方肌（28）。因为腰方肌的扳机点会引起臀小肌的扳机点并使其持续被激活。

按压

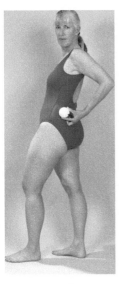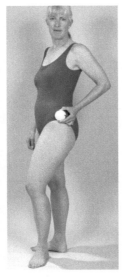

按压臀小肌

一定要对左右两侧的臀小肌进行检查，常见的臀小肌扳机点出现在臀部上面的区域，在髋关节和骨盆之间。

仰卧，身下放一个网球，用手移动网球以寻找扳机点。

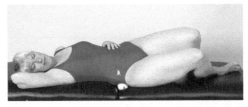

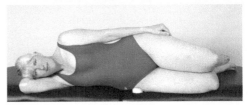

从身体的一侧开始慢慢向外移动。进行臀小肌治疗的时候，需要侧卧。许多病人的常见错误是没有将球移动到足够远的地方，如果球移动到裤缝处，基本上按压到了所有的扳机点；否则，继续向前搜索扳机点。

拉伸

臀小肌前部拉伸

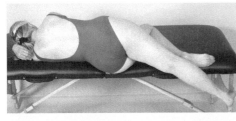

侧躺位，背靠在床的边缘。将腿伸在身后，搭出边缘。使用重力进行拉伸。如果你希望拉伸感更强烈一些，把另一侧的脚后跟搭在该侧的小腿上。然后将脚后跟移向膝盖以获得更强烈的拉伸感。

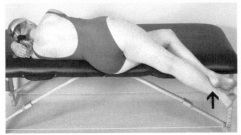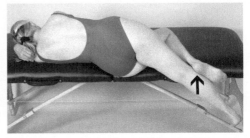

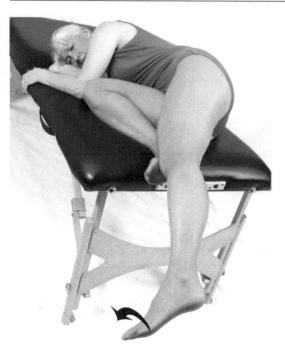

臀小肌后侧拉伸

躺在床边，然后将姿势摆成足端靠近床尾、躯干稍向前，上面的一条腿搭在床尾，脚趾旋转指向地面。下面的一条腿弯曲小于90度放在床上，通过重力拉伸。

同时检查

梨状肌（29）、臀中肌（31）、阔筋膜张肌（63）、股四头肌（65，股外侧肌，附带扳机点）、腓骨长肌（64）、腰方肌（28）、臀大肌（30）。

鉴别诊断

如果疼痛靠近髋关节或是从臀部延伸到膝盖，可能是转子滑囊炎。髋关节的压力较小，按压的时候也会出现这样的症状。臀小肌扳机点也会被误诊为滑囊炎，因此对其周围的肌肉的检查显得尤为重要。根据之前的滑囊炎治疗情况来看，它同时会伴有臀小肌肌肉紧张，因此有理由怀疑臀小肌扳机点是滑囊炎的诱发因素。

我发现，如果疼痛实际上是来自腰椎间盘，疼痛通常会转移，因为疼痛就像是一条线，从一个非常具体的点延伸到臀部，最后到达腿部。这种疼痛通常是十分尖锐和剧烈的。如果疼痛转移到臀部而不是在腰椎附近，可能是臀小肌或梨状肌的扳机点造成的。如果在脊椎旁，则需要去寻求有资质的医生进行检查。

第63章 阔筋膜张肌

阔筋膜张肌附着在盆骨上，跨越髋关节，在大腿外侧与髂胫束合并。它的作用是步行和站立时弯曲和旋转大腿，包括大腿的外展，并且有助于稳定膝盖。

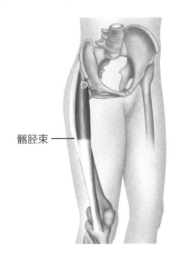

髂胫束 ——

牵涉性痛问题必须检查臀小肌（62，前侧纤维）、臀中肌（31）和股外侧肌（65）的扳机点。疼痛可能被误诊为转子滑囊炎，所以用"假性转子滑囊炎"这个词来形容这种疼痛更为恰当。

常见症状

■ 牵涉性痛会出现在大腿的前部和较深的位置，也可能出现在腹股沟区域。

■ 运动（包括快速行走）时疼痛会更加严重。

■ 躯干和腿之间的角度小于90度时无法久坐，可能会出现无法以患侧或对侧侧躺的情况。

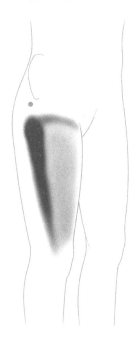

扳机点的成因、延续与解决方案

■ 长期处于超负荷运动状态，如足内翻，两条腿的解剖长度不同，在倾斜的地面上步行或运动。

■ 对跑步者来说，运动环境较差和热身运动不足都容易引起扳机点。

■ 突然的创伤，如从高处跳下。

解决方案

■ 穿戴矫形器矫正足弓，参见第2章以获取更多的信息。如果鞋底磨损严重，更换新鞋。

■ 当病人平躺时，如果一条腿经检查比另一条腿短，可以经由医生诊断放松其阔筋膜张肌并检查其骨头长度是否一致。

■ 在扳机点治愈之前，避免长时间高强度的跑步或行走。避免在倾斜的地面上跑步或散步，如果不能避免，至少也要定期在倾斜方向相反的地面上运动。例如，在同一条路来回行走而不是绕着圈行走。

■ 坐着或躺着时躯干和腿的角度小于90度。

解决方案

■ 避免盘腿坐。睡觉、开车时保持腿与躯干之间的角度至少为90度。使用巡航控制系统有助于减小开车时的压力，开车时在臀部下方垫一个垫子。

自助疗法

　　还需要检查臀小肌（62，前部），因为阔筋膜张肌单独出现扳机点的情况很少，臀小肌的扳机点可以引发大腿外部和髂胫束的紧张。如果髂胫束紧张，检查阔筋膜张肌和臀大肌（30）的肌肉，因为髂胫束有助于这两个肌肉附着在腿上。这种情况很容易使跑步者出现罗圈腿。髂胫束摩擦综合征所引起的弥漫性疼痛和出现在膝盖上方的压痛可以用自助疗法来缓解。

　　检查臀中肌（31）、股直肌（65）、缝匠肌（66）、髂腰肌（22）、腰方肌（28），因为这些肌肉会导致类似的转移模式，也可能会触发阔筋膜张肌的扳机点。这些肌肉也可能包含由阔筋膜张肌引起的附带扳机点。

按压

按压胸腰椎椎旁肌

　　作为阔筋膜张肌自助疗法的一部分，要对胸腰椎椎旁肌（18）进行治疗，因为大多数时候这些肌肉也在一定程度上参与了阔筋膜张肌扳机点的形成。

按压阔筋膜张肌

　　在床上放一个网球，按压臀小肌前部，逐渐向前移动，绝大多数的人向前移动得不够。阔筋膜张肌从骨盆前侧髂前上棘开始延伸，一般有13~20厘米长。如果把手插进裤子口袋，那么阔筋膜张肌就在手的正下方。

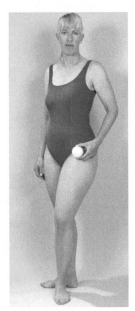
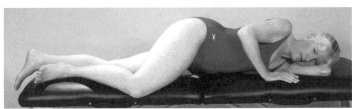

拉伸

阔筋膜张肌拉伸

　　身体靠在床沿，保持臀部直立。上面的一条腿伸出床外，旋转腿部使脚趾朝上。轻轻地摇晃腿，借助重力来拉伸。

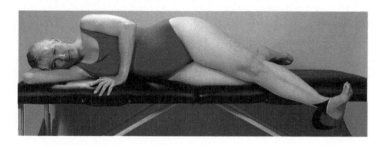

股四头肌侧躺拉伸

　　股四头肌侧躺拉伸（参见第65章）也有益于阔筋膜张肌。

腹部拉伸

　　参见第17章，如果背部有问题则可能无法进行此项拉伸。

大腿髋关节拉伸

　　参见第22章。

同时检查

　　臀小肌（62，前部）、臀中肌（31）、臀大肌（30）、腰方肌（28）、股四头肌（65，股外侧肌和股直肌）、髂腰肌（22）、缝匠肌（66）。

鉴别诊断

　　如果自助疗法不能缓解疼痛，则需要向医生求助，排除L4神经根刺激、骶髂关节炎、转子滑囊炎、周围神经压迫等症状。查看臀小肌（62）滑囊炎的信息和缝匠肌（66）疼痛的信息。

第64章　腓侧的肌肉组织

腓骨长肌、腓骨短肌、第三腓骨肌

腓骨长肌、腓骨短肌、第三腓骨肌的上部附着在腓骨上，下部附着在脚的骨头上。这些肌肉负责稳定和移动脚。

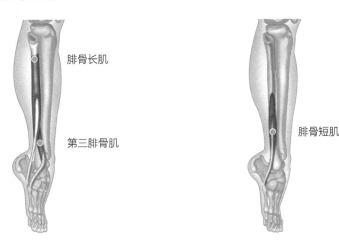

腓骨长肌

第三腓骨肌

腓骨短肌

因为这部分肌肉扳机点的症状较为温和，并且疼痛出现在踝关节，有可能被误诊为关节炎或慢性扭伤。这些肌肉的无力可能会导致"弱脚踝"，导致频繁的踝关节扭伤和脚踝骨折。而扭伤、骨折会进一步延续扳机点，所以治疗是打破这种循环的关键。

参见第55章了解关于"筋膜间隔综合征"的信息。如果有这种困扰，应当向医生寻求帮助。筋膜间隔综合征可能造成跑步者的关节异动或是腓骨长肌肌肉损伤。成功治疗后，也应当随时检查、关注扳机点的情况。

常见症状

- 腓骨长肌和腓骨短肌引起的疼痛、压痛会在脚踝骨附近区域呈散射状分布，并且可能出现在小腿外侧的区域。第三腓骨肌的疼痛、压痛则出现在脚踝的前侧，也可能出现在脚踝骨后侧和脚跟下。
- 如果存在"弱脚踝"的情况，会容易受伤或是扭伤，可能很难走直线或是滑冰，除非穿上硬靴子。
- 如果腓深神经被压迫，而不能抬起脚，可能会经常绊倒。腓总神经、腓浅神经或腓深神经被压迫的话，可引起疼痛和奇怪的感觉，如踝关节和足前麻木，并伴有踝关节无力。

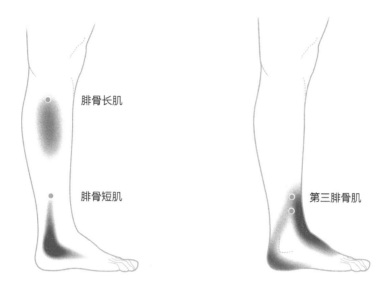

腓骨长肌

腓骨短肌

第三腓骨肌

扳机点的成因、延续与解决方案

■ 疼痛由臀小肌前部的扳机点引起。
■ 胫骨前肌、胫骨后肌的相关扳机点。

解决方案
■ 首先检查臀小肌（62，前部）、胫骨前肌（69）、胫骨后肌（60）内的扳机点，因为它们往往导致腓侧的肌肉附近出现扳机点。

■ 在倾斜的地面上走动或是跑步。

解决方案
■ 在扳机点疼痛消除之前，尽可能地在水平地面上行走或跑步。避免在倾斜的人行道、公路或小道上跑动。

■ 睡觉时脚尖绷紧，或是穿高跟鞋一类的带跟的鞋。

解决方案
■ 睡觉时在小腿下垫一个枕头，使大腿和小腿呈90度。不穿高跟鞋，避免穿尖头的鞋或是鞋尖空间太小的鞋。随着年龄的增长，脚可能会变宽，原来合适的鞋现在可能太窄了。鞋子不合脚或是底部磨损严重时应该丢弃。买鞋头较宽的鞋子，如运动鞋。现在大多数的鞋都没有足弓支撑，可以用一个好的足弓支撑对鞋进行矫正。想了解更多的信息可以参见第2章的"鞋类"。

■ 穿袜口太紧的袜子或是齐膝的长筒袜。

解决方案

■ 如果脱下袜子时皮肤上留有压痕，说明袜子影响了足部的血液循环，应该购买更加宽松的袜子。

■ 小腿、脚踝和脚扭伤、骨折或用石膏固定。

解决方案

■ 如果小腿、脚踝和脚扭伤、骨折之后仍然有疼痛，那么尝试在腓侧的肌肉附近寻找扳机点，因为石膏固定很有可能导致了扳机点的产生。

■ 结构性失衡，比如第二趾比踇趾长，或者解剖学上一条腿比另一条腿长。
■ 腓总神经被压迫。

解决方案

■ 如果第二趾比较长（可以通过鞋外侧或鞋跟过度磨损观察到），可以使用矫形器矫正。一条腿叠在另一条腿上会压迫腓总神经。解剖学上一条腿比另一条腿短时，可能会感到一侧疼痛，即使两侧的第二趾都较长。这是因为重心转移到了较短的一侧，导致了这一侧的肌肉长期被过度使用。腿"短"也可能是由足内翻和低足弓引起的，而不是真正的腿骨长度不相等。需要求助医生或者使用相应的矫形器来解决这个问题。更多的信息请参见第4章。

自助疗法

按压

警告：如果有静脉曲张，不要对腿部进行按压。这样做可能会导致血块脱落并到达心脏或大脑。按摩有助于腿部治疗，并且可以避免静脉曲张。拉伸运动也是可以做的。

按压臀小肌

先检查一下臀小肌（62，前部），因为牵涉性痛会导致腓侧的肌肉出现附带扳机点。

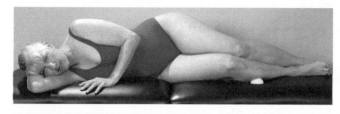

按压腓侧

　　侧躺在床上，在床和小腿间放一个网球，借助重力按压腓侧肌肉。可以通过移动腿来控制网球的位置，但持续时间应当控制在8秒到1分钟之间，遵循一般准则，参见第5章。

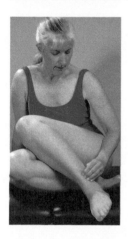

　　坐姿，将一条腿盘起来，另一条腿靠在上面。用同侧的拇指检查第三腓骨肌的扳机点，从脚踝上方2.5~5厘米的地方开始，由下至上检查外侧和前侧的肌肉。

拉伸

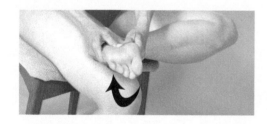

腓侧拉伸

　　在洗澡时进行拉伸效果最好，也可以坐在椅子上进行拉伸。如果拉伸的是左侧，则把左脚放在右大腿上，旋转脚部使脚板底部朝上，此时能感到小腿外侧被拉伸。

同时检查

　　臀小肌（62，前部）、胫骨前肌（69）、胫骨后肌（60）、趾长伸肌（70）。

鉴别诊断

　　腓骨长肌的扳机点可能会在膝盖后的折痕处压迫腓总神经，并且会削弱前部和侧向的肌肉。在第一趾和第二趾之间的三角区域可能会失去知觉。如果使用自助疗法不能缓解症状，那就需要向有资质的医生求助，排查背部椎间盘破裂、囊肿或腓骨长肌肌肉破裂等病症。

第65章 股四头肌

股直肌、股内侧肌、股中肌、股外侧肌

股直肌穿过臀部和膝关节，而股内侧肌、股中肌和股外侧肌只穿过膝关节。4块肌肉结合形成一个强大的肌腱连接在膝盖骨或髌骨上，膝盖骨通过髌骨韧带与小腿胫骨连接。股直肌的作用是屈髋，4块肌肉共同作用可以屈膝。

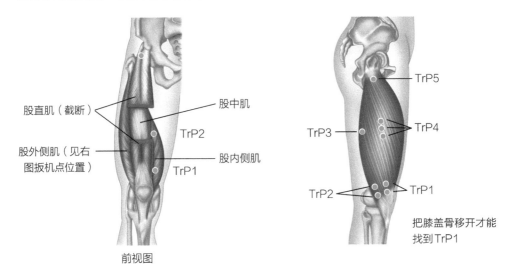

股直肌（截断）

股中肌

股外侧肌（见右图扳机点位置）

TrP2

股内侧肌

TrP1

前视图

TrP5

TrP3

TrP4

TrP2

TrP1

把膝盖骨移开才能找到TrP1

股内侧肌和股外侧肌使身体保持正常的姿势并且辅助膝关节维持稳定，然而一侧或两侧的肌肉紧张或是扳机点会使得膝盖骨移向这一侧或是那一侧，导致膝盖骨和底层骨骼之间的结构性损伤。股四头肌出现扳机点的情况非常普遍并且容易被忽视，这是因为即使有扳机点，它们通常只会限制活动范围。特拉维尔和西蒙斯将股四头肌称为"4个惹是生非的人"。

股外侧肌上部的扳机点通常被误诊为转子滑囊炎，参见臀小肌部分（62）以获得更多信息。

常见症状

- 疼痛出现在大腿和膝盖，也有可能出现在小腿外侧，图片中标示了可能出现的扳机点及其转移模式。
- 如果在伸膝时有困难，那么很有可能股直肌、股内侧肌和股中肌的肌肉存在扳机点。

股直肌

- 疼痛出现在膝关节深处、膝盖骨周围，也可能在睡觉时出现在大腿前部。即使疼痛出现在膝关节区域，最常出现扳机点的地方是在腹股沟折痕处。
- 下楼梯比上楼梯更加困难。
- 大腿截肢的患者，幻肢疼痛可能来源于股直肌扳机点，尤其是有肌肉被拉伸以覆盖骨头的情况。

股内侧肌

- 靠近膝盖的扳机点引起膝盖前侧的疼痛，大腿中部的扳机点导致膝盖内部和大腿内侧的疼痛。
- 在膝盖深处出现的类似牙疼的痛苦，甚至可以使人从深度睡眠中惊醒。这种症状容易被误诊为膝盖的炎症。
- 扳机点可能只会影响腿的活动范围，不会影响腿的功能，也不会引起疼痛。
- 肌肉无力引起的膝关节意外屈曲，导致摔倒和受伤。这种情况通常发生于在崎岖的地面上行走时。如果股内侧肌和股直肌有扳机点，髋部可能会受到影响。

股中肌

- 大腿中部出现剧烈的疼痛，靠近大腿的外侧。运动中出现疼痛的情况较多，较少出现在休息时。
- 无法将膝盖彻底伸直，导致跛行，特别是在坐了一段时间后和爬楼梯时会出现。
- 膝关节屈曲可能是由股中肌和在膝关节后侧的皱褶以下腓肠肌（58）的两个头共同引起的，也可能由胫骨前外侧半脱位引起，需要手术矫正。但由于股内侧肌的扳机点更有可能是罪魁祸首，所以应先检查这块肌肉。扳机点也可以导致膝盖骨被锁住，尽管这通常是由股外侧肌的扳机点引起的。

股外侧肌

- 股外侧肌极易沿着大腿外侧产生较多的扳机点，引起大腿、膝盖甚至是小腿的多处扳机点转移。扳机点出现在髌骨外面或是大转子附近时可能会被误诊为转子滑囊炎。
- 走路时会感到疼痛，导致有扳机点的一条腿拖行。
- 睡觉时，侧躺压在有扳机点的一侧，会导致疼痛而无法入睡。
- "髌骨卡顿"会导致从座椅上站起来时膝盖弯曲和伸直都受到影响。如果膝盖被锁住，膝关节微屈时，行走和坐下都会出现困难。上楼梯比下楼梯更困难。

韧带扳机点

- 外侧副韧带的扳机点可能会导致其表面和膝关节外部的疼痛。

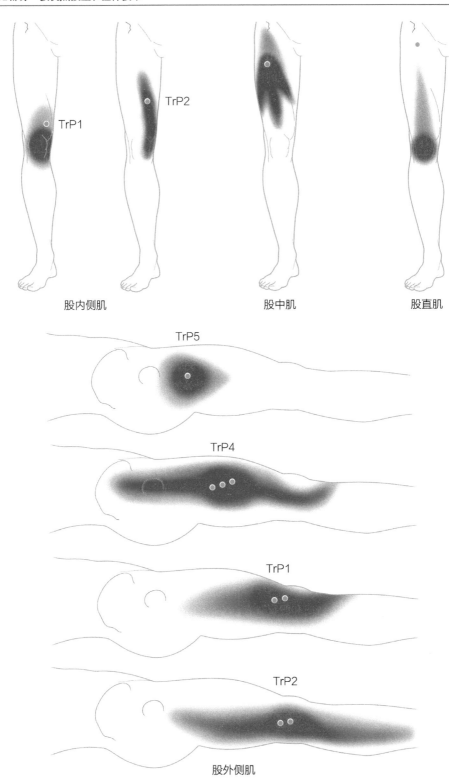

股内侧肌

股中肌

股直肌

股外侧肌

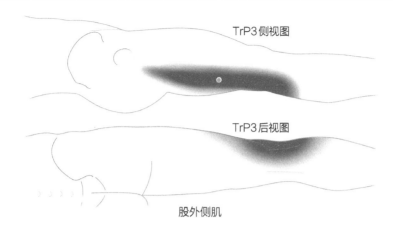

TrP3侧视图

TrP3后视图

股外侧肌

扳机点的成因、延续与解决方案

- 由跌倒（踩到坑里或是被石头绊倒）、运动或是直接撞击大腿前部等所导致的受伤。
- 运动过度或是在不适当的条件下运动，如膝盖过度弯曲或是膝关节伸直时脚踝处附加过多重量。
- 腿部肌肉紧张。
- 比目鱼肌的扳机点，导致踝关节运动受限和股四头肌负荷过大。
- 习惯坐着时屁股压在脚上。
- 在大腿上注射药物，如胰岛素等。
- 长时间固定一条腿，如打石膏。

股直肌
- 长时间坐着，并且大腿负重。
- 医疗原因，如髋部骨折或手术、髋关节退行性疾病或髋关节力学异常。

股内侧肌
- 过度足内翻，可能会导致扁平足。
- 高强度体育活动，如慢跑、滑雪、足球、篮球等运动。
- 膝关节或肌肉受到直接损伤，或是摔倒。
- 跪在坚硬的表面上。

股中肌
- 扳机点引起股四头肌的其他肌肉产生扳机点。

股外侧肌
- 突如其来的肌肉负荷过大或是直接创伤，如遭遇体育事故。
- 长时间坐着并且伸直腿。
- 髋关节退行性疾病或髋关节力学异常。

解决方案

- 在治疗的最初阶段，戴一个由氯丁橡胶制成的膝盖支架，它能保持周围肌肉的温暖，并提醒你对腿多加小心。

- 利用矫形器矫正足内翻的问题，不要穿高跟鞋。如果一条腿比另一条腿短，应当向医生寻求帮助，获得解决方案。

- 不要进行较深的屈膝或下蹲，向物理治疗师寻求扩大膝关节屈曲幅度的方法。

- 避免捡掉在地上的东西。不长时间跪着，坐在矮椅子上时，多起来走动一下。避免长时间坐在同一个位置，尤其是大腿和躯干之间的角度不足90度时。确保腰部得到支撑。坐下时避免腿向前伸直，也避免把脚垫在臀部下。坐在摇椅上有助于肌肉保持活动。从椅子上起来时，借助手臂发力。开车时，用枕头或类似的东西垫在下腰部使其得到支撑，增大躯干和大腿之间的角度。要经常休息。

- 如果股内侧肌、股外侧肌有扳机点，睡觉时以没有扳机点的那一侧接触床面，在两腿之间夹一个枕头。睡觉时不要把腿靠近胸部，也不要将腿完全伸直。

- 如果进行肌肉注射，询问医生是否可以选择其他位置进行注射。

- 识别和治疗腰椎错位和髋关节倾斜问题非常重要，需要向脊椎治疗师或骨科医师进行咨询。

自助疗法

还需要检查臀小肌（62，前部）和阔筋膜张肌（63），因为它们的扳机点转移模式与股外侧肌的扳机点类似。如果疼痛出现在大腿前侧，还需要检查髋关节内收肌（67，长收肌/短收肌、股薄肌）。还需要检查腘绳肌（56）和比目鱼肌（59），因为它们可以激活和延续股四头肌扳机点。

如果在股直肌发现扳机点，还要检查髂腰肌（22）和缝匠肌（66）。如果在股内侧肌发现扳机点，还要检查股直肌、腓骨长肌（64）、髋关节内收肌（67）、阔筋膜张肌（63）和臀中肌（31）。如果发现股中肌有扳机点，还需要检查股直肌和股外侧肌。如果发现股外侧肌有扳机点，还需要检查臀小肌（62，前部）。

按压

警告：如果有静脉曲张，不要对腿部进行按压。这样做可能会导致血块脱落并到达心脏或大脑。按摩有助于腿部治疗，并且可以避免静脉曲张。拉伸运动也是可以做的。

按压腘绳肌

首先治疗腘绳肌（56），以避免因释放股四头肌而引起的抽筋。如果腘绳肌处没有找到扳机点，则可以跳过这个步骤。

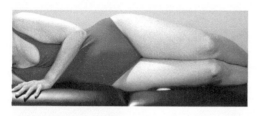

按压股外侧肌

治疗股外侧肌，要从臀小肌（62，前部）和阔筋膜张肌（63）的治疗开始。然后沿着大腿一侧滚动网球，寻找扳机点，确保整个肌肉都得到了检查。

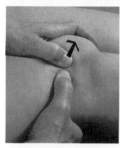

可能有一些扳机点在膝盖骨的边缘。伸直腿，用手在膝盖上按压，用拇指在膝盖骨的边缘寻找扳机点。按压并推动膝盖骨，使压力传导到扳机点上，以便能够发现它。

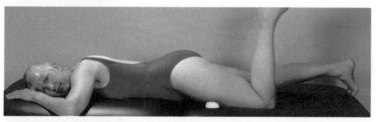

按压股直肌和股中肌

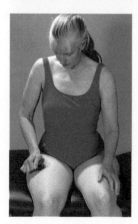

治疗股直肌和股中肌，翻身俯卧，并且保持小腿弯曲，移动身下的网球，寻找痛点。确保整个肌肉都得到检查。还可以将高尔夫球等握在掌心按压扳机点，这个方法不如躺在高尔夫球上有效，因为股直肌比较厚。

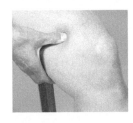

按压股内侧肌

　　治疗股内侧肌，用一只手的拇指，或将高尔夫球或是其他按压工具放在另一只手的掌心来对扳机点进行按压。此处的扳机点，不需要很大的压力。

拉伸

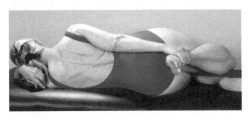 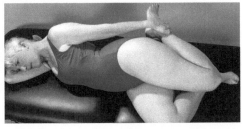

股四头肌侧躺拉伸

　　侧躺在床上，下面的腿弯曲，让其与身体基本呈90度角，这样你就可以把上面的腿搭在下面的腿上避免疲劳。抓住上面腿的脚踝，把它背在身后，感觉大腿前部有拉伸感即可。

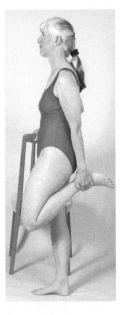 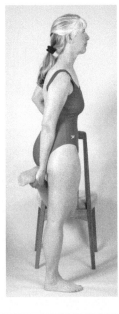

股四头肌站姿拉伸

　　抓住一个扶手或是固定的物体以保持平衡，用同侧的手抓住脚踝，把腿背到身体后面。然后，换另一只手抓住脚踝，同样把腿背到后面。第1种强调拉伸股内侧肌，第2种强调拉伸股外侧肌。一定要拉伸两条腿。这个拉伸在温暖的游泳池游泳之后进行效果更好，但是确保要抓住稳定的扶手以保持平衡。

同时检查

　　腘绳肌（56）、髂腰肌（22）、缝匠肌（66）、臀小肌（62，前部）、阔筋膜张肌（63）、髋关节内收肌（67）、比目鱼肌（59）、腓骨长肌（64）、臀中肌（31）。

鉴别诊断

　　膝盖疼痛的原因有很多，包括韧带拉伤和撕裂、半月板撕裂、肌腱炎、滑囊炎、膝盖骨骨折、神经受损等。如果进行自助疗法之后仍然感到疼痛，需要找医生进行诊治。即使找到了其他的原因，扳机点也仍然有可能是引起疼痛的原因之一，并且自助疗法有助于手术前的准备和术后的恢复。

第66章 缝匠肌

缝匠肌位于大腿前侧浅层，从大腿外上方向内下方斜行，可以使大腿屈曲和外旋，并使小腿屈曲和内旋，还可以使骨盆前倾。这块肌肉在各种运动中都有很大作用，特别是那些需要连续快速变向的运动，如篮球、网球和排球。

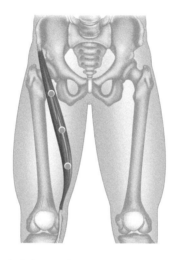

缝匠肌下部的扳机点会引发类似股内侧肌（65）扳机点症状的疼痛，但股内侧肌扳机点引发的疼痛感会更深入关节而不是分散在表面。

常见症状

■ 牵涉性痛在表面，是尖锐的刺痛，感觉出现在大腿前部的不同位置，并可能出现在内侧膝盖表面。

■ 如果股外侧神经受到压迫，大腿前部可能会感到麻木、灼痛或是不舒服，称为感觉异常性股痛。这种疼痛在站立或行走时会加剧。

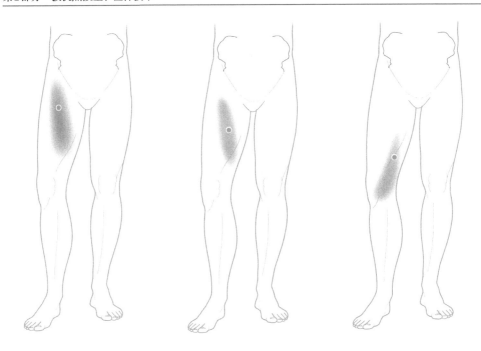

扳机点的成因、延续与解决方案

■ 过度足内翻。

解决方案
■ 参见第2章"鞋类"，纠正足内翻。

■ 扭伤或摔倒。
■ 与股四头肌（65，股直肌和股内侧肌）、髂腰肌（22）、耻骨肌（68）、阔筋膜张肌（63）和髋关节内收肌（67）等肌肉一起出现的扳机点。

解决方案
■ 不要盘腿坐也不要跷二郎腿。不要在睡觉时将腿紧贴胸部。睡觉时两腿中间放一个枕头。
■ 如果大腿上有烧灼感或是奇怪的感觉，试着在骨盆前面寻找扳机点，同时也要检查髂腰肌。感觉异常性股痛（见前文），可能是由于肥胖、衣服或皮带挤压、在解剖学上一条腿比另一条腿短，或是将钱包放在裤子后面的口袋里。这些原因引起的问题需要持续性的干预才能解决。

自助疗法

一定要检查股四头肌（65，股直肌和股内侧肌）、髂腰肌（22）、耻骨肌（68）、阔筋膜张肌（63）和髋关节内收肌（67）的肌肉是否存在扳机点，因为缝匠肌很少单独产生扳机点。

按压

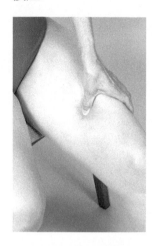

按压缝匠肌

可以用针对股内侧肌和股直肌（65）进行按压的方法来放松缝匠肌。需要注意从髋骨的尖端部分开始按压，穿过大腿前部，然后到大腿内侧接近膝盖的部分。一定要仔细地检查这个区域，确保不会错过任何一部分的肌肉。

同时检查

股四头肌（65，股直肌和股内侧肌）、髂腰肌（22）、耻骨肌（68）、阔筋膜张肌（63）、髋关节内收肌（67）。

第67章 髋关节内收肌

长收肌、短收肌、大收肌和股薄肌

长收肌、短收肌附着在耻骨的上端，穿过髋关节然后附着在股骨上。股薄肌也从耻骨起，经过髋关节和膝关节，附着在小腿胫骨上。这些肌肉的主要功能是使一条腿向另一条腿移动，这个动作被称为内收。

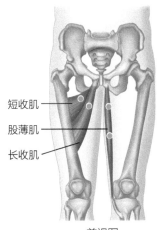

短收肌
股薄肌
长收肌

前视图

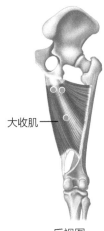

大收肌

后视图

常见症状

长收肌和短收肌

- 疼痛出现在大腿前部、膝盖的前部、小腿的深层肌肉。站立和突然转髋时疼痛会加剧，也有可能只在剧烈活动或肌肉负荷过大时出现。
- 扳机点可能会导致膝盖僵硬，限制大腿的活动范围，使大腿无法远离身体的中线，同时可能会限制大腿外展的能力。

大收肌

- 疼痛出现在大腿前部，从腹股沟到膝盖的区域都可能有痛感。疼痛出现的位置比较深，有爆发力。
- 两腿之间的扳机点可能导致耻骨、阴道、直肠、膀胱的疼痛。
- 可能会影响夜间的睡眠。

股薄肌

- 大腿内侧的疼痛，在体表浅层感觉灼热、刺痛。疼痛也可能会在休息时持续发作，除了步行没有其他方法缓解。

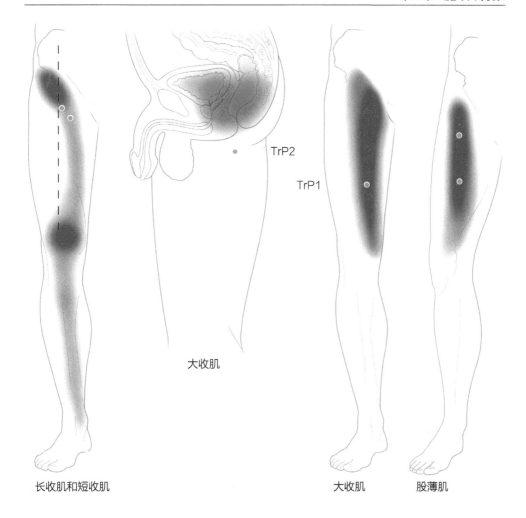

TrP2

TrP1

大收肌

长收肌和短收肌   大收肌   股薄肌

扳机点的成因、延续与解决方案

■ 使肌肉负荷过大的动作，如为了不让自己在冰上滑倒，试图阻止自己的双腿向外伸展。
■ 没有经过训练突然尝试骑马、越野跑或长时间骑自行车等。滑雪，尤其是双板滑雪，容易导致意外的"劈叉"。
■ 长时间坐着，尤其是开车或是跷二郎腿。

解决方案
■ 可能需要在扳机点症状缓解之前停止参与或者更换体育运动。睡觉时，在两个膝盖之间放一个枕头，尽量保持大腿伸直。不要盘腿坐，如果必须长时间坐，经常起来走动一下。
■ 参见第3章关于营养和第4章关于感染、器官功能障碍和疾病的内容。

自助疗法

如果在对髋关节内收肌进行自助治疗后，下背部和臀上部产生疼痛，应该先检查臀中肌（31）的扳机点，它是首要排查的目标。

在大腿的内侧和上部热敷有助于治疗。

按压

这些肌肉很难自行治疗，需要向按摩师、物理治疗师或其他专业人士求助。因为髋关节内收肌处于皮下深层，只用按摩很难缓解疼痛。超声波是一种有效的治疗手段。

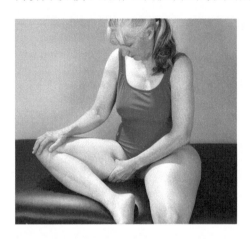

按压髋关节内收肌

坐姿，将一条腿弯曲，使脚底与另一条腿接近，用手指、高尔夫球等按压大腿内侧。

为了触及大收肌的上部，将手伸到两腿之间，找到坐骨，按压这附近的肌肉——这时使用对侧的手比较方便。除了按压肌肉，还可以用另一只手的拇指和食指捏起一小部分肌肉组织来放松肌肉。

拉伸

髋关节内收肌拉伸

双手握住椅子，将双腿尽可能地分开并且脚趾向前，轻轻地旋转骨盆拉伸肌肉。

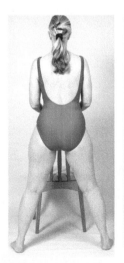
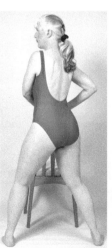
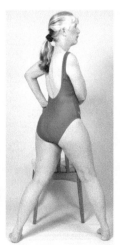

水池髋关节内收肌拉伸

双手握住椅子，双腿分开至最大，将重心移到一侧，膝盖微屈。拉伸另一侧的大腿内侧。在齐胸深的温暖游泳池里做这个拉伸动作可能会比较容易。

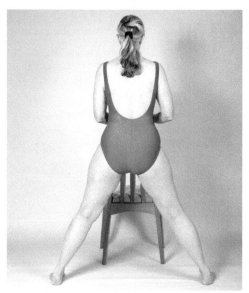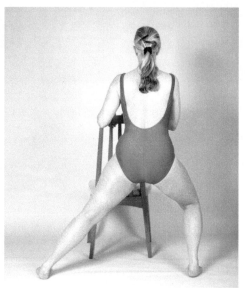

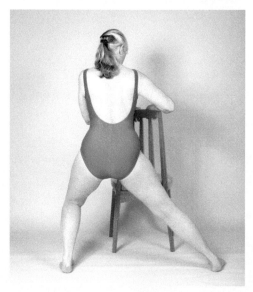

同时检查

股四头肌（65，股外侧肌）。

鉴别诊断

　　以下3种情况会导致髋关节内收肌负荷过大，并引起慢性疾病：应力性骨折、内收肌撕裂综合征、耻骨压力过大综合征。如果不能通过自助疗法缓解疼痛，那么应当向医生寻求帮助。

第68章 耻骨肌

耻骨肌连接耻骨和大腿的股骨。它可以将腿移向另一条腿，将膝盖移向躯干（大腿弯曲），并且这两个动作常结合在一起使用。

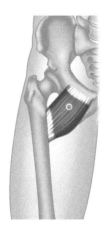

如果治疗了髂腰肌（22）的扳机点和髋关节内收肌（67）的扳机点之后仍然感到疼痛，那么检查耻骨肌。

常见症状

■ 疼痛出现在腹股沟折痕深处，也可能出现在大腿的上部。

■ 盘腿坐时大腿内侧出现疼痛。

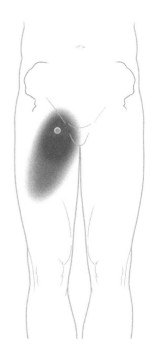

扳机点的成因、延续与解决方案

■ 绊倒或跌倒，或是其他原因导致的突然的大腿扭伤。
■ 骑马或是其他任何需要收紧大腿的动作。
■ 盘腿坐或是坐时髋关节与躯干之间的角度小于90度。

解决方案
■ 避免大腿强烈收紧的动作，直到扳机点得到治疗。坐时避免激活扳机点，睡觉时两腿之间放一个枕头。

■ 扳机点的形成可能与影响髋关节的疾病有关，如晚期骨关节炎、股骨颈骨折或髋关节手术后。
■ 一条腿比另一条腿短或是两侧骨盆不对称。

解决方案
■ 骨骼不对称的问题可以咨询专家。向脊椎治疗师或是骨科医师寻求帮助，检查腰椎和骶髂关节是否存在错位，骨盆是否发生了旋转。

自助疗法

疼痛很少单独由耻骨肌引发，一定要检查髋关节内收肌（67）和髂腰肌（22）的扳机点。

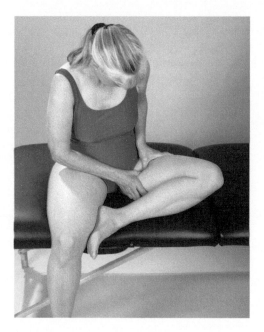

按压

按压耻骨肌

　　如果能够做到，坐姿，单腿膝盖外旋。用一个或两个拇指按压大腿上半部的腹股沟折痕处。力量不要过大，因为这里有神经和动脉。

拉伸

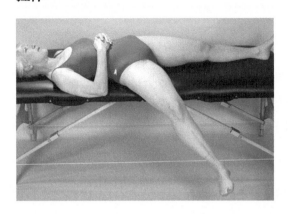

耻骨肌拉伸

躺在床的边缘，面朝上，把一条腿（包括大腿）靠在边缘，并与另一条腿呈45度，通过重力进行拉伸。如果脚接触到了地面，那么需要躺在一个更高的支撑面上。

同时检查

髋关节内收肌（67）、髂腰肌（22）。

鉴别诊断

如果使用自助疗法不能缓解扳机点引起的疼痛，可能需要向医生求助，排除髋关节疾病，这可能和耻骨肌扳机点同时发生。

第69章 胫骨前肌

胫骨前肌起于小腿前部的胫骨上，从膝盖向下延伸到脚部的楔骨和跖骨。走路、跑步或登山时，胫骨前肌移动脚趾离开地面。对胫骨前肌的扳机点应当高度重视，因为它会让你失去平衡而跌倒或绊倒。

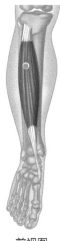

前视图

参见第55章"筋膜间隔综合征"，如果有这方面的困扰，应当向医生寻求帮助。最明显的症状是胫骨前肌的整个肌腹位置、胫骨旁边和从膝盖往下3/4处的肌肉紧张、钝痛和弥漫性疼痛。出现筋膜间隔综合征的原因之一是小腿腓肠肌紧张、缩短并且负荷过大，削弱了胫骨前肌的功能。这种情况有时候被称为前胫夹痛（anterior shin splints），这与通用术语"胫骨夹痛（shin splints）"容易混淆，胫骨夹痛过去通常指的是出现在小腿前面或中间的任何与运动相关的慢性疼痛，现在，指的是骨表面的肌肉及其组织受到刺激而产生的炎症或疼痛。

常见症状

- 疼痛出现在脚踝前面、上面和拇趾。疼痛也可能出现在小腿和脚面。

- 行走时拇趾无法发力，可能导致绊倒或摔倒。
- 踝关节力量弱或运动时出现疼痛。

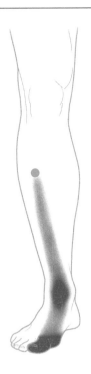

扳机点的成因、延续与解决方案

■ 直接的肌肉损伤，如受到直接撞击、扭伤脚踝或是骨折，也有可能是行走时踇趾踢到了重物。

■ 在崎岖或是倾斜的地面上行走，或是整个冬季都走平路，然后在春天时去登山。

■ 汽车油门踏板的位置不合适，太平或是太陡。

解决方案

■ 在扳机点缓解之前尽可能只在水平、平整的地面上行走。然后再进行短途的登山行动，随后可以慢慢增加距离，保持在一个合适的运动量范围之内，以避免肌肉酸痛。

■ 试着用楔形踏板使油门踏板更舒适，使用巡航控制系统有助于缓解疲劳，每隔30~60分钟休息一下。

■ 晚上睡觉时在小腿下垫一个枕头，使大腿和小腿之间保持90度。

■ 足内翻。

解决方案

■ 如果有足内翻，那么应当尝试使用矫形器。可以参见第2章"鞋类"，以获得更多信息。

自助疗法

胫骨前肌的扳机点通常和其他肌肉的扳机点同时出现，并且与其他肌肉的扳机点转移模式相似。确保检查趾长伸肌和姆长伸肌（70）、趾短伸肌和姆短伸肌（71）、腓骨长肌和第三腓骨肌（64）、姆长屈肌（61）和足部第一骨间肌（72）。

按压

警告：如果有静脉曲张，不要对腿部进行按压。这样做可能会导致血块脱落并到达心脏或大脑。按摩有助于腿部治疗，并且可以避免静脉曲张。拉伸运动也是可以做的。

按压腓肠肌

有必要先对腓肠肌使用自助疗法进行治疗，因为腓肠肌的紧张很容易导致胫骨前肌产生扳机点。如果首先对胫骨前肌进行治疗，极有可能会使得小腿前侧更加疼痛。要了解更多信息可以查看第58章。

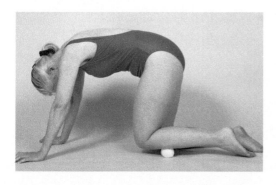

按压胫骨前肌

尽管绝大多数的扳机点都产生在胫骨前肌上1/3处，但还是建议你对整个胫骨前肌进行治疗。跪姿，用手撑地，将网球压在小腿下，这时小腿应当会感受到一定的压力，如果还希望压力更大一些，可以将重心移至正在按压的一侧。如果觉得压力过大，可以将重心移至身体的另一侧。一定要保持头部放松，让头部自然下垂。

拉伸

胫骨前肌拉伸

侧坐在椅子的边缘，将需拉伸一侧的脚放在地面上，使脚趾向后，将腿往地上压使其被轻柔地拉伸。通过调整脚的位置找到一个较为舒适的强度。

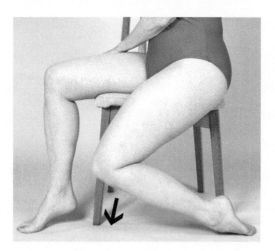

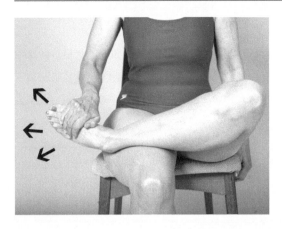

将小腿搭在另一条腿上，用手将脚和脚趾往身体方向牵拉，感觉到大腿前侧被拉伸。通过向不同角度拉伸以获得不同方向的拉伸感，寻找到最适合自己的拉伸方向。

同时检查

足部长伸肌（70，趾长伸肌和蹬长伸肌）、足部浅层肌肉（71，趾短伸肌和蹬短伸肌）、腓侧的肌肉组织（64，腓骨长肌和第三腓骨肌）、脚趾的长屈肌（61，蹬长屈肌）、足部深层肌肉（72，足部第一骨间肌）。

鉴别诊断

如果不能通过自助疗法缓解症状，可能需要向医生寻求帮助，排除蹬外翻、前筋膜间隔综合征、胫骨前肌疝等病症，同时还需要排除脊椎或脚踝关节错位的可能。

第70章 足部长伸肌

姆长伸肌、趾长伸肌

    姆长伸肌附着在腓骨和姆趾的骨头顶部。趾长伸肌附着在小腿的胫骨和腓骨上，以及4个小脚趾的每个骨头的顶部。这两个肌肉的作用都是防止在走路时前脚掌直接拍打在地面，从而避免过大的冲击力。它们也帮助脚在起步行走时离开地面。它们可以将脚和脚趾拉向膝盖方向，这个动作被称为背屈。

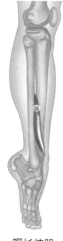

姆长伸肌

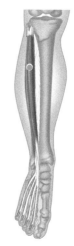

趾长伸肌（前视图）

    足部长伸肌的慢性紧张会导致锤状趾、爪趾、槌状趾。慢性的趾长屈肌（61）紧张或肌无力症状可能会导致脚的疼痛，致使你抬脚时要平抬起来以避免前脚掌压力过大，前脚掌压力过大会使趾长伸肌负荷过大。鞋子过紧和鞋头过尖会导致儿童足部发育异常，可能会引发上述问题。

    参见第55章"筋膜间隔综合征"。如果有这种综合征，应当向医生寻求帮助。小腿腓肠肌缩短和过于紧张是导致前侧肌肉紧张、无力的一个重要原因。治疗成功后应当检查扳机点的情况，因为它很有可能是由筋膜间隔综合征造成的。

    趾长伸肌的扳机点所引起的疼痛有可能是由脚的滑膜关节疼痛引起的，如果有脚的滑膜关节疼痛这个问题，那么一定要检查扳机点。

常见症状

- 趾长伸肌扳机点引起的疼痛主要出现在脚的背部和中间3个脚趾，有时会出现在脚踝前面或是小腿的下半部。
- 跨长伸肌的扳机点引起的疼痛通常出现在跨趾附近或是跨趾上，也可能出现在脚踝和小腿前面。
- 走路或是脚跟着地时感觉足部受到较大的冲击力，足部感觉很"虚弱"。
- 扳机点可能会导致在晚上睡觉时小腿前侧抽筋，或当脚趾长时间背屈时抽筋。
- 儿童和青少年可能会经历"生长痛"。
- 趾长伸肌可能会压迫腓侧深层的神经，使其无法正常工作、走路时小腿前侧肌肉无力和无法正常行走。

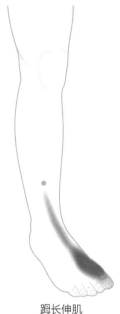

跨长伸肌

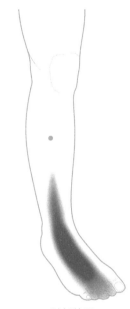

趾长伸肌

扳机点的成因、延续与解决方案

- 受伤，如绊倒、跌倒或是踢球时脚踢到了地上，导致肌肉损伤或是小腿骨的应力性骨折。
- 腓肠肌（58）或比目鱼肌（59）肌肉紧张，导致跟腱紧张、运动受限。
- 长时间对脚趾或是膝盖的固定，如开车油门踏板太陡或太平、穿高跟鞋、术后带夹板或是护具。

解决方案

- 如果汽车油门踏板角度不合适，尝试使用楔形踏板来改变角度。使用巡航控制系统有助于缓解疲劳，每隔30~60分钟休息一下。
- 穿低跟鞋或平底鞋，鞋底要宽，买好的矫形器。睡觉时在小腿下垫一个枕头，使大腿和小腿呈90度。
- 保持小腿温暖，避免接近寒冷的地方，可以使用加热器等设备。
- 如果踝关节活动受限，那么向脊椎治疗师或骨科医师寻求帮助来增加踝关节的灵活性。如果踝关节稳定性较差，使用相应的矫形器和后跟较深的鞋子稳定脚。

- 步行、慢跑或是跑步过度，尤其是在不平的地面上。

解决方案

- 在扳机点得到治疗之前，只在平整的地面上步行，从短距离开始，之后逐渐增加距离。尝试划船、游泳或是骑自行车等锻炼方式。

- 医疗条件，如营养问题、L4和L5神经根刺激或是前筋膜间隔综合征（参见第55章）。

解决方案

- 参见第3章关于营养的内容。向脊椎治疗师或是骨科医师寻求帮助，以缓解腰椎区域和腿的疼痛。

自助疗法

可能还需要检查腓侧的肌肉组织（64）、趾短伸肌（71）、足骨间肌（72）。这些肌肉的扳机点也会引起脚、脚趾和脚踝的疼痛，很容易与趾长伸肌的扳机点疼痛混淆。同时还要检查踇短伸肌（71）和胫骨前肌（69）引起的扳机点，这两块肌肉引起的扳机点容易和踇长伸肌引起的扳机点混淆。

按压

警告：如果有静脉曲张，不要对腿部进行按压。这样做可能会导致血块脱落并到达心脏或大脑。按摩有助于腿部治疗，并且可以避免静脉曲张。拉伸运动也是可以做的。

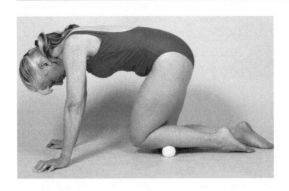

按压足部长伸肌

跪姿，手撑地，将网球压在小腿前面，腿的重量应该能够给予肌肉足够的压力。如果需要更大的压力，将重心转移到需要治疗的腿一侧；如果觉得压力太大，可以将重心转移到另一侧。尝试将小腿移动到身体的中线，这样可以更好地放松小腿外侧。

也可以侧躺着，将网球压在小腿下，以此放松小腿前侧和外侧。

拉伸

胫骨前肌拉伸

参见第69章。

同时检查

腓侧的肌肉组织（64）、胫骨前肌（69）。

鉴别诊断

骨关节炎和其他因素可能会导致踇长伸肌发炎、变薄和断裂，所以需要尽快向医生求助。

第71章

足部浅层肌肉

趾短伸肌、蹬短伸肌、蹬展肌、趾短屈肌、小趾展肌

趾短伸肌和蹬短伸肌在脚的背面，附着在脚跟骨的顶部，并且通过肌腱连接到第1~4个脚趾。蹬展肌、趾短屈肌、小趾展肌都附着在根骨底部，通过肌腱连接到每一个脚趾。作为一组肌肉，它们协同工作控制脚趾的移动，它们作为一个整体保证了足部的灵活和平衡，同时还可减震，也为行走提供必要的稳定性。

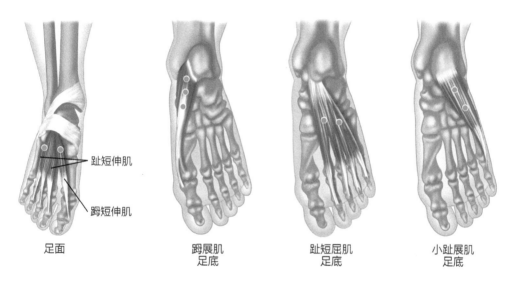

| 足面 | 蹬展肌
足底 | 趾短屈肌
足底 | 小趾展肌
足底 |

趾短伸肌
蹬短伸肌

肌肉紧张和扳机点可能会导致足底筋膜炎（参见第55章），尤其是在与其他肌肉紧密结合的情况下更容易产生。足底筋膜炎是由肌筋膜（足底腱膜）紧张引起的，可能与腓肠肌（58）、比目鱼肌（59）或外展肌肉的紧张有关，也可能涉及跖方肌（72）。

扳机点的治疗可以缓解甚至可以彻底治愈蹬外翻，但如果蹬外翻的症状很严重，有必要进行手术。参见第55章关于蹬外翻的讨论，并确保治疗蹬展肌的扳机点。

如果你认为自己的脚踝扭伤了，但只感到脚痛而不是踝关节区域疼痛，那么这种疼痛也有可能是由脚上的扳机点引起的，而不是由扭伤引起的。如果除了脚上的疼痛，小腿或踝部也疼痛，症因可能是腿部或臀部肌肉的扳机点。

常见症状

- 踇短伸肌和趾短伸肌所引起的疼痛出现在脚背上，主要出现在靠外侧部位。
- 踇展肌的牵涉性痛和紧张主要出现在靠近足根部的上方，会有一部分疼痛出现在足弓上方和足背上方。
- 小趾展肌的牵涉性痛主要出现在小趾后面的脚掌部分，可能还会出现在脚掌底部再往前一点的位置。

- 趾短屈肌的牵涉性痛和紧张会导致第二趾、第三趾、第四趾疼痛，人们通常会笼统地描述为"脚疼"。
- 疼痛可能会导致跛行和无法长距离地走路，甚至可能在不走路的时候也感觉疼痛。
- 踇展肌可能会导致踝管综合征，原因是后胫骨神经和它的两个分支——内侧和外侧足底神经受到内侧跗骨的压迫。

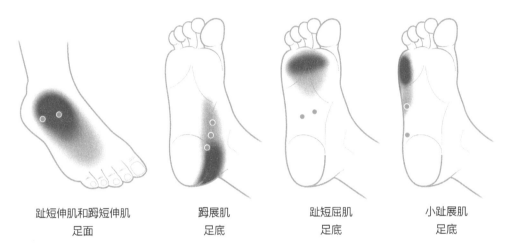

趾短伸肌和踇短伸肌　　踇展肌　　趾短屈肌　　小趾展肌
足面　　　　　　　　足底　　　足底　　　足底

扳机点的成因、延续与解决方案

- 鞋子头部太紧，压迫脚趾，影响脚趾活动（如木屐）或足内翻、足外翻。
- 第二趾比踇趾长，会导致足部的晃动，从而影响小趾展肌和踇展肌。

解决方案

- 由这些扳机点所引起的深层疼痛，你可能已经尝试过穿多种不同的鞋子来解决。要避免穿高跟鞋、窄鞋、没有弹性或是鞋底光滑的鞋子。随着年龄的增长，脚会变得越来越宽，所以旧鞋应该丢弃，选择一双宽底的鞋，如运动鞋，会很有帮助。参见第2章关于鞋的讨论。
- 按压扳机点可能会产生不适。一旦有了扳机点，穿戴矫形器来缓解症状至关重要，尤其是在你的第二趾过长的情况下。避免激活扳机点对消除疼痛也很重要。

- 坐在转椅上时不断用脚将自己拉到桌边。
- 在不平或是倾斜的地面上行走或跑步。
- 脚踝或足部骨折，特别是使用石膏时。
- 撞伤、摔伤或跌倒。

解决方案

- 不要试图用脚移动椅子。除非扳机点问题已经得到解决，否则只在平整的地面上行走，从短距离开始，逐渐增加行走的距离。尝试划船、游泳或骑自行车等运动。

- 踝关节灵活性较低或过高。

解决方案

- 如果脚踝活动受到限制，找一位脊椎治疗师或骨科医师来增加踝关节的灵活性。如果脚踝稳定性较差，可以尝试使用有足弓支撑的矫形器和高帮鞋来帮助稳定脚。

- 经血液检查确诊为痛风。

解决方案

- 参见第4章关于痛风的更多介绍。

自助疗法

检查趾长伸肌（70）、腓骨长肌和腓骨短肌（64）的扳机点，因为它们的转移模式和踇短伸肌、趾短伸肌类似。同时还需要检查踇收肌（72）、足骨间肌（72）和趾长屈肌（61）的扳机点，因为它们的转移模式和趾短屈肌类似。

按压

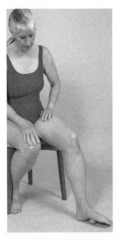
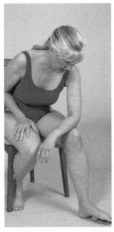
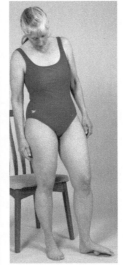

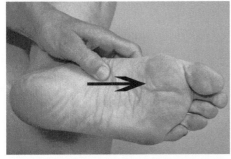

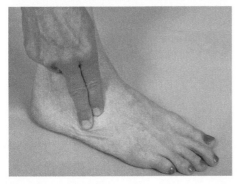

按压足底

坐在椅子上，将脚放在一个高尔夫球上。可以把它滚动到不同的位置。根据第5章的一般准则进行按压。一定要滚到足弓的边缘一直到脚的外侧。随着肌肉紧张程度的降低，可以将前臂放在大腿上来增加压力。如果觉得还可以再加一些压力，可以采用站姿，将一部分重量压在脚上，但是不要把全部重量转移到踩着高尔夫球的那只脚上。

然后坐下来，将一只脚搭在另一只脚上，用1~2根手指按压足弓（那些高尔夫球不能到达的地方）。

按压脚背

为了治疗踇短伸肌和趾短伸肌，可以用手指按摩脚的背部、脚踝外部的前面。

拉伸

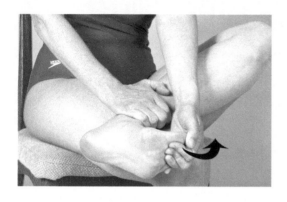

趾屈肌拉伸

把脚搭在另一侧的膝盖上，用对侧的手来稳定脚踝。用需要治疗的那一侧的手来拉伸整只脚。在温水中拉伸效果会更好。

训练

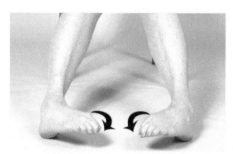 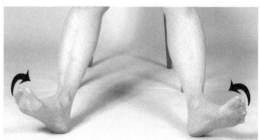

动态脚趾拉伸

双脚伸直，脚跟放在地板上。脚趾弯曲并且向内转动，脚趾伸直时向外转动，动作应当柔和，重复5次，在每一组之间稍做休息。

脚趾捡球

在扳机点失活的几周内，可以尝试用脚趾捡起弹珠来增强力量和协调能力。每次只需要进行几分钟，如果出现疼痛或是疼痛加剧，则立即停止。

同时检查

趾长伸肌（70）、腓侧的肌肉组织（64，腓骨长肌和腓骨短肌）、足部深层肌肉（72，跖方肌、踇收肌、踇短屈肌、足骨间肌）、趾长屈肌（61）、腓肠肌（58）、比目鱼肌和跖肌（59）。

鉴别诊断

有很多结构性的问题可能会引起足部疼痛，如扁平足、先天性肥大症、撕脱性骨折、筋膜间隔综合征、骨骼不对称等。可能需要让脊椎治疗师、骨科医师进行除扳机点以外的其他疼痛原因的评估。

第72章 足部深层肌肉

跖方肌、跛短屈肌、跛收肌、足骨间肌

跖方肌是位于足底部的肌肉，与脚跟骨相连，在脚底部的中部。跛短屈肌和跛收肌也在脚的底部，附着在脚趾的各块骨头上。足骨间肌是足部最深处的肌肉，位于跖骨之间。就像足部浅层肌肉（71）一样，足部深层肌肉可以控制脚趾的活动，使其具有灵活性，能够保持平衡和行走所需要的稳定性。它们还可以帮助脚趾适应地形的变化，在柔软的地面上行走时可以更好地抓地。

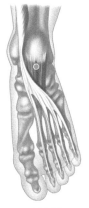 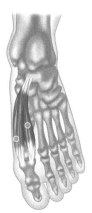 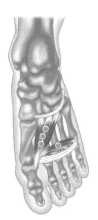 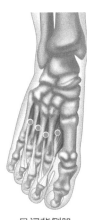 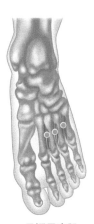

跖方肌
足底

跛短屈肌
足底

跛收肌
足底

骨间背侧肌
足面

骨间足底肌
足底

足部肌肉不平衡和关节错位可能会导致膝盖、臀部、骨盆和脊柱出现问题。因此治疗脚上的扳机点对于解决身体其他部位的持续因素是尤为关键的。

参见第55章中关于跛外翻的部分，因为跛短屈肌和跛收肌都参与其中。扳机点的缓解可以阻止跛外翻的加剧甚至可以达成一定的治疗效果，但是如果问题相当严重可能需要手术治疗。

跖方肌的扳机点可能会引起足底筋膜炎。请参见第55章以获得更多信息。

常见症状

■ 跖方肌的扳机点和牵涉性痛会导致脚后跟底部的疼痛。

■ 踇收肌的牵涉性痛会导致足底出现奇怪的"蓬松"麻木感和皮肤肿胀感。

■ 踇短屈肌的牵涉性痛出现在脚掌和脚趾，尤其是踇趾外侧和顶部。还可能会引发其他部位的疼痛，较常出现在第二趾。

■ 足骨间肌的牵涉性痛会出现在其肌肉附近。

■ 因疼痛而导致走路受限。

■ 整个足部有一种麻木感，并伴随着肿胀的感觉，通常是由趾短屈肌、踇短屈肌和踇收肌的扳机点引起的。

■ 第一和第二跖骨之间的骨间肌会引起踇趾的刺痛，这种疼痛还可能会转移到其他位置。

■ 任意两个脚趾之间的骨间肌的扳机点都可能会导致锤状趾。扳机点治疗好后，症状可能会消失，尤其是年轻人。

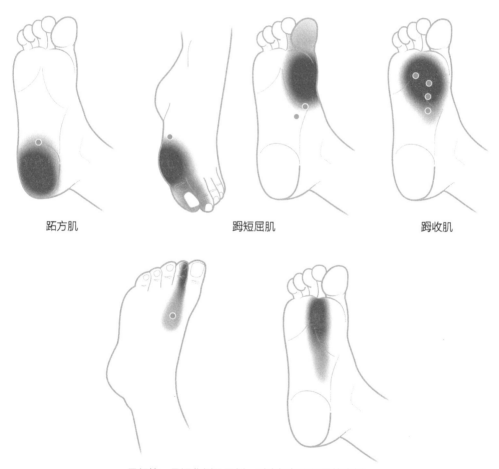

跖方肌　　　　　　　　踇短屈肌　　　　　　　　踇收肌

足部第一骨间背侧肌示例，对应相邻两跖骨的内侧

扳机点的成因、延续与解决方案

■ 第71章中提到的引起和延续扳机点的所有原因及其解决方案都同样适用于足部深层的肌肉。
■ 脚受凉，如冷天穿着湿袜子。

解决方案
■ 保持脚的温暖和干燥。

自助疗法

要想治疗足部深层肌肉，可能需要先治疗趾短屈肌（71）和/或趾长伸肌（70），防止发生痉挛。

足部深层肌肉的扳机点常常和其他肌肉的扳机点相结合，导致脚部的疼痛，所以一定要检查在第6章扳机点位置指南中所列出的所有肌肉。一定要检查比目鱼肌（59）、腓肠肌（58）、趾长屈肌（61）和踇展肌（71），这些肌肉的扳机点引起的疼痛与方肌的类似。检查腓肠肌（58）、趾长屈肌（61）和踇展肌（71）的扳机点，因为它们可能会和踇收肌扳机点的转移模式产生混淆。检查胫骨前肌（69）、踇长伸肌（70）、趾长屈肌（61），因为这些肌肉的扳机点转移模式与踇短屈肌的类似。

按压

按压足底

参见第71章。

按压足骨间肌

买一支带橡皮的铅笔，用橡皮擦的尖端在脚底的骨头之间按压。除了按压，还可以在脚骨的长骨之间来回摩擦橡皮擦。

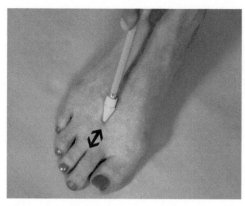 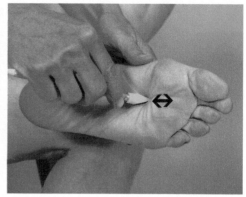

拉伸

这一章的拉伸和训练与第71章的相同。

同时检查

比目鱼肌和跖肌（59）、腓肠肌（58）、脚趾的长屈肌（61，姆长屈肌、趾长屈肌）、足部浅层肌肉（71，趾短屈肌、姆展肌）、胫骨前肌（69）、脚趾的长伸肌（70，姆长伸肌）。

鉴别诊断

如果通过自助疗法不能缓解扳机点的症状，可能需要向医生寻求帮助，排除应力性骨折、籽骨（脚趾上很小的骨头）受伤等的可能性。

足部疼痛的人，尤其是姆趾关节有炎症的人，都应当接受痛风测试并进行相应的治疗，这样才能有效辅助扳机点的治疗。

参考文献

Balch, J. F., & Balch, P. A.: 2000. *Prescription for Nutritional Healing: A Practical A-Z Reference to Drug-Free Remedies Using Vitamins, Minerals, Herbs, and Food Supplements*. New York: Avery.

DeLaune, V.: 2008. *Trigger Point Therapy for Headaches and Migraines: Your Self-Treatment Workbook for Pain Relief*. Oakland: New Harbinger Books.

DeLaune, V.: 2010. *Trigger Point Therapy for Foot, Ankle, Knee and Leg Pain: A Self-Treatment Workbook*. Oakland: New Harbinger Books.

Issbener, U., Reeh, P., and Steen, K.: 1996. Pain due to tissue acidosis: A mechanism for inflammatory and ischemic myalgia? *Neuroscience Letters*, 208: 191–194.

Niel–Asher, S.: 2008. *The Concise Book of Trigger Points, second edition*. Chichester: Lotus Publishing.

Partanen, J., Ojala, T. A., and Arokoski, J. P. A.: 2009. Myofascial syndrome and pain: A neurophysiologic approach. *Pathophysiology*, 2009.05.001.

Shah, J. P, Danoff, J. V., Desai, M. J., Parikh, S., Nakamura, L. Y., Phillips, T. M., & Gerber, L. H.: 2008. Biochemicals associated with pain and inflammation are elevated in sites near to and remote from active myofascial trigger points. *Archives of Physical Medicine and Rehabilitation*, 89: 16–23.

Simons, D. G., Travell, J. G., & Simons, L. S.: 1999. *Myofascial Pain and Dysfunction: The Trigger Point Manual. Vol. 1, The Upper Extremities, 2nd ed*. Baltimore, MD: Lippincott, Williams & Wilkins.

Simons, D. G., Travell, J. G., & Simons, L. S.: 1992. *Myofascial Pain and Dysfunction: The Trigger Point Manual. Vol. 2, The Lower Extremities*. Baltimore, MD: Lippincott, Williams & Wilkins.

作者介绍

1989年，瓦莱丽·德洛纳进入按摩学校学习瑞典式按摩。虽然学到了一种很好的整体按摩技术，但瓦莱丽·德洛纳并没有感觉到这种方法可以治疗慢性疼痛。瓦莱丽·德洛纳对一个名为神经肌肉治疗的继续教育资格课程很好奇，因为它将肌筋膜释放技术（一种深层组织按摩技术）与扳机点结合在了一起。1991年，瓦莱丽·德洛纳参加了这个课程。这个课程由哈特伍德学院的珍妮·阿兰德（Jeanne Aland）老师教授，并且完全改变了瓦莱丽·德洛纳治疗患者疼痛的方法。瓦莱丽·德洛纳学会转移模式之后，将其应用于解决慢性疼痛问题。

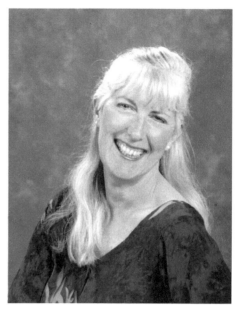

在对上千例患者进行治疗的过程中，瓦莱丽·德洛纳在特拉维尔和西蒙斯的经验中加入了自己的观察，并且开发了多种自助治疗的方法。1999年，瓦莱丽·德洛纳获得了针灸学硕士学位，并开始专攻扳机点治疗，编写关于扳机点的书籍。

译者介绍

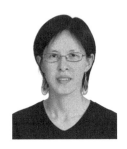

曹春梅

清华大学长聘副教授、博士研究生导师。清华大学博士，美国伊利诺伊大学香槟分校运动学博士后，北京市"青年英才计划"获得者。主持科技部、中央军委、国家哲学社会科学基金等国家级课题5项；主持教育部、北京市、国家体育总局等部委级课题10余项；作为主要完成人，参与国家科技部、国家创新特区、社科基金、北京市、国家体育总局课题20余项。发表学术论文90余篇，拥有国家发明专利5项、专著1部、译著3部。获中国体育科学学会科学技术二等奖1项、三等奖1项。清华大学"先进工作者"，清华大学"周怡春"科研奖获得者。在2012奥运周期，为中国国家击剑队备战做出突出贡献。现任 International Journal of Workplace Health Management、《体育科学》《中国体育科技》《吉林体育学院学报》等刊物论文评审专家，《体育读者文摘》副主编，国家体育总局西部讲学专家等。主要研究方向：运动技能学习与控制、运动能力提升及其神经机制、专项技术测评与训练。

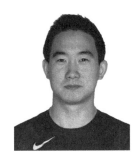

刘瑞东

清华大学体育部博士研究生，美国圣路易斯华盛顿大学访问学者。在北京体育大学教育学院获得学士学位，在宁波大学体育学院获得硕士学位。在 Journal of Sports Sciences、International Journal of Sports Science & Coaching、Journal of Sport and Health Science、《体育科学》《体育学研究》等杂志上共发表10余篇文章。多次参加美国运动医学学会年会、欧洲体育科学学会年会、全国体育科学大会等国内外顶尖学术会议。目前担任《上海体育学院学报》《成都体育学院学报》《宝鸡文理学院学报》等期刊的审稿人。主要研究方向：运动训练的理论与实践。

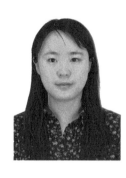

刘建秀

清华大学运动人体科学博士研究生，美国伊利诺伊大学香槟分校、圣路易斯华盛顿大学联合培养博士。在读期间共发表论文20余篇，以第一作者、通讯作者身份发表论文13篇，其中《体育科学》和《中国运动医学杂志》等核心期刊文章5篇，SCI、SSCI英文期刊文章8篇。多次参加美国运动医学年会、日本东京奥运会科报会等国际会议。参与《科学化训练指南》的出版工作。参与国家社科基金等多项国家级课题的申报和实施。羽毛球、田径、排球和板球二级裁判员。曾获得游泳和瑜伽教练员、体能训练师、板球教练员称号。主要研究方向：运动促进健康的量效关系及其机制。